Dr. med. Herman Tarnower
Samm Sinclair Baker

DIE KLINISCH ERPROBTE SCARSDALE-DIÄT

*Das vollständige Programm
in 14 Tagen 20 Pfund abzunehmen
und schlank zu bleiben*

VERLAG FRITZ MOLDEN
WIEN–MÜNCHEN–ZÜRICH–INNSBRUCK

2. Auflage · 1979
21.–35. Tausend

Aus dem Englischen von
MARION DILL

Titel der amerikanischen Originalausgabe:
THE COMPLETE SCARSDALE MEDICAL DIET
PLUS DR. TARNOWER'S LIFETIME KEEP-SLIM PROGRAM

Copyright © 1978 by Herman Tarnower and Samm Sinclair Baker
Published by arrangement with Bantam Books, Inc., New York
Deutsche Ausgabe:
Copyright © 1979 by Verlag Fritz Molden,
Wien–München–Zürich–Innsbruck
Verlegt vom Verlag Fritz Molden München GmbH
Schutzumschlag: Hans Schaumberger
Fachliche Beratung: Stefanie Roediger
Lektor: Moritz Strachwitz, Elisabeth Blay
Satz: IBV Lichtsatz KG, Berlin
Druck und Bindung: Presse-Druck Augsburg

ISBN 3-217-00390-X

Danksagung

Wir danken Jean Harris für ihre großartige Mithilfe bei der Forschungsarbeit für dieses Buch sowie beim Schreiben desselben. Natalie Baker hat die ausgezeichneten Tabellen gestaltet, viele der Rezepte erfunden und in ihrer ruhigen, intelligenten Art und Weise sehr viele gute Vorschläge gemacht.

Suzanne van der Vreken, eine einfallsreiche Ernährungswissenschaftlerin und Künstlerin, hat zahlreiche Rezepte der Feinschmeckerdiät und der internationalen Diät erfunden.

Besonders danken möchten wir Lynne Tryforos, Phylis Rogers, Grace Clayton, Lydia Eichhammer und Jeevan Procter für ihre Unterstützung bei der Zusammenstellung der Diäten, beim Schreiben und bei der Manuskriptvorbereitung.

Unser Dank gilt auch dem gesamten Mitarbeiterstab des Scarsdale Medical Center für seine Hilfe und Geduld bei Ernährungs- und Diätfragen: Barbara Strauss, Linda Francis, Maria Kenny, Ruth Aroldi, Terri Alesandro, Elizabeth Bennett, Phyllis Berger, Barbara Cavallo, Sandra Engstrom, Mary Fujimoto, Elaine Gracey, Margaret Gutierrez, Beth Hollender, Jean Lukaczyn, Dita Malter, Kathleen Monahan, Joan Mosca, Majda Remec, Frances Rose, Anita Schwartz, June Spinner, Victoria Spinner, Joan Tubel, William Twasutyn, Sharon Wallberg und Florence Weitzner.

Unser besonderer Dank gilt einem hervorragenden Gentleman und Freund, Oscar Dystel, der die Anregung zu diesem Buch gegeben und es möglich gemacht hat.

Inhaltsverzeichnis

I Eine private Diät wird allgemein bekannt. Der Grund für den phänomenalen Erfolg der klinischen Scarsdale-Diät 9

II Die Bestandteile der erfolgreichen Scarsdale-Diät 16

III Das Geheimnis der Diät – ihre Auswirkung auf den Stoffwechsel 27

IV Die komplette klinische Scarsdale-Diät 30

V Antworten auf Ihre Fragen bei Beginn der Scarsdale-Diät 41

VI Die Scarsdale-Trimm-Dich-Ernährung zur Stabilisierung des Gewichts nach Gewichtsverlust 56

VII Das Scarsdale Zwei-Plus-Zwei-Minus-Programm: fit und gesund auf Lebenszeit 66

VIII Die Scarsdale-Feinschmeckerdiät – Gaumenfreuden für Genießer 71

IX Die Scarsdale-Spardiät – Geld sparen und Pfunde verlieren 90

X Die vegetarische Scarsdale-Diät 106

XI Die internationale Scarsdale-Diät 122

XII Gewichtsverlust dank Scarsdale – Gewinn auf Lebenszeit 146

XIII Antworten auf weitere Fragen, die Sie vielleicht während der Scarsdale-Diät haben 154

XIV Besondere Informationen zu Ihrer Hilfe 171

XV Bringen Sie sich in Form und seien Sie dafür dankbar 196

Medizinischer Anhang 198

Register 232

I Eine private Diät wird allgemein bekannt. Der Grund für den phänomenalen Erfolg der klinischen Scarsdale-Diät

Ich persönlich erkläre die erstaunliche Beliebtheit der klinischen Scarsdale-Diät mit zwei Worten: »*Sie funktioniert.*« Eine schlanke Dame, durch und durch fit, sagte kürzlich zu mir: »Ihre Diät ist herrlich einfach, und die Ergebnisse sind einfach herrlich.« Mein einziger Kommentar dazu: »Sie funktioniert.«

Jeder gute Arzt wird Ihnen sagen, daß das, was Sie essen, für Ihre Gesundheit wichtig ist. Vielleicht bin ich durch meine über vierzigjährige Erfahrung als Internist, Kardiologe und Hausarzt besonders ernährungsbewußt geworden. All diese Jahre lang habe ich Patienten geraten, vernünftig zu essen und zu trinken und fit zu bleiben. Ich habe für sie ganz speziell eine Liste mit den Nahrungsmitteln zusammengestellt, die sie essen und die sie vermeiden sollen, wenn sie abnehmen möchten oder wenn ich der Ansicht bin, daß sie ihr Gewicht reduzieren müssen.

Vor mehreren Jahren beschloß ich, dadurch Zeit zu sparen, daß ich meine Diätvorschläge abtippen und vervielfältigen ließ. Jene vielgelesenen, vervielfältigten Blätter sind von der Ost- zur Westküste dieses Landes gereist und auch zu vielen Orten in Europa und im Mittleren Osten.

Unlängst bekamen auch die Medien Wind davon, und buchstäblich Tausende von Menschen aus der ganzen Welt, durch Berichte und Artikel in Zeitungen und Zeitschriften animiert, erkundigten sich telefonisch und schriftlich nach Dr. Tarnowers ›klinischer Scarsdale-Diät‹. Man sagt mir, daß keine Diät jemals so spontan und einstimmig Beifall gefunden hat wie diese. Anfangs verbreitete sie sich arithmetisch – ein Patient erzählte jemand anderem davon. Während die mündliche Werbung immer mehr zunahm, wuchs ihre Popularität geometrisch, national und international.

Wie es zur ›genau richtigen‹ Kombination von Nahrungsmitteln kam

Keiner könnte über den außergewöhnlichen Erfolg der Scarsdale-Diät erfreuter und überraschter sein als ich – schließlich bin ich kein ausgesprochener ›Diät-Doktor‹.
In meiner medizinischen Laufbahn beeindruckte mich früh die Bedeutung, ja sogar die absolute Notwendigkeit richtiger Gewichtskontrolle für maximale Gesundheit und maximales Wohlbefinden eines jeden einzelnen. Dies gilt besonders für den Herzpatienten.
Ich pflegte meinen übergewichtigen Patienten zu einer Reduzierung ihres Gewichts zu raten, wie es ja so viele andere Ärzte auch tun. Bei den meisten Leuten zeigte das allerdings nicht die geringste Wirkung. Eindringlich sagte ich dann: »Sie *müssen* dieses gesundheitsschädigende Fett loswerden. Fangen Sie sofort mit einer guten Reduktionskur an.«
Die übliche Antwort: »Ich habe alle möglichen Diäten ausprobiert, und bei mir haben sie einfach nicht funktioniert, Dr. Tarnower.«
Letzten Endes kam ich zu der Überzeugung, daß ich selbst etwas gegen dieses sehr reale Problem unternehmen müßte. Vor neunzehn Jahren – zu der Zeit, als ich das Scarsdale Medical Center gründete – konzentrierte ich mich darauf, eine Reduktionsdiät zu erfinden, die einfach und wirksam sein würde. Eine Diät, durch die man für den Rest seines Lebens fit und leistungsfähig bleiben würde. Gewichtsabnahme war das Grundlegende, aber es durfte auch nicht wieder zu einer *erneuten Gewichtszunahme* kommen – für viele der schwierigste Aspekt überhaupt.
Beim Studium anderer Diäten und ihrer Fehler und schwachen Punkte gelangte ich zu dem Schluß, daß sie übermäßig anspruchsvoll und zu kompliziert waren, zu langsam wirkten oder sonstige Mängel aufwiesen, durch die man sich abgeschreckt fühlte.
So entwickelte sich die klinische Scarsdale-Diät (SD). In ihre Entstehung wurde sehr viel hineingesteckt, doch im wesentlichen ließ ich mich durch medizinisches, während jahrelanger medizinischer Praxis angeeignetes Wissen, tagtäglichen Umgang mit Patienten aller Art und daraus resultierender Erfahrung sowie durch einfachen gesunden Menschenverstand leiten.

Über die vergangenen neunzehn Jahre hinweg verbreiteten Patienten, die dank der klinischen Scarsdale-Diät ihr Gewicht reduzierten und ihre körperliche Leistungsfähigkeit steigerten, die Kunde über besagte Diät durch ihr eigenes verbessertes Aussehen und Wohlbefinden. Es sprach sich herum, daß auf dem Gebiet der Gewichtsabnahme etwas Außergewöhnliches vor sich ging.

Lehrer in Fitness-Klassen und Kursen zur körperlichen Ertüchtigung verteilten die Scarsdale-Diät an Hunderte von Schülern und Studenten und empfahlen Bewegung und Sport, um Zentimeter, die klinische Scarsdale-Diät, um Pfunde zu verlieren.

Jogging-Gruppen, Gruppen also, die sich durch leichtes Laufen trimmten, griffen die Diät auf. Eine Krankenschwester, die rasch und mühelos 5 kg verlor, machte die Diät an ihrem Arbeitsplatz publik. Ihr Ehemann, ein Polizist, nahm 6 kg ab und rüttelte damit übergewichtige Kollegen im New Yorker Police Department auf.

Der Beach Point Club in Mamaroneck, New York, brachte ein Mitteilungsblatt am Schwarzen Brett an und legte es auf den Eßtischen aus: »Die Scarsdale-Diät... Wenn Sie die Diät machen, im Beach Point gibt es sie... Wenn Sie die Diät nicht machen, bleibt Ihnen trotzdem keine andere Wahl... Bei jedem Mittagessen im Pavillon, bei jedem regulären Abendessen im Speiseraum gibt es ein Gericht aus der Scarsdale-Diät auf der Karte.« Eine Schöffin brachte ihr Mittagessen in Form eines Lunchpakets nach Art der Scarsdale-Diät mit und war erfreut, andere im Gerichtssaal zu sehen, die das gleiche dabei hatten. Viele Restaurants machten die klinische Scarsdale-Diät zur kulinarischen Hauptattraktion ihrer Speisekarte.

Ohne mein Wissen wurde eine Journalistin des *The New York Times Magazine* auf die Beliebtheit der Diät aufmerksam. In einem allgemein gehaltenen Artikel über Schönheit unter der Überschrift »Fitness-Zeit« besprach Alexandra Penney auch kurz die Diät. »Ein Direktor von Bloomingdale's bekam die gedruckte Diät vom Besitzer eines Fischrestaurants gezeigt, entschloß sich, sie auszuprobieren, verlor 10 kg in 14 Tagen – ohne Hungergefühl, ohne Müdigkeit...«

Etwa zur gleichen Zeit erschien im *Westchester Magazine* ein kurzer Artikel über »Eine Diät, über die man spricht... ›ein Gewichtsverlust bis zu 10 kg in zwei Wochen ist nicht ungewöhnlich‹...diejenigen, die die Diät ausprobiert haben, beteuern, daß es die einzige ist, die funktioniert.«

The New York Times Magazine folgte mit einem Artikel von Georgia Dullea mit der Schlagzeile »Wenn es Freitag ist, muß es Spinat und Käse sein«. Daraus ein Auszug: »Die Scarsdale-Diät: Hier leben die Verlierer, die tatsächlichen Verlierer. Hier ist die Heimat der berühmten vierzehntägigen Scarsdale-Diät... Hier erfährt man von Gewichtsverlusten bis zu 10 kg in zwei Wochen... Wer diese Diät macht, fühlt sich selten hungrig oder reizbar... Die Scarsdale-Diät verbreitet sich allmählich... Nachfragen selbst aus Kalifornien und Mexiko. Telefonische Anfragen nun sogar aus London... Wohin man auch kommt, jeder spricht über diese Diät...«

In einem Artikel der Zeitschrift *Family Circle* hieß es: »Hier ist die Diät, die die Stadt Scarsdale im Bundesstaat New York im Sturm erobert hat und nun vielleicht auch das übrige Amerika mitreißen wird. Mit dieser Diät nehmen Sie bis zu 10 kg in vierzehn Tagen ab – ohne jemals Hunger zu bekommen.

»Dies ist die Diät ohne Hunger und ohne Ärger, die eingeweihte ›große Verlierer‹ von Küste zu Küste an ihre Freunde weitergereicht haben. Es ist die *einfachste Diät,* die es je gegeben hat. In genau acht Tagen hatte ich genau acht Pfund abgenommen!

»Es ist eine ungeheure Erleichterung, keine Kalorien zählen zu müssen, nichts abzuwiegen, Mengen zu ignorieren... ohne große Umstände nimmt man ab.«

Sunday Woman, die neue Zeitschriftenbeilage, nannte die Scarsdale-Diät in einem Bericht von Anthony Dias Blue »DIE ENDGÜLTIGE DIÄT... so benannt von einer Bekannten, die jede jemals erfundene Diät ausprobiert hat... Sie sah entspannt und schlank aus und jubelte: ›Ich habe Dr. Tarnowers klinische Scarsdale-Diät gemacht, UND SIE HAT FUNKTIONIERT! In 14 Tagen habe ich 8 kg abgenommen, und ich bin nun auch in der Lage, mein neues Gewicht zu HALTEN!‹

Die Diät ist schmackhaft und macht satt; man kann sie im Restaurant bestellen und sie leicht und mühelos zu Hause durchführen.

...Der Grund für die Beliebtheit der Diät? SIE FUNKTIONIERT!«

Von größter Bedeutung für Sie: Berichte von Übergewichtigen

Kaum waren die Zeitungs- und Zeitschriftenartikel erschienen, strömten Tausende von Briefen und Stellungnahmen von Frauen und Männern herein, die mit der klinischen Scarsdale-Diät abgenommen hatten. Ihre Berichte sind äußerst wichtig als Beweis für jeden, insbesondere für Sie, daß die Diät, die so herrlich bei ihnen funktioniert hat, die gleiche Wirkung auch bei Ihnen haben kann. Außerdem hat es zusätzliche praktische Beispiele und Ermutigungen gegeben, daß man mit der SD nicht nur Pfunde und Zentimeter verlieren, sondern das neue Gewicht auch *halten* kann.

Bitte seien Sie sich darüber im klaren, daß die enthusiastischen Berichte in den Medien und die persönlichen ›Empfehlungsschreiben‹ von keiner Seite aus verlangt worden sind – das alles hat sich auf freiwilliger Basis abgespielt. Die Beteiligten, von meinen Patienten abgesehen, sind mir gänzlich unbekannt. Sie kommen aus allen Bundesstaaten Amerikas einschließlich Alaska und Hawaii und aus anderen Ländern. Diese Menschen findet man nicht selten. Sie unterscheiden sich nur in bezug auf ihr Übergewicht, das von relativ wenigen Pfunden bis zu 46 Pfund und mehr reicht.

Fügen Sie zu diesen die vielen früher übergewichtigen Patienten hinzu, die jahrelang unter meiner Betreuung gestanden haben. Ihre Aufzeichnungen beweisen, daß sie sich *Jahr für Jahr trimmen und fit halten*, und zwar nach dem Programm, das ich das Scarsdale Fitness-Programm auf Lebenszeit genannt habe – in diesem Buch für Sie ausführlich erklärt.

Hier nur eine Handvoll typischer Kommentare von Tausenden, die mit der Scarsdale-Diät ihr Gewicht reduzierten – einige habe ich von meinen Patienten persönlich, andere auf dem Postweg erhalten.

»*Ich habe die vierzehn Tage Ihrer Diät hinter mich gebracht* und 6 kg abgenommen. Dies ist die erste Diät, die bei mir gewirkt hat und die kein lächerliches Hungern bedeutet. Es ist eine gesunde Diät, bei der ich so lange bleiben kann, bis ich mein Ziel erreicht habe und mein Übergewicht losgeworden bin.«

(Eine Patientin): »*Drei Jahre sind es jetzt her,* seit ich mit Ihrer Diät angefangen habe und von 69 kg auf mein Idealgewicht von 54 kg gekommen bin. Ohne jede Anstrengung habe ich mich mit Ihrem einfachen Zwei-Plus-Zwei-Minus-Programm schlank und fit gehalten. Was meine Gesundheit anbelangt: Wie Sie von meinen regelmäßigen Untersuchungen her wissen, sind die meisten meiner Probleme medizinischer Art verschwunden. Ich fühle mich besser denn je. Mein Mann sagt ständig, wie herrlich es sei, wieder eine schlanke, attraktive Frau zu haben, aber er kann damit kaum meine eigene Freude über das neue ›Ich‹ übertreffen.«

» *Eine Freundin schwärmte davon, wie rasch sie mit Ihrer Diät abnahm.* Ich war nicht erpicht darauf, da ich nicht der Diät-Typ bin. Ich war nie dick, bis ich in die Wechseljahre kam, älter und schwerer wurde. Ich hatte keine Disziplin, immer nur gute Absichten, die nicht gut genug waren. Dann machte ich Ihre Diät und – SIE FUNKTIONIERTE! Vielen Dank!«

» *Ich mußte nicht mehr als 5 kg abnehmen,* die ich mit Ihrer Diät schnell verloren habe. Beinahe unmittelbar zeigte sich ein Erfolg. Ich stellte fest, daß die täglichen Kombinationen von Nahrungsmitteln auf Ihrem Plan nicht das geringste Hungergefühl aufkommen ließen. Am allerbesten: Ich hatte nachts keinen Heißhunger – das ist immer mein größtes Problem gewesen. Ich danke Ihnen für die Zeit und Energie, die Sie in etwas investiert haben, das funktioniert und zugleich Spaß macht.«

(Ein Patient): » *Nun da ich mein Gewicht von 75 kg über die letzten beiden Jahre ziemlich gleichmäßig gehalten habe,* ist es für mich schwer zu glauben, daß ich ein ›Dicker‹ war, bei dem die Waage über 95 kg angezeigt hatte. Seit ich diese schreckliche Menge Fett losgeworden bin und das neue Gewicht gehalten habe, atme ich leichter; auch meine Kraft und Ausdauer sind zurückgekehrt. Beim Tennis und bei anderen Sportarten bin ich unwahrscheinlich besser als zuvor. Ich versichere Ihnen, Dr. Tarnower, daß ich mit Hilfe Ihrer Diät nie wieder fett sein werde.«

» *Ich habe 6 kg in den ersten zwei Wochen Ihrer Diät abgenommen,* und unser erwachsener Sohn hat 9 kg verloren. Das macht allein in unserer Familie 15 kg. Sie sind wirklich und wahrhaftig verantwortlich für den Verlust von vielen unerwünschten Pfunden in dieser Gegend hier. Wir können Ihnen gar nicht sagen, wie wir uns über die Ergebnisse der Diät freuen.«

Keine ›Wunderkur‹

Die meisten erfahren von einer Diät durch Freunde oder Bekannte oder lesen etwas darüber und probieren sie aus. Dies ist nicht immer klug. Es hat mehr als genug Wunderkuren gegeben, von denen einige sich tatsächlich recht gefährlich auf Ihre Gesundheit auswirken. Doch neunzehn Jahre, in denen Unzählige mit der klinischen Scarsdale-Diät erfolgreich und sicher abgenommen haben, haben ohne Frage den Beweis erbracht, daß es sich *nicht* um eine Wunderkur handelt, die heute in aller Munde und morgen bereits vergessen ist.

Diese Diät ist ein gutes medizinisches Verfahren. Eine funktionsfähige, bewährte, aber dennoch private Diät ist plötzlich allgemein bekanntgeworden. Die überwältigende Reaktion der Öffentlichkeit und der Medien hat mich ermutigt, dieses Buch zu schreiben, denn ich selbst glaube nicht nur daran, daß die Diät für viele andere nützlich sein kann, sondern, daß auch die zuvor veröffentlichten Versionen der Scarsdale-Diät die Aspekte der *lebenslangen Schlankheit* des Programms kaum berührt haben. Ich begrüße diese Gelegenheit, die Scarsdale-Diät in ihren wesentlichen Dimensionen auf lange Sicht voll und ganz mit Ihnen zu teilen.

Es ist stets vernünftig, wenn Ihr Arzt Ihre Diät gutheißt und sie überwacht – dazu rate ich Ihnen in jedem Fall, selbst wenn Sie wissen, daß Sie vollkommen gesund sind. Ihr Arzt weiß viel mehr über Sie als ein Fremder, der in Scarsdale, New York, ein Buch schreibt. Meine Erfahrung zeigt jedoch, daß ein im übrigen gesunder Mensch die klinische Scarsdale-Diät durchführen kann – ganz gleich, wie ausgefallen seine Eßgewohnheiten gewesen sein mögen – und sich dabei recht wohl fühlt.

Nach den vierzehn Tagen der SD werden Sie auf Ihrer persönlichen Gewichtstabelle Ihre eigene Geschichte befriedigender Gewichtsabnahme ablesen können. In Kapitel IV erkläre ich Ihnen genau, wie Sie diese Tabelle erstellen.

II Die Bestandteile der erfolgreichen Scarsdale-Diät

Wodurch wird eine Diät erfolgreich?
Am Anfang einer erfolgreichen Diät steht gesunder Menschenverstand und ein wenig Verständnis für die menschliche Natur. Individuen, die ein Ausbund an Kraft und Stärke sind, werden sich allein fit halten. Sie und ich hingegen brauchen besonderes Verständnis und besondere Hilfe. Eine Diät ist nutzlos, wenn man sich nicht daran halten kann.
Eine gute Diät muß schmackhaft, sicher, befriedigend und unkompliziert sein. Sie muß in einem verhältnismäßig kurzen Zeitraum Erfolg zeigen. Und – am allerwichtigsten – sie muß dabei helfen, ein Muster guter Eßgewohnheiten auf Lebenszeit zu entwickeln, *so daß man das verlorene Gewicht nicht wieder ansetzt.*
Als ich damit begann, die klinische Scarsdale-Diät zu entwickeln, kristallisierten sich die folgenden sechs Grundeigenschaften heraus, die ich als äußerst wichtig ansehe für den Erfolg desjenigen, der die Diät macht:

1. Sichere ausgewogene Nährstoffzufuhr

Unser Körper benötigt eine Kombination elementarer Nährstoffe – Eiweiß, Kohlenhydrate, Fett, Mineralstoffe und Spurenelemente, Vitamine und Wasser. *In zwei Wochen entsteht bei Ihnen kein Vitamin- oder Mineralstoffmangel, selbst bei einer Hungerkur nicht,* doch die Scarsdale-Diät liefert ja jede Menge Nährstoffe. Eiweiß, Kohlenhydrate und Fette sind die drei großen Nährwertträger; sie alle treten in der Verpackung von Joule (Kalorien) auf – eine Tatsache, die wir manchmal vergessen.
Die Nahrungsaufnahme eines Durchschnittsmenschen enthält annähernd 10–15% Eiweiß, 40–45% Fett und 40–50% Kohlenhydrate. Zum Glück wissen wir, daß wir bei diesen Prozentangaben sehr variieren können und uns dennoch gesund ernähren. Die Scarsdale-Diät enthält durchschnittlich 4186 Joule (1000 Kalorien) oder weniger pro

Tag, die sich im Durchschnitt aus 43% Eiweiß, 22,5% Fett und 34,5% Kohlenhydraten zusammensetzen. (Siehe Abbildung 1)

Zusammensetzung von Eiweiß – Fett – Kohlenhydraten bei der klinischen Scarsdale-Diät

Die folgende Abbildung zeigt:
- *Die Eiweißaufnahme ist mehr als verdreifacht* – von 10–15% auf 43% – im Vergleich zur typischen Ernährung (in den USA)*.
- *Der Fettverbrauch ist nahezu um die Hälfte verringert worden* – von 40–45% auf 22,5%.
- *Die Kohlenhydrataufnahme ist beträchtlich verringert worden* – von 40–50% auf 34,5%.

Abbildung 1. **Prozentsatz der verbrauchten Joule (Kalorien) an Eiweiß – Fett – Kohlenhydraten**

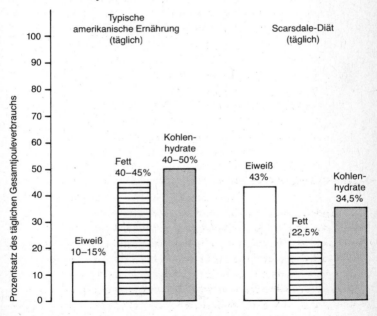

° Harrison, *Principles of Internal Medicine*, 8. Aufl. (New York: McGraw-Hill, 1977), S. 438.

2. Rapide Gewichtsabnahme

Wir funktionieren als Rädchen im Getriebe einer Welt der Schnelligkeit und sind darauf programmiert, rasche Ergebnisse zu benötigen und zu erwarten. Es ist unrealistisch, vom Durchschnittsmenschen zu verlangen, sich monatelang mit einer Diät herumzuplagen, wenn nicht in Kürze ermutigende Ergebnisse erreicht werden. Bei der klinischen Scarsdale-Diät nimmt man durchschnittlich ein Pfund pro Tag ab; viele berichten von einem Gewichtsverlust von 10 kg und mehr in zwei Wochen.
Eine weitere wirksame eingebaute Stütze für Sie ist, daß die Diät sich jeweils auf vierzehn Tage beschränkt. Sie verlieren nicht den Mut durch die Aussicht, ein einengendes Programm für eine unbegrenzte Zeit einzuhalten. Sie werden durch die Tatsache ermutigt, daß Sie in fünf, neun oder allenfalls vierzehn Tagen – *das hängt davon ab, wieviel Sie abnehmen wollen* – auf das Fitness-Programm mit einer größeren Auswahl von Nahrungsmitteln umschalten können.
Sie können sich dann einige der zusätzlichen ›Genüsse‹ erlauben, sogar einen Cocktail, wenn Ihnen danach der Sinn steht. Der voraussichtliche Erfolg scheint nicht allzu fern, wenn die maximale Wartezeit vierzehn Tage beträgt.

3. Auswahl an schmackhaften, verschiedenartigen und sättigenden Nahrungsmitteln.

Es ist töricht, anzunehmen, daß Menschen ihre Ernährungsgewohnheiten über eine längere Zeit ändern, wenn man ihnen keine vernünftigen Alternativen bietet. Zwei Wochen nichts als Bananen oder Hüttenkäse oder ähnliches – das ist nicht nur langweilig, sondern trägt auch kaum dazu bei, sinnvolle Eßgewohnheiten zu entwickeln, mit denen Sie Ihr Idealgewicht halten.
Ein Nahrungsangebot zusammenzustellen, das schmackhaft, farbig und appetitlich (auch wie das Essen *aussieht,* ist wichtig) und zufriedenstellend ist, war ein Hauptteil der Aufgabe, die sich mir durch die Diät stellte. Wenn Sie die vielen kulinarischen Möglichkeiten in diesem Buch entdecken, werden Sie mir vermutlich beipflichten, daß dieses Ziel erreicht worden ist.

4. Keine Schwierigkeiten und Mühen beim Verständnis und bei der Zubereitung

Eine der häufigsten Äußerungen von vielen meiner Patienten, die die Diät erfolgreich durchgeführt haben: »*Sie ist so einfach!* Es ist überhaupt kein Trick dabei, die Diät zu befolgen.« Die Bedeutung dieser Einfachheit muß ich immer wieder unterstreichen.
Je mehr Sie sich über das Essen den Kopf zerbrechen, desto mehr denken Sie bei einer Diät daran und desto schwieriger und unangenehmer kann der ganze Verlauf der Diät werden. Hier *sind die Entscheidungen bereits für Sie getroffen worden,* und Sie können sich getrost ans Abnehmen machen, ohne sich fragen zu müssen: »Was soll ich zum Frühstück essen, zum Mittagessen, zum Abendessen?«
Sie müssen keine Joule zählen oder jede Portion abwiegen. Sie müssen sich auch keine Gedanken darüber machen, was Ihnen als Zwischenmahlzeit oder Imbiß erlaubt ist; Sie knabbern Karotten oder Sellerie – und damit hat sich's!
Alles, was Sie täglich essen, ist auf dem jeweiligen Tagesplan aufgeführt. Wie Sie in Kapitel IV feststellen werden, können Sie beispielsweise ›gebratenes Steak, so groß Sie es mögen‹ und ›Obstsalat, soviel Sie möchten‹ genießen, solange Sie vermeiden, Ihren Magen bis zu dem Punkt zu überladen, an dem das Vergnügen aufhört und das Unbehagen anfängt.

5. Der Beginn der Verhaltensänderung

Jeder Diätplan, der so konzipiert ist, Ihnen einen raschen Gewichtsverlust vorzugaukeln, nur damit Sie die verlorenen Pfunde hinterher ebenso rasch wieder zunehmen, sollte Ihnen die Bedeutung einer Veränderung Ihrer Ernährungsgewohnheiten auf lange Sicht zum Bewußtsein bringen. Sie werden lernen, besser zu essen, weniger zu essen; Sie werden einen neuen Geschmack entwickeln. Gaumenfreuden und intelligentes, diszipliniertes Essen müssen einander nicht ausschließen.
Vielleicht nehmen Sie es nicht bewußt zur Kenntnis – während Sie sich an den Ernährungsplan der Scarsdale-Diät halten, brauchen Sie dies auch nicht zu tun –, doch *eingebaute Faktoren* verändern allmählich

Ihre Eßgewohnheiten. Man könnte dies als eine sehr einfache Form der ›Verhaltensänderung‹ bezeichnen. Wie ein Paar schrieb: »Allein durch die zwei Wochen der Scarsdale-Diät lernen wir schmerzlos gute Eßgewohnheiten.«

Das Verfahren besteht im Grunde nur darin, daß man *durch Tun lernt* – kein Zwang, keine Anstrengung, kein kompliziertes Studium oder ähnlich Verwirrendes. Sie richten sich genau nach den einfachen Eßanweisungen. Keine irreführenden Auswahlmöglichkeiten stoßen Sie ab oder bringen Sie durcheinander. Sie genießen das, was jeden Tag für Sie angegeben ist, und Sie werden es leichter finden als erwartet, kohlenhydratreiche, hochkalorische Nahrung zu meiden.

Die Scarsdale-Diät *genau wie angegeben* zu befolgen, ist Disziplin, die der Anfang guter Ernährungsgewohnheiten sein kann – Ernährungsgewohnheiten, durch die Sie Ihr Leben lang in Form bleiben.

6. Die Diät mußte praktisch sein, wenn man im Restaurant oder woanders aß

Ein Patient erzählte mir: »Nachdem ich Ihre Diät eine Woche lang gemacht hatte, verbrachte ich unseren Urlaub in einem Ferienhotel. Ich hatte kein Problem, das serviert zu bekommen, was ich verlangte, und ich nahm ganz leicht weiter ab.«

Was braucht Ihr Körper, um gesund zu bleiben?

Der Körper ist das Produkt dessen, was er ißt. Die deutlichsten und wahrscheinlich die häufigsten Ernährungsmängel werden durch bedenkliche *Unausgewogenheit* bei der Joulezufuhr hervorgerufen: zu wenig Joule oder zuviel. Chronische Nahrungsknappheit ist die Ursache für das hohe Maß an Unterernährung auf der Welt. Bedenken Sie aber, daß das Wort ›Unterernährung‹ nicht nur unzureichende Nahrungsaufnahme oder -assimilation bedeutet, sondern auch eine *unausgewogene* Nahrungsaufnahme oder -assimilation.

Man kann in Stadtrandsiedlungen der Wohlstandsgesellschaft genauso unterernährt sein wie in der Dritten Welt. In den meisten Fällen nimmt Unterernährung oft die Form an, zuviel von den verkehrten Dingen zu essen.

Als Kardiologe kann ich Ihnen versichern, daß die Tatsache, *übergewichtig* zu sein, ein bedeutender Risikofaktor bei Herz- und Gefäßkrankheiten ist. Folglich ist *Gewichtsabnahme* ein bedeutender Faktor bei der *Vorbeugung* von Herz- und Gefäßkrankheiten. Fettüberschuß kann eine ernstlich gesundheitsgefährdende Wirkung auf Ihren Blutdruck und Ihren Blutcholesterinspiegel haben.

Als Internist weiß ich, daß Übergewicht zwar nicht die Grundursache für Diabetes (Zuckerkrankheit), Ostheoarthritis (Knochen- und Gelenkentzündung) oder Erkrankungen der Gallenblase ist, diese drei Krankheiten – und dazu auch viele andere – jedoch bis zu einem außerordentlichen Grad verschlechtern kann.

Eine Entwicklungsstudie unter der Leitung des Navy's Center for Prisoner of War Studies in San Diego (Marinezentrum für Untersuchungen von Kriegsgefangenen) legt nahe, daß die cholesterin- und fettarme Ernährung von amerikanischen Marinepiloten, die sich während des Vietnamkrieges in Gefangenschaft befanden, zu ihrer körperlichen Gesundheit auf lange Sicht beigetragen hat!

Bei einer Kontrollgruppe anderer Marinepiloten, die mit den zurückgekehrten Gefangenen in bezug auf Alter, Familienstand, Dienstgrad, Ausbildung usw. verglichen wurden, zeigte sich ein vermehrtes Auftreten von Herz- und Gefäßkrankheiten. Diese waren im allgemeinen weniger gesund als die Kriegsgefangenen aus der ersten Gruppe. Als zu diesen Ergebnissen beitragende Faktoren werden aufgeführt: kein Alkohol, reduzierte Rationen und Nahrungsmittel, die zweifellos einen niedrigeren Cholesterin- und Fettgehalt haben als die amerikanische Durchschnittskost. Ich beeile mich hinzuzufügen, daß dies kaum mein Konzept zum Abnehmen ist! Aber diese Untersuchung ist dennoch sehr aussagekräftig.

Wieviel sollten Sie wiegen?

Nehmen Sie sich einen Moment Zeit, und sehen Sie sich die Tabelle auf S. 22 an.

Die Tabelle zeigt das empfohlene Gewicht, zu dem man einerseits durch medizinische Erfahrung, andererseits durch längere Studien von Lebensversicherungsgesellschaften über langlebige Menschen gelangt ist. Wer ein langes, gesundes Leben führen möchte, sollte sich an die-

Tabelle 1. **Idealgewicht** (in bezug auf die Körpergröße; unbekleidet)

Größe (in cm)	Frauen (Gewicht in kg)	Männer (Gewicht in kg)
147	41–44	43–48
150	42–46	44–49
153	43–48	45–50
156	44–49	48–53
158	45–50	50–56
160	48–54	52–58
163	50–56	54–60
166	51–58	57–63
168	53–59	59–65
170	54–61	60–68
173	57–63	62–69
176	59–65	65–72
178	61–68	67–74
180	64–70	69–76
183	65–72	70–78
186		74–81
188		76–83
190		77–85
193		78–88
196		81–90
198		84–93

sen Zahlen orientieren – Statistiken haben erwiesen, daß die Lebenserwartung beträchtlich höher liegt, wenn man auf sein Idealgewicht achtet. Wenn Sie mehr Joule (Energieeinheiten) zu sich nehmen als für Ihr Alter, Ihre Größe und Ihre Lebensweise erforderlich sind, lagern Sie diese Joule in Form von Fett ab. Wenn Sie weniger Joule aufnehmen als Sie benötigen, verlieren Sie Fett – denn der Körper verwendet Fett als Energiequelle, wenn er keine Joule oder Energieeinheiten mehr bekommt.

Da wir bei unserem individuellen Joulebedarf viele unterschiedliche Größen berücksichtigen müssen – wie zum Beispiel Geschlecht, Alter, Knochenbau, Klima, Beruf – trifft das, was die Tabelle anzeigt, wahrscheinlich nicht genau auf Sie zu; Sie müssen sich die Zahlen daher in Relation zu Ihrer eigenen Situation ansehen.

Es ist durchaus angebracht, wenn einige Ernährungswissenschaftler der Meinung sind, daß diätetisch zu leben zu persönlich, zu unterschiedlich ist, um für jeden einzelnen die gleiche populäre Diät zu ermöglichen. Natürlich ist dies von noch größerer Bedeutung, wenn es um eine Krankheit geht oder wenn jemand ernstlich fettleibig ist; der Arzt muß dann eine individuelle Diät zusammenstellen. Tatsache jedoch ist, daß die breite Mehrheit von Übergewichtigen niemals in den Genuß einer für jeden einzelnen konzipierten Diät mit persönlichen Variablen kommt.

Eine bestimmte Anzahl von Joule wird benötigt, um den basischen Körperstoffwechsel in Gang zu halten, der Funktionen wie Herzschlag, Atmung und Aufrechterhaltung einer normalen Körpertemperatur einschließt. Darüber hinaus erfordert jede Ihrer Tätigkeiten Energieeinheiten. Wenn Ihre Aktivität beim Sitzen aufhört, so ist Ihr Joulebedarf gering. Wenn Langstreckenschwimmen das Richtige für Sie ist, sieht der Joulebedarf ganz anders aus.

Sollte Ihre Tätigkeit also aus ›Sitzen‹ bestehen, rate ich Ihnen, sich schleunigst zu bessern! Haben Sie stets vor Augen, daß ein durchtrainierter, gesunder Körper das Ergebnis eines *totalen Lebensstils* ist, der die richtige Art der Ernährung wie auch der Bewegung umfaßt.

Sollte bei der Beurteilung Ihres eigenen Idealgewichts eine beträchtliche Diskrepanz zwischen Ihrer Meinung und der Ihres Arztes über Ihr optimales Gewicht bestehen, *dann ist es klüger, auf den Arzt zu hören.* Fettleibigkeit kann sich so langsam an Sie heranschleichen, daß Sie es gar nicht bemerken – oder aber Sie haben sich schon daran gewöhnt. Dabei ist nichts bedrohlicher für Ihre Gesundheit als gerade das. Wiegen Sie sich daher jeden Morgen nach dem Aufstehen.

Welche Nährstoffe benötigt der Körper, um gut versorgt zu sein?

Ich habe beschlossen, den Nährstoffbedarf für Sie so klar und deutlich wie möglich anzugeben. Über Ernährung sind bereits dicke, nützliche Bücher geschrieben worden, und neue Werke befinden sich in der Entstehung, während Ernährungsforscher weitere chemische Geheimnisse unseres Körpers aufdecken. Für dieses Buch und seine Absichten genügt es für Sie, mit den für den Menschen essentiellen Nährstoffen vertraut zu sein, zu wissen, welchen Dienst sie leisten und welche Nahrungsmittel bei der Scarsdale-Diät diese notwendigen Grundstoffe enthalten:

Eiweißstoffe (Proteine)
Eiweißstoffe oder Proteine liefern die zur Bildung von Enzymen, Antikörpern und Zellen für Wachstum, Erhaltung und Erneuerung des Gewebes notwendigen Aminosäuren. Enzyme sind für die Regulierung der Körperfunktionen erforderlich. Antikörper oder Abwehrstoffe bekämpfen Infektion und Krankheit.
Bei der Scarsdale-Diät kommen Eiweißstoffe in Fisch, Fleisch, Geflügel, proteinreichem Brot, Käse vor.

Kohlenhydrate
Kohlenhydrate sind in erster Linie eine Energiequelle. Der Körper verbrennt Kohlenhydrate vorzugsweise vor Eiweißstoffen und ›verschont‹ oder konserviert demgemäß Eiweißstoffe, damit diese ihre Hauptfunktion erfüllen können: die Gewebeerneuerung. ›Komplexe‹ Kohlenhydrate, beispielsweise in Form von Obst, Gemüse und Vollkornerzeugnissen, liefern außerdem die für eine normale Ausscheidung notwendigen Ballaststoffe. (›Komplexe‹ Kohlenhydrate – Polysaccharide oder Vielfachzucker – sind *nicht* das gleiche wie die einfachen Kohlenhydrate – Monosaccharide oder Einfachzucker – in Zucker und Stärke.)
Bei der Scarsdale-Diät kommen Kohlenhydrate in proteinreichem Brot sowie in den erlaubten Früchten und Gemüsen vor.

Fette
Fette sorgen für eine konzentrierte Energiequelle. Sie gewähren Schutz für verschiedene hochwichtige Organe und unterstützen die Körperisolierung. Fett ist besonders nützlich bei der Geschmacksverbesserung der Nahrung, doch übermäßiger Fettverzehr hat zweifelsohne Gewichtsprobleme zur Folge.
Bei der Scarsdale-Diät kommen Fette in Fleisch, Eiern, Käse, Geflügel und Nüssen vor.

Vitamine, Mineralstoffe und Spurenelemente
Die Vitamine, Mineralstoffe und Spurenelemente, die wir täglich benötigen, kommen bei der Scarsdale-Diät wie folgt vor:

Vitamin A	– Blattgemüse, Käse, Eier
Vitamin D	– Fisch
Vitamin E	– Blattgemüse, Nüsse, Eier
Vitamin K	– Blattgemüse
Vitamin C	– Obst und Gemüse – besonders in Grapefruits

B-Vitamine:

Vitamin B_1	– Getreideerzeugnisse, Fleisch, Geflügel, Fisch, Hülsenfrüchte
Vitamin B_2	– Käse, Eier, Fleisch, Blattgemüse
Niacin	– Geflügel, Fleisch, Fisch, Blattgemüse
Vitamin B_6 (Pyridoxin)	– Fleisch
Panthothensäure	– Fleisch, Fisch, Eier, Gemüse
Vitamin B_{12}	– Fleisch, Fisch, Eier, Käse
Folsäure	– Fleisch, Obst, Eier
Biotin	– Fleisch, Eier, Hülsenfrüchte, Nüsse
Eisen	– Fleisch, Geflügel, Schaltiere, Eier, Nüsse, Blattgemüse, Obst
Calcium	– Käse, Hüttenkäse, Lachs, Schaltiere, Broccoli
Phosphor	– Fleisch, Geflügel, Fisch, Käse, Nüsse
Jod	– Schaltiere, Seefisch
Kupfer	– Fleisch, Schaltiere, Nüsse
Magnesium	– Fleisch, Nüsse
Kalium	– Obst, Gemüse, Fleisch, Fisch
Zink	– Blattgemüse, Obst, Fleisch, Gemüse

Dieses Gleichgewicht von Eiweiß – Fett – Kohlenhydraten (E – F – KH) bei der Scarsdale-Diät ist hinsichtlich seiner Wirkung sorgfältig berechnet. Das Gleichgewicht verändert sich, wenn Sie auf das Fitness-Programm mit seiner größeren Auswahl an Nahrungsmitteln umsteigen.
Um den Reduzierungsprozeß zu beschleunigen, habe ich den Fettverbrauch während der Zeit der Diät sehr verringert. Wenn der Körper

mehr Fett verlangt, *holt er es sich aus den Fettdepots, die bei Übergewichtigen reichlich vorhanden sind.*

Wenn Sie Übergewicht haben, bitte ich Sie dringend, nun mit der sehr fettarmen Scarsdale-Diät zu beginnen (mit der Zustimmung Ihres Arztes und unter seiner ständigen Überwachung) und anschließend mit der Trimm-dich-Ernährung und dem Scarsdale-Diätplan weiterzumachen – Sie haben davon lebenslangen Nutzen!

III Das Geheimnis der Diät – ihre Auswirkung auf den Stoffwechsel

Vielleicht ist es die Reaktion vieler auf die Sucht nach – bleiben wir hier bei dem amerikanischen Ausdruck – ›junk foods‹, den ungesunden Knabbereien und Süßigkeiten aller Art, aber ich entdecke bei meinen Patienten ein großes neuerwachtes Interesse an Ernährung und Nahrungsmitteln. Ihnen genügt es nicht, durchtrainierter auszusehen und sich besser zu fühlen als all die Jahre zuvor. Sie möchten gern wissen, *wie* das geschehen ist.
Ein typischer Patient sagte neulich zu mir: »Ich weiß, daß Ihre Diät funktioniert. In 14 Tagen habe ich 8 kg abgenommen, und ich fühle mich großartig. Aber wie funktioniert sie? Und warum ist es anscheinend weniger eintönig, diese Diät zu befolgen als andere, die ich ausprobiert habe?«
Ein Teil dieses Interesses entspringt einer gesunden Neugier über unseren Körper sowie dem intensiven Wunsch, abzunehmen. Eine vereinfachte Erklärung ist vielleicht hilfreich.

Stoffwechsel und Ketone spielen eine Hauptrolle

Die äußerst komplizierten Prozesse, durch die unsere Nahrungsmittel vom Körper umgewandelt werden, sind, selbst von Wissenschaftlern, noch immer nicht vollständig in ihrer Bedeutung erfaßt. Ein kurzer Überblick über den grundlegenden Prozeß in einfachen Worten dürfte hingegen für den ernsthaften Diätpatienten von Interesse sein.
Keiner ist imstande, Reduktions›wunder‹ durch chemische Hexerei zuwege zu bringen. Allerdings kann eine sorgfältig zusammengestellte Kombination von Nahrungsmitteln den Prozeß der Fettverbrennung im menschlichen Organismus verstärken, und dies bedeutet Gewichtsverlust. Die SD liefert solch eine Kombination von Nahrungsmitteln und ermöglicht durch den verstärkten Fettstoffwechsel, jeden Tag durchschnittlich ein Pfund oder mehr abzunehmen.
Stoffwechsel und *Ketone* – das sind die Schlüsselwörter für die Gewichtsabnahme bei einer guten Diät.

Manchmal – besonders unter den angemessenen Umständen, unter denen eine Diät durchgeführt wird – ›überflügelt‹ der Körper sich selbst, indem er wesentlich mehr Fett als gewöhnlich verbrennt. Wenn dies geschieht, produziert Ihr Körper einen Überschuß an *Ketonen.*

Ketone bezeichnet man bisweilen als Produkte teilweise verbrannten (oder umgewandelten) Fettes. Wenn Sie nicht genug Kohlenhydrate oder Fette aufnehmen, um Ihren Joulebedarf zu decken, greift Ihr Organismus zuerst Ihr Depotfett an, um für Energiezufuhr zu sorgen. Doch Ihrem Körper gelingt es nicht vollständig, das ganze Fett zu verbrauchen, um es in Ihren Zellen umzuwandeln. Das Abfallprodukt dieses Prozesses – das teilweise verbrannte Fett oder die ›Asche‹ – nennt man Ketone. Wenn Sie Ketone produzieren, so ist dies ein Zeichen, daß Ihr Körper in beschleunigtem Maße Fett verbrennt; bei Ihnen ist ein *rascher Fettstoffwechsel* im Gange. Und gerade das wollen wir – das Abtragen von Fettdepots, um den Joule- und Energiebedarf zu decken. Überschüssiges Fett aus den Fettablagerungen des Körpers zu ziehen, ist ein wesentlicher Bestandteil eines erfolgreichen Reduzierungsprozesses; Ihr Körper wird eine Maschine zur Fettverbrennung.

Eines der besten Dinge für den zukünftigen ›Gewichtsverlierer‹ ist, daß die Ketone eine *zügelnde Wirkung auf den Appetit* ausüben, somit den gesamten Diätprozeß weniger beschwerlich machen und jedes Bedürfnis nach appetitzügelnden Mitteln unterdrücken, das sich bei Ihnen vielleicht einstellt. Der Organismus scheidet die Ketone durch den Urin aus. Diese diuretische Wirkung – für den Körper hilfreich und reinigend – ist eine Folgeerscheinung des erhöhten Fettverbrennungsprozesses.

Die bei der SD erlaubten Nahrungsmittel liefern all das, was sich als wirksame Kombination von Eiweißstoffen, Fetten und Kohlenhydraten erwiesen hat. Die Nahrungsmittel, die Sie in dieser speziellen Zusammenstellung täglich bei der Scarsdale-Diät essen, regen einen verstärkten Fettstoffwechsel und die Produktion von Ketonen an, doch für den Durchschnittserwachsenen bei normaler Gesundheit *nicht über eine wünschenswerte Stufe hinaus.*

Die Ketosis verursachende Reduktionsdiät erreicht nie eine Stufe, die gefährlich sein könnte – ausgenommen unter folgenden Umständen: ernster, unkontrollierter Diabetes, Schwangerschaft vom 6. bis 9. Mo-

nat, Alkoholismus (das Problem ist beim Alkoholiker kompliziert und wissenschaftlich noch nicht vollends erfaßt).
Bei Alkoholismus läßt Ketosis sich ohne weiteres durch Glukose oder Insulin beheben. In jedem Fall – wie ich wiederholt warne – sollten diejenigen, die an ernsthaften Erkrankungen leiden, insbesondere Alkoholismus und Diabetes, eine Diät *nur unter persönlicher Aufsicht eines Arztes durchführen.*

IV Die komplette klinische Scarsdale-Diät

Absicht dieses Buches ist, mit anderen das zu tun, was ich mit Patienten viele Jahre lang getan habe – eine mit gesundem Menschenverstand geführte Unterhaltung über Ernährung und unkomplizierte, bewährte Diäten für diejenigen von Ihnen, die abnehmen möchten.
Denken Sie immer daran: *Der SD-Plan funktioniert, sofern Sie mitarbeiten.* Wenn Sie glauben, die Diät gewissenhaft zu befolgen, dabei aber nicht abnehmen, so sehen Sie sich die Anweisungen nochmals genau an. Ganz gleich, wie viele Male Ihre früheren Versuche, Ihr Gewicht zu reduzieren, fehlgeschlagen haben: Dieser Diätplan sollte bei Ihnen eine Wirkung zeigen – rasch, auf angenehme Art und Weise und mit nachhaltigem Erfolg.
Normalerweise können Sie bei der Diät pro Tag durchschnittlich ein Pfund abnehmen und in zwei Wochen bis zu 10 kg oder mehr. Bei meinen Patienten traf dies auf Teenager wie auf Siebzigjährige zu. *Und mehr als 90 Prozent dieser Patienten haben, erst einmal wieder in Form gebracht, ihr Idealgewicht gehalten.*
Gehen wir nun das Programm durch:

1. Die klinische Scarsdale-Diät (SD)

Hierbei handelt es sich um einen Grundplan zur Gewichtsabnahme für Erwachsene, die sich nicht an spezielle Diätvorschriften halten müssen oder diesbezügliche Probleme haben. Wie dem auch sei, in diesem Buch finden Sie viele Variationen der Grunddiät, die wir uns haben einfallen lassen, um besonderen Bedürfnissen und Reaktionen auf vernünftige Vorschläge gerecht zu werden – hier erfahren Sie nun zum ersten Mal Näheres darüber.
Folgende Fragen stellten sich: »Ihre Diät ist großartig für die, die es sich leisten können, Lammkoteletts und Steaks zu kaufen. Wie sieht es mit den anderen aus?« Die Spardiät war geboren!

»Was tue ich, wenn ich Gäste habe?« Die Feinschmeckerdiät nahm Gestalt an. In ähnlicher Weise entstand die vegetarische und die internationale Diät.

»Warum muß es zum Frühstück immer Grapefruit sein? Grapefruit ist im Hochsommer nicht sehr gut, doch auf dem Markt gibt es dann anderes Obst von ausgezeichneter Qualität.« Vorschläge für die einzelnen Jahreszeiten kamen hinzu.

Kurz, was Sie hier finden, sind auf die Bedürfnisse des Menschen zugeschnittene Diäten. Sie sind so zusammengestellt, daß sie die Menschen überzeugen und *funktionieren*.

2. Das Fitness-Programm (FP)

Sie sollten die eigentliche SD immer nur in einem Zeitraum von zwei Wochen machen. Aller Wahrscheinlichkeit nach könnten Sie die Diät ohne nachteilige Wirkungen auch länger machen, aber ich empfehle Ihnen, nach den zwei Wochen auf das Fitness-Programm umzusteigen. Dieses bietet Ihnen eine außerordentlich erweiterte Liste mit Nahrungsmitteln zur Auswahl und erlaubt Ihnen sogar einen Cocktail, wenn Sie mögen. Die meisten Diätpatienten nehmen bei diesem Programm weiterhin ein paar Pfunde ab.

Wenn Sie am Ende der zwei Wochen des Fitness-Programms noch mehr abnehmen müssen, kehren Sie für weitere zwei Wochen zur SD zurück. Mit diesem einzigartigen Zwei-Plus-Zwei-Minus-Programm nehmen Sie auf sichere und vernünftige Art ständig ab, bis Sie Ihr Idealgewicht erreichen.

Die Wochen, in denen Sie rapide abnehmen, werden von Perioden langsameren Gewichtsverlustes unterbrochen.

Warum Sie nun – ungeachtet früherer Fehlversuche – Erfolg haben werden

Die einzigartigen, ausschließlichen Vorteile des Zwei-Plus-Zwei-Minus-Kombinationsplans sowie seiner ursprünglichen Bestandteile machen für viele den ganzen Unterschied zwischen vergangenem Mißerfolg und zukünftigem Erfolg aus.

Rapide Gewichtsabnahme während der ersten beiden Wochen der Scarsdale-Diät wird Sie begeistern und *ermutigen:* Auf der Waage sehen Sie tatsächlich, daß die Pfunde Tag für Tag dahinschwinden (nicht nur ein entmutigendes Pfund pro Woche).

Zwar nehmen Sie ohne Hunger ab, wobei Sie sich auch noch besser fühlen und gesteigerte Energie verspüren, doch können Sie sich trotzdem auf die Möglichkeiten des breiteren Nahrungsmittelangebots am Ende der vierzehn Tage freuen.

Eine Belohnung vor Augen zu haben, spielt im wesentlichen eine entscheidende Rolle bei den erfolgreichen Ergebnissen des Plans. Vom Standpunkt Ihrer *guten Gesundheit* aus vermeiden Sie durch die Änderung Ihrer Eßgewohnheiten für diesen zweiwöchigen Zeitraum Schwierigkeiten, die sich durch fortgesetzte Gewichtsabnahme möglicherweise ergeben könnten. Ihre Gesundheit möchte ich schließlich nicht aufs Spiel setzen.

Wenn Sie das gesunde Gewicht erreicht haben, das Sie sich zum Ziel setzen, schlank und fit sind, so haben Sie damit den Anfang gemacht, die guten Eßgewohnheiten zu entwickeln, dank derer Sie sich lebenslang fit halten. Während Sie das allgemeine Fitness-Programm befolgen, können Sie sich selbst kontrollieren und innerhalb der aufgestellten vernünftigen Richtlinien die Nahrungsmittel und Getränke Ihrer Wahl genießen. Natürlich ist vernünftiges Maßhalten stets wichtig.

Vor kurzem meinte einer meiner Patienten zur Scarsdale Zwei-Plus-Zwei-Minus-Kombination: »Dr. Tarnower, dies ist das elementare Programm auf Lebenszeit. Vielleicht habe ich demnächst andere Probleme, aber Übergewicht wird nie wieder dazugehören.«

3. Das Vier-Pfund-Stopsignal

In Ihr persönliches Gesundheitsprogramm müssen Sie nur das sinnvolle Ritual des täglichen Wiegens einbauen. Für Herzpatienten ist es lebenswichtig; für uns übrige ist es von außerordentlichem Nutzen. Wiegen Sie sich jeden Morgen unbekleidet; wenn Sie sich mit Kleidung wiegen, so fangen Sie damit an, sich mit dem extra anderthalb Pfund zu beschwindeln, das in Wirklichkeit das Gewicht von Ihrem Hemd oder Ihrer Bluse ist. Jedesmal wenn Ihre Waage *vier* Pfund über Ihrem Idealgewicht anzeigt, greifen Sie zur SD – schnell! Bleiben Sie dabei, bis die vier Pfund verschwunden sind. Es dürfte keine Woche dauern.

Urlaubszeiten sind wahrscheinlich die schwerste Zeit für eine Diät und vielleicht auch die am wenigsten geeignete. Wer weiß, wann sich Ihnen wieder einmal die Gelegenheit bietet, jene Bouillabaisse in Marseille oder Nierenpastete in Belfast zu kosten, den Hummer in Sud in Brüssel oder Hechtklößchen bei Lameloise in Chagny; ich könnte endlos fortfahren.

Gute Küche gehört zu den größten Künsten und Freuden des Lebens; an denen selbst der, der eine Diät macht, nicht vorbeigehen sollte. Ich muß allerdings gestehen, daß ich mich sogar im Herzen von Kenia, Bahrein oder Bulgarien auf Gepäckwaagen gewogen und dann die Kilos in Pfunde umgerechnet habe, um mir die schlechte Nachricht mitzuteilen. In einem der nachfolgenden Kapitel finden Sie Tips dazu, was Sie tun müssen, nachdem Sie einen herrlichen Urlaub mit all seinen kulinarischen Verlockungen genossen haben.

4. Ihre tägliche Gewichtstabelle

Dies ist ein sehr persönlicher Punkt des Diätprogramms. Setzen Sie sich für Ihre Gewichtsabnahme ein Endziel. *Was sollte Ihrer Meinung nach Ihr Idealgewicht sein?* Schauen Sie in der Tabelle über das Idealgewicht in Kapitel II nach. Mit welchem Gewicht sehen Sie am besten aus und fühlen Sie sich am wohlsten? Zeichnen Sie eine einfache Tabelle wie die nun folgende und tragen Sie täglich Ihr Gewicht ein. Eine gute Idee ist es, sie auch über die zweiwöchige Diätperiode hinaus zu führen.

Sie können an jedem beliebigen Wochentag mit der Diät beginnen und das abgedruckte Menü für den betreffenden Tag verwenden. Ob Sie nun am Montag oder Mittwoch oder an sonst einem Tag anfangen – für die Dauer der Diät ist das Ihr ›Tag 1‹. Wenn Sie beispielsweise an einem Freitag anfangen, beenden Sie Ihre vierzehn Tage an einem Donnerstag. Anschließend steigen Sie auf die Trimm-Dich-Ernährung um.

Wie Sie eine Tabelle über Ihr tägliches Gewicht führen

Als erstes wiegen Sie sich während der Scarsdale-Diät jeden Morgen, um Ihren Fortschritt in Richtung auf Ihr festgesetztes Ziel zu überprüfen. Hier sind einige typische Gewichtstabellen von Personen, die die Scarsdale-Diät gemacht haben:

Frl. W. R. – 26 Jahre, 166 cm – Idealgewicht: 54 kg

	Tag 1	Tag 2	Tag 3	Tag 4	Tag 5	Tag 6	Tag 7
Erste Woche	66	65	64,5	65	63,5	63	62,5
Zweite Woche	62	61,5	61	60,5	60	59,5	59

7 kg Gewichtsabnahme

Herr E. G. – 42 Jahre, 178 cm – Idealgewicht: 70 kg

	Tag 1	Tag 2	Tag 3	Tag 4	Tag 5	Tag 6	Tag 7
Erste Woche	92,5	92	91	90,5	89,5	88,5	88
Zweite Woche	87,5	87	86	85,5	84,5	84	83

9,5 kg Gewichtsabnahme

Beachten Sie diese typische Tabelle einer Frau, die an einem Dienstag statt am Montag mit der Diät begonnen hat. Am Tag 1 auf der Tabelle hat sie von dem für Dienstag festgesetzten Menü gegessen, ihr Gewicht aber als Tag 1 eingetragen und natürlich von dort weitergemacht:

Frau P. L. – 37 Jahre, 163 cm – Idealgewicht: 53,5 kg

	Tag 1	Tag 2	Tag 3	Tag 4	Tag 5	Tag 6	Tag 7
Erste Woche	69	68,5	68	67,5	67,5	67	66,5
Zweite Woche	65,5	65	64,5	64,5	63	63	62,5

6,5 kg Gewichtsabnahme

Sie werden feststellen, daß das tägliche Ausfüllen der Tabelle ein weiterer nützlicher Aspekt der Antworten auf das »Wie funktioniert die Diät?« ist. Eine Diätpatientin erzählte mir: »Es stellte sich heraus, daß das morgendliche Eintragen meines Gewichts in die Tabelle Spaß machte. Das Ganze begann einem Spiel zu ähneln, bei dem ich den eindeutigen Beweis über meine Fortschritte aufzeichnete. Ich sah, wie mein Gewicht sich fast täglich verringerte, an manchen Tagen mehr als an anderen. Schließlich war es sogar noch besser, anstelle der Tabelle die schwindenden Fettpolster an meiner Taille und die weiter werdenden Rockbünde zu beobachten. Jetzt bin ich bei der Trimm-Dich-Ernährung, und auch das klappt. Das, was ich abgenommen habe, habe ich nicht wieder zugenommen.«

Zur Erinnerung für jeden, der sich mit dem Gedanken trägt, irgendeine Diät zu beginnen: Wichtig ist, daß Ihr Arzt damit einverstanden ist, die empfohlenen Diätmenüs überwacht und Ihren Fortschritt überprüft. Wie ich ja bereits erwähnt habe, weiß Ihr Arzt mehr über Sie als ein Fremder, der ein Buch schreibt.

Nun denn – weg mit diesem Übergewicht! Hier ist die Scarsdale-Diät – auf gute Gesundheit!

Grundregeln der Scarsdale-Diät

Die Grundregeln sind einfach. Lesen Sie sie in Zweifelsfällen nochmals genau durch.

1. Genau das essen, was zugeteilt ist. Nichts ersetzen.
2. Keine alkoholischen Getränke zu sich nehmen.
3. Zwischen den Mahlzeiten essen Sie nur Karotten und Sellerie; Sie dürfen aber soviel essen wie Sie mögen.
4. Die einzigen erlaubten Getränke sind normaler oder koffeinfreier Kaffee (schwarz), Tee, Mineralwasser (mit Zitrone, falls gewünscht) und Diätlimonaden in sämtlichen Geschmacksrichtungen. Sie dürfen so oft trinken wie Sie wollen.
5. Alle Salate ohne Öl, Mayonnaise oder sonstige fette Saucen zubereiten. Nur Zitrone und Essig verwenden oder die Vinaigrette oder Senfsauce in Kapitel VIII oder die Salatsaucen in Kapitel X.

6. Gemüse ohne Butter, Margarine oder sonstiges Fett essen; gegebenenfalls Zitronensaft zur Geschmacksabrundung verwenden.
7. Fleisch sollte sehr mager sein; vor dem Essen alles sichtbare Fett entfernen. Von Hähnchen und Truthahn vor dem Essen Haut und Fett entfernen.
8. Es ist nicht notwendig, alles zu essen, was aufgeführt ist; aber auch nichts ersetzen oder hinzufügen. Angegebene Kombinationen sollten eingehalten werden.
9. Den Magen niemals überladen. Wenn Sie sich satt fühlen, STOP!
10. Die Diät nicht länger als vierzehn Tage machen.

Führen Sie diese Tabelle über den Fortschritt bei Ihrer Gewichtsabnahme in vierzehn Tagen:

	Tag 1	Tag 2	Tag 3	Tag 4	Tag 5	Tag 6	Tag 7
Erste Woche							
Zweite Woche							

_____ Gewichtsabnahme

Die vierzehntägige Scarsdale-Diät

Tägliches Frühstück:

$1/2$ Grapefruit – falls nicht erhältlich, Obst der Saison verwenden
1 Scheibe proteinreiches Brot (z. B. Sojabrot, Milcheiweißbrot o. ä. aus dem Reformhaus), getoastet, ohne Aufstrich
Kaffee/Tee (ohne Zucker, Sahne oder Milch)

MONTAG

Mittagessen:

Gemischter Aufschnitt (nach Ihrer Wahl – mageres Fleisch, Hühner- oder Putenfleisch, Zunge, mageres Rindfleisch)
Tomaten – roh, gebraten oder gedämpft
Kaffee/Tee/Diätlimonade

Abendessen:

Fisch oder Schaltiere, jede Sorte
Gemischter Salat, Gemüsesorten, grüne Salate und Menge nach Ihrer Wahl
1 Scheibe proteinreiches Brot, getoastet
Grapefruit – falls nicht erhältlich, Obst der Saison verwenden
Kaffee/Tee

DIENSTAG

Mittagessen:

Obstsalat, in jeder Kombination und soviel Sie möchten
Kaffee/Tee

Abendessen:

Reichlich gebratene, magere Hamburger (Frikadellen aus magerem, gehacktem Rindfleisch)
Tomaten, Kopfsalat, Sellerie, Oliven, Rosenkohl oder Gurken
Kaffee/Tee

MITTWOCH

Mittagessen:

Thunfisch- oder Lachssalat (Öl abtropfen lassen), mit Salatsauce aus Zitrone und Essig
Grapefruit oder Melone oder Obst der Saison
Kaffee/Tee

Abendessen:

Gebratene Lammfleischscheiben, alles sichtbare Fett entfernt
Salat aus Kopfsalat, Tomaten, Gurken, Sellerie
Kaffee/Tee

DONNERSTAG

Mittagessen:

Zwei Eier, nach Ihrer Wahl zubereitet, aber ohne Fett
Hüttenkäse mit niedrigem Fettgehalt
Zucchini oder Brechbohnen oder rohe/gedämpfte Tomaten
1 Scheibe proteinreiches Brot, getoastet
Kaffee/Tee

Abendessen:

Gebratenes oder gegrilltes Hähnchen, soviel Sie möchten (Haut und sichtbares Fett vor dem Essen entfernen)
Viel Spinat, Paprika, Brechbohnen
Kaffee/Tee

FREITAG

Mittagessen:

Gemischter Käseaufschnitt
Spinat, soviel Sie möchten
1 Scheibe proteinreiches Brot, getoastet
Kaffee/Tee

Abendessen:

Fisch oder Schaltiere
Gemischter Salat, Gemüsesorten, Menge und Zubereitung nach Ihrer Wahl
1 Scheibe proteinreiches Brot, getoastet
Kaffee/Tee

SAMSTAG

Mittagessen:

Obstsalat, soviel Sie mögen
Kaffee/Tee

Abendessen:

Truthahn oder Hähnchen, gebraten
Salat aus Tomaten und Kopfsalat
Grapefruit oder Obst der Saison
Kaffee/Tee

SONNTAG

Mittagessen:

Truthahn oder Hähnchen, kalt oder warm
Tomaten, Karotten, gekochter Kohl, Broccoli oder Blumenkohl
Grapefruit oder Obst der Saison
Kaffee/Tee

Abendessen:

Gebratenes Steak (alles sichtbare Fett vor dem Essen entfernen), so
  groß Sie es mögen – Rumpsteak, Porterhouse etc.
Salat aus Kopfsalat, Gurken, Sellerie, Tomaten (roh oder gekocht)
Rosenkohl
Kaffee/Tee

Scarsdale-Diät – Alternativ-Mittagessen:

Wenn Sie mögen, können Sie irgendein anderes Mittagessen an irgendeinem Tag durch das folgende ersetzen:
$1/2$ Tasse Hüttenkäse mit niedrigem Fettgehalt, mit 1 Eßlöffel saurer
  Sahne vermischt
Obst, soviel Sie möchten
6 Walnuß- oder Pekannußhälften, ganz oder kleingehackt, mit den
  obigen Zutaten vermischt oder darübergestreut
Kaffee/Tee/zuckerfreie Diätlimonade

Zweite Woche der Scarsdale-Diät

Alle Menüs der ersten Woche wiederholen. So einfach ist das! Wenn Sie nach vierzehn Tagen noch mehr abnehmen müssen, steigen Sie für zwei Wochen auf die Trimm-Dich-Ernährung um; Anweisungen dazu finden Sie in Kapitel VI.

Anmerkungen zu diesen und den folgenden Rezepten:
Das bei den Zutaten angegebene Tassenmaß bezieht sich auf eine normal große Kaffeetasse (Flüssigkeitsmenge ¼ l).

V Antworten auf Ihre Fragen bei Beginn der Scarsdale-Diät

Die Diät sieht einfach aus und *ist* einfach, aber dem Diätpatienten fallen trotzdem immer noch Fragen dazu ein. Hier nun Fragen, die man mir häufig stellt. Vielleicht erweisen sich die Antworten auch für Sie als nützlich.

F: *Ich möchte fünf Pfund abnehmen. Wie lang soll ich bei der Diät bleiben?*
A: Dies ist individuell verschieden. Merken Sie sich, daß die durchschnittliche Gewichtsabnahme bei der SD ein Pfund pro Tag beträgt. In weniger als zwei Wochen dürften Sie also Ihr Ziel bestimmt erreichen. Ziehen Sie für eine langsamere Gewichtsabnahme stets das FP (Fitness-Programm) in Erwägung, und ›mogeln‹ Sie nur, wenn Sie es sich leisten können.

F: *Kann ich das Abendessen auf das Mittagessen verschieben und umgekehrt?*
A: Sobald Sie anfangen, etwas zu verändern, gerät das Ganze ins Wanken. Vertauschen Sie Mittag- und Abendessen nur dann, wenn Umstände und gesunder Menschenverstand es erfordern. Und vielleicht sollte ich hinzufügen: auch ›gute Manieren‹. Man berichtete mir von einer Frau, die darauf bestand, daß ihre Gastgeberin für sie ein Steak auftaute, »weil meine Scarsdale-Diät sonntags zum Abendessen ›gebratenes Steak‹ vorschreibt.« Hoffentlich war sie nicht eine meiner Patientinnen.

F: *Die Diät fördert ja die Produktion von Ketonen. Ist es daher notwendig, möglichst viel Wasser zu trinken, um die Ausscheidung der erhöhten Ketonmenge durch den Urin zu unterstützen?*
A: Viel Wasser zu trinken ist normalerweise eine gute Angewohnheit. Nehmen Sie während der Scarsdale-Diät jedoch soviel Flüssigkeit wie gewünscht zu sich – *wie Ihr eigener Körper diktiert.* Die *gering erhöhte* Produktion von Ketonen macht es nicht erforderlich, eine bestimmte Menge an Wasser oder anderen Flüssigkeiten zu trinken.

F: *Ist diese Diät für jeden sicher?*
A: Die ärztliche Scarsdale-Diät samt ihren Variationen ist so konzipiert, daß Erwachsene bei normaler Gesundheit ihr Gewicht damit reduzieren können; jeder einzelne – besonders diejenigen mit medizinischen Problemen sowie Schwangere – sollte weder diese noch irgendeine andere Diät ohne volle Zustimmung seines Hausarztes machen.

F: *Wenn Sie Steak auf der Speisekarte angeben, soll es dann eine besondere Art von Steak sein – wie z. B. Rumpsteak?*
A: Jede Art *mageres* Steak ist bestens geeignet – Rumpsteak, Porterhouse, Filetsteak. Kluftsteaks, Steaks aus der Hüfte, aus dem falschen Filet oder dem Bug geschnittene Steaks eignen sich sehr gut – selbst ein ›altmodischer‹ Schmorbraten. Durch entsprechendes Marinieren werden preiswerte Fleischstücke sehr schmackhaft. In Kapitel IX finden Sie Rezepte für ausgezeichnete Marinaden. Denken Sie nur daran, daß *alles* sichtbare Fett entfernt werden muß. (Wenn Sie übriggebliebenes Steak oder anderes Fleisch respektive Fleischwaren wie ›Aufschnitt‹ essen, entdecken Sie gewöhnlich noch zusätzliches Fett, das Sie abschneiden müssen.)

F: *Sollten Tomaten immer roh gegessen werden oder kann man sie auch grillen, braten oder dämpfen?*
A: Tomaten und andere Gemüse wie Karotten und Sellerie können Sie auf jede gewünschte Art servieren – roh oder gekocht, solange sie nicht mit Fett zubereitet werden. Beispielsweise finden Sie bei der Feinschmeckerdiät in Kapitel VIII ein ausgezeichnetes, einfaches Rezept für Gegrillte Tomate Suprême. Dieses Rezept können Sie jedesmal verwenden, wenn bei irgendeiner der Scarsdale-Diäten Tomaten vorkommen. Frische Tomaten dürfen mit Salz und Kräutern gewürzt werden.

F: *Ist bei der Diät überhaupt kein Ersatz erlaubt? Angenommen, ich kann eines der aufgeführten Nahrungsmittel nicht bekommen?*
A: In der einen oder anderen Form taucht diese Frage wohl am häufigsten auf. Auch wenn manche es vielleicht als Haarspalterei ansehen, so bin ich doch der Ansicht, daß es wichtig ist, die Diät wie angegeben zu befolgen. Ihre *Einstellung* einer Diät gegenüber

spielt eine wichtige Rolle bei dem Erfolg oder Mißerfolg der betreffenden Diät für Sie. Wenn Sie mit der Diät Schindluder treiben, sind Sie auf dem besten Weg zu einem mißglückten Diätversuch.

Natürlich habe ich an anderer Stelle in diesem Buch gesagt, daß auch gesunder Menschenverstand ein bedeutender Bestandteil der SD ist. Wenn Sie aus irgendeinem Anlaß verhindert sind und den Spinat oder die Zucchini nicht einkaufen können, die für den betreffenden Tag verlangt werden, dann ist es offensichtlich das Vernünftigste, ein ähnliches Nahrungsmittel von einem anderen Tag als Alternative zu wählen. Gleichermaßen könnte Ihr ›gemischter Aufschnitt‹ ganz aus aufgeschnittenem Rindfleisch bestehen, wenn Sie gerade kaltes Rindfleisch im Kühlschrank haben – oder kaltes Lammfleisch, Truthahn oder Hähnchen oder eine Kombination verschiedener Fleisch- und Geflügelsorten; nur nicht vergessen, das Fett zu entfernen. Ein guter Ratschlag kommt Ihnen hier vielleicht gelegen. Planen Sie im voraus, bevor Sie mit der Diät beginnen. Kaufen Sie dafür ein. Haben Sie die richtigen Nahrungsmittel zur Hand, und fangen Sie *dann* die Diät an. Eine Diät durchzuführen ist eine ernste Angelegenheit, auch wenn sie sich zu einer erfreulichen und lockenden Aufgabe entwickelt und sich letzten Endes als sehr zufriedenstellend erweisen kann. Beginnen Sie nicht aus reinem Impuls heraus, Diät zu halten. Denken Sie darüber nach; seien Sie sicher, daß Sie bereit sind, eine Verpflichtung einzugehen; kaufen Sie das ein, was Sie für die Diät brauchen (und tun Sie Schlagsahne, Butter und Alkohol außer Reichweite) – nach diesen Vorbereitungen machen Sie sich ans Abnehmen!

F: *Ich bin allergisch gegen Grapefruits, und ich hasse Zucchini. Muß ich beides essen, wenn ich es nicht mag?*
A: Wieder dieselbe alte Frage in leicht verändertem Gewand. Wenn Sie gegen Grapefruits oder sonstiges bei der Diät allergisch sind, essen Sie diese Dinge natürlich nicht. Was das ›nicht mögen‹ von Nahrungsmitteln auf der Diätliste anbelangt, so ist das etwas anderes. Offenbar werden Sie nicht lang genug bei einer Diät bleiben, um davon zu profitieren, wenn Sie bei dem Gedanken an Zucchini oder Paprikaschoten oder was auch immer jedesmal ›würgen‹. Erinnern Sie sich ferner daran: Diese Diät soll u. a. bezwecken –

und das dürfte sicherlich ein wesentlicher Aspekt ihres eigentlichen Werts für Sie sein –, daß Sie *Ihre Eßgewohnheiten ändern*. Wenn Sie einige der ›guten alten Sachen‹ aufgeben, müssen Sie allmählich Gefallen an neuen Geschmacksrichtungen entwickeln. Bringen Sie sich bei, einige dieser Nahrungsmittel zu mögen, sofern Sie es nicht schon tun. Rohe Karotten, Sellerie, grüne Paprikaschoten, Zucchini sollten für Zwischenmahlzeiten stets in Ihrem Kühlschrank greifbar sein, und zwar für die ganze Familie, nicht nur für den, der Diät hält. Kinder sollten die Gemüse schon vorbereitet vorfinden, wenn sie nach etwas zum Knabbern und Naschen suchen – Gemüse ist gesünder als die allgegenwärtigen Süßigkeiten, von deren Folgen nur die Zähnärzte profitieren. Aber das ist ein anderes Thema!

F: *Mir ist der Begriff ›proteinreiches Brot‹ nicht geläufig – was ist das?*
A: Die Zeitung *Globe and Mail* (Toronto) hat folgende ausgezeichnete Beschreibung abgedruckt: »Proteinreiches Brot ist einfach Brot mit einem erhöhten Eiweißanteil. Jede Brotsorte muß gemäß einer Berechnung eingestuft werden, die auf der Menge wie auch auf der Qualität des im Brot enthaltenen Proteins basiert – je höher der Eiweißanteil liegt, desto besser eignet sich das Brot als Eiweißquelle.«
Proteinreiches Brot, auch als Milcheiweißbrot, Sojabrot, Schlankbrot o. ä. in Reformhäusern, Supermärkten und den Lebensmittelabteilungen erhältlich, enthält Sojakonzentrat und hat im Gegensatz zu normalem Weißbrot einen mehr als doppelt so hohen Eiweißanteil.
Proteinreiches Brot ist von köstlichem nußartigen Geschmack und schmeckt besonders gut getoastet. Mein Vorschlag: Kauen Sie es in kleinen Bissen, um seinen Geschmack voll auszukosten.

F: *Ich habe Schwierigkeiten bei der Beschaffung von proteinreichem Brot im Lebensmittelgeschäft hier in der tiefsten Provinz; kann ich es durch eine andere Brotsorte ersetzen?*
A: Wenn proteinreiches Brot nicht erhältlich ist, können Sie es durch Vollkornbrot (mit hohem Vollweizenanteil) oder Kleberbrot ersetzen; letzteres enthält einen hohen Anteil an Kleber oder Getreideeiweiß.

F: *Sind bei der Scarsdale-Diät italienischer Espresso, dunkle französische Röstmischung und sonstige Kaffeesorten erlaubt?*
A: Ja, Sie dürfen zu jeder Zeit jede Kaffeesorte genießen – immer ohne Zucker, Sahne oder Milch; Zuckerersatzstoff kann verwendet werden. Trinken Sie keinen Instantkaffee, der mit Zucker, Milchpulver oder Sahne hergestellt wird. (Überprüfen Sie die auf den Packungen angegebenen Zutaten.)

F: *Ist koffeinfreier Kaffee während der Diät besser als normaler?*
A: Man kann beide Kaffeesorten verwenden – es kommt auf den persönlichen Geschmack an. Wenn Ihnen Koffein nicht bekommt, trinken Sie natürlich koffeinfreien Kaffee.

F: *Ich mag einfaches Mineralwasser mit einer Scheibe Zitrone oder Limone – ist das bei der Diät erlaubt?*
A: Ja, ein ausgezeichnetes, durststillendes Getränk.

F: *Kann ich jeden Tag soviel zuckerfreie Diätlimonade trinken, wie ich möchte?*
A: Ja, und zwar in sämtlichen Geschmacksrichtungen, die Sie mögen. Natürlich sollten Sie sich nicht in Diätlimonaden ertränken. Bei jeder Mahlzeit können Sie Kaffee oder Tee durch Diätlimonaden ersetzen. Außerdem sind sie ein erfrischendes Getränk zwischen den Mahlzeiten.

F: *Ich mag rohen Blumenkohl, Rettiche und Radieschen, Gurken und in Scheiben geschnittene weiße Rüben; kann ich diese Gemüse ebenso als Zwischenmahlzeit essen wie rohe Karotten und rohen Sellerie, die bei den Diätmenüs aufgeführt sind?*
A: Während den ersten zwei Wochen der Scarsdale-Diät in ihrer Grundform halten Sie sich an die Diät wie angegeben. Wenn Sie nach zwei Wochen Trimm-Dich-Ernährung zu einer der Scarsdale-Diäten zurückkehren, können Sie die Gemüse hinzufügen, die Sie aufgezählt haben.

F: *Kann ich beim ›Alternativ-Mittagessen‹ sechs ganze Wal- oder Pekannüsse essen oder nur sechs Hälften?*
A: Sie werden feststellen, daß sechs Nußhälften mehr als genug sind; ein oder zwei halbe Nußkerne mehr machen nicht allzuviel aus.

F: *Wenn ich montags mit der Scarsdale-Diät beginne und samstags ein Schlemmermahl genieße, macht das die Wirkungen der ganzen Woche zunichte?*
A: Die Wirksamkeit der Diät ›ruiniert‹ es nicht, aber es ist nachteilig und kann Ihre Gewichtsabnahme beträchtlich verlangsamen.

F: *Wenn ich an einem Montag weniger esse als bei der Diät angegeben, kann ich dann am Dienstag das hinzufügen, was ich montags weggelassen habe?*
A: Das beste ist es, die täglich erlaubte Nahrungsmenge nicht zu erhöhen. Ihr Ziel ist, abzunehmen, nicht herumzuspielen. Essen Sie bei jeder Mahlzeit nur so viel, wie Sie wirklich wollen.

F: *Raten Sie zu irgendeinem besonderen Sport oder bestimmter körperlicher Bewegung, während ich die Diät mache?*
A: Ich empfehle, wenn überhaupt möglich, daß Sie pro Tag mindestens 3 km spazierengehen, und zwar in raschem Tempo. Wenn Ihnen Schwimmen, Golf, Tennis und sonstige Sportarten zusagen, bitte, nur zu! An anderer Stelle in diesem Buch finden Sie mehr über dieses Thema.

F: *Warum muß ich mit der Diät nach zwei Wochen aufhören? Wäre es für mich schädlich, wenn ich mit der Diät weitermachen würde?*
A: Das gesamte Scarsdale-Diätprogramm ist sorgfältig mit Hinsicht auf größtmögliche Gewichtsabnahme zusammengestellt. Dies finden Sie an anderer Stelle ausführlich erklärt. Folgen Sie den Anweisungen; arbeiten Sie mit dem Diätplan wie angegeben – dann klappt das Abnehmen garantiert!

F: *Ich befürchte, daß ich bei der Diät nicht genug Fett und Kohlenhydrate bekomme; ist dem nicht so?*
A: Bei der Scarsdale-Diät heißt es *geringe* Menge Fett, *geringe* Menge Kohlenhydrate und folglich *geringer* Joulegehalt; es heißt nicht *kein* Fett, *keine* Kohlenhydrate. Während der Diät nimmt der normalgesunde Mensch mit den Gemüsen und Früchten genügend ›komplexe‹ Kohlenhydrate für sichere Ernährung auf. Er verbrennt sein eigenes überschüssiges Fett, um für die während einer Reduktionskur zusätzlich benötigte Energie zu sorgen.

F: *Was ist, wenn ich mich während der Diät nicht wohl fühle – was soll ich in diesem Fall tun?*
A: Die Diät ist gewissenhaft ausgearbeitet, um den Körper mit dem zu versorgen, was er braucht. Tausende von Diätpatienten haben von erfolgreicher Gewichtsreduzierung mit der SD berichtet; die meisten von ihnen schildern, wie sehr sich ihr Wohlbefinden durch die Diät gebessert hat. Wenn Sie sich dennoch an irgendeinem Punkt nicht wohl fühlen, STOP. Gehen Sie für ein oder zwei Tage zur Trimm-dich-Ernährung über, und kehren Sie dann zur SD zurück. Fangen Sie wieder mit Tag 1 an. Wenn Sie sich weiterhin unpäßlich fühlen, sofort aufhören und Ihren Arzt aufsuchen.
Bei den Scarsdale-Diätkombinationen von einfachen, nahrhaften Lebensmitteln gibt es nichts, was dem gesunden Individuum nicht bekäme. Lebensmittelallergien sind stets eine Möglichkeit. Kein Arzt kann voraussagen, wer – oder wer nicht – Erdbeeren, Hummer usw. verträgt.

F: *Ich trinke gern ›Gewürztee‹ und exotische Tees aus der ganzen Welt – Darjeeling, Jasmintee und andere Sorten. Sind alle Tees bei der Diät erlaubt?*
A: Ja, trinken Sie den Tee Ihrer Wahl, heiß oder eisgekühlt serviert. Sie können – ganz wie gewünscht – eine Zitronenscheibe, eine Zimtstange oder Gewürze dazugeben. Keinen Instanttee verwenden, dem Zucker zugesetzt ist; mit Süßstoff gesüßter Tee ist dagegen in Ordnung.

F: *Darf ich während der Diät Kräutertee trinken, wie z. B. Pfefferminz-, Wintergrün-, Sassafras- und andere Tees?*
A: Ja, solange sie nicht mit Zucker, Honig oder sonstigen joulehaltigen Produkten zum Süßen zubereitet werden.

F: *Gibt es irgendeine bestimmte Grapefruitsorte, die Sie für die Scarsdale-Diät empfehlen?*
A: Jede schmackhafte Grapefruit eignet sich bestens.

F: *Muß ich bei der Diät Kaffee oder Tee trinken? Gewöhnlich trinke ich beides nicht.*
A: Nein, trinken Sie einfaches Wasser, Mineralwasser, zuckerfreie Diätlimonaden jeder Geschmacksrichtung.

F: *Wenn Sie Oliven angeben, verstehen Sie darunter grüne oder schwarze Oliven oder sonst eine Olivensorte? Wieviel Oliven sind pro Mahlzeit erlaubt?*

A: Wo Oliven auf dem Speiseplan angegeben sind, können Sie pro Mahlzeit vier essen – grüne, schwarze, griechische, italienische, welche Sie eben vorziehen.

F: *Sollte der bei den Diätmenüs angegebene Spinat stets roh verzehrt werden?*

A: Nein, Sie dürfen den Spinat roh oder gekocht und nach Ihrem Geschmack gewürzt essen; verwenden Sie aber bei der Zubereitung bitte kein Fett. Das gleiche trifft auf andere erlaubte Gemüse zu. Ich persönlich mag den Spinat mit ein wenig Zitronensaft beträufelt.

F: *Wenn ich nur eine Scheibe proteinreiches Brot auf einmal essen darf, wie kann ich das Brot dann frisch halten?*

A: Bewahren Sie das proteinreiche Brot im Tiefkühlfach des Kühlschranks oder in der Tiefkühltruhe auf, und nehmen Sie jeweils eine Scheibe heraus. Auf diese Weise behält es seinen frischen Geschmack. Das gleiche gilt für Kleber- und Vollkornbrot, praktisch für alle Brotsorten.

F: *Wenn ich keine guten frischen Grapefruits beim Einkauf bekomme, kann ich statt dessen Grapefruits aus der Dose essen oder Grapefruitsaft trinken?*

A: Wenn frische Grapefruits, Cantaloupe- und sonstige Melonen oder Früchte der Saison nicht erhältlich sind, können Sie ungesüßten Grapefruitsaft aus der Dose oder Flasche trinken oder ungesüßte Grapefruitscheiben aus der Dose essen. Allerdings sehe ich es lieber, wenn Sie frische ganze Grapefruits und andere Früchte essen, die Ballaststoffe liefern und sättigender sind.

F: *Muß bei der Zubereitung von Obstsalat das ganze Obst frisch sein, oder kann ich Obst aus der Dose und tiefgekühltes Obst verwenden?*

A: Wenn Obst auf der Speisekarte angegeben ist, sollte es vorzugsweise frisch sein. Obst aus der Dose oder Tiefkühlobst darf verwendet werden, solange es *nicht* mit Zucker oder einem joulehaltigen Produkt zum Süßen abgepackt ist. Süßstoffe sind erlaubt.

F: *Kann ich wirklich jede Art von Schaltieren essen, wenn Sie auf dem Speiseplan ›Fisch‹ angeben, wie beim Abendessen am Freitag?*
A: Ja, Sie dürfen sich Garnelen, Hummer, Kammuscheln, Taschenkrebse, Austern, Venusmuscheln, Miesmuscheln usw. schmecken lassen. Keines der Fisch- oder Schaltiergerichte sollte mit Fett, Öl, Butter oder Margarine zubereitet oder serviert werden. Cocktailsauce kann mit Maß verwendet werden.

F: *Wenn Sie ›Steak, so groß Sie es mögen‹ angeben, kann ich über ein Pfund Steak essen, wenn ich mag?*
A: Ihre Richtlinie ist diese: *niemals den Magen überladen.* Wenn Sie es trotzdem tun, nehmen Sie nicht so rapide ab.

F: *Wenn Sie bei einem Tagesmenü Salat angeben, kann ich mir dann den Teller bis zum Rand volladen?*
A: Sie können reichlich grünen Salat mit einer Salatsauce aus Essig und Zitrone essen, aber hüten Sie sich vor den fetten Salat- und anderen Saucen, vor Kartoffelsalat, Croûtons und sonstigen verführerischen Beigaben; auch dann, wenn Sie sich beispielsweise im Restaurant von einem Salatbuffet bedienen. Und, ich wiederhole es, den Magen niemals überladen, ganz gleich, womit – das ist mit einer besonderen Gefahr für Ihre Gesundheit verbunden.

F: *Wenn ich ›gemischten Käseaufschnitt‹ esse, kann ich jede Käsesorte einschließlich Brie und sonstigem fetten Käse essen?*
A: Wenn Sie bei der Diät rasch abnehmen, ist derartiges gestattet. Ansonsten Käse mit niedrigem Fettgehalt wählen.

F: *Wenn ich bei der Diät Gemüse esse, sollte ich ›organisch angebautes‹ Gemüse essen? Ist es überhaupt besser, nur Lebensmittel aus dem Reformhaus zu essen?*
A: Es ist definitiv nicht notwendig, aber ich habe nichts dagegen einzuwenden, wenn Sie Lebensmitteln aus dem Reformhaus den Vorzug geben.

F: *Wenn ich, wie bei den Diätmenüs angegeben, Aufschnitt, Lammbraten, Hähnchen und Truthahn esse, sind die Portionen begrenzt?*

A: Nein, aber vergessen Sie nicht, alles sichtbare Fett und die Haut vor dem Essen zu entfernen. Und – ich kann es nicht oft genug sagen – gebrauchen Sie Ihren gesunden Menschenverstand, *überladen Sie den Magen nicht!*

F: *Was genau verstehen Sie unter ›gemischtem Aufschnitt‹, wie beim Mittagessen für Montag angegeben?*
A: Stellen Sie sich Ihre eigene Auswahl an kaltem Fleisch, Hähnchen-, Truthahn- und Putenfleisch, sogar kaltem Fisch, zusammen. In Frage kommen auch kaltes Rindfleisch, Lammfleisch, Kalbfleisch, magerer Schinken – doch stets alles sichtbare Fett entfernen. Meiden Sie weiter verarbeitete Fleischwaren wie Mettwurst und Salami.

F: *Kann ich meine Rühreier in Butter, Margarine oder Schinkenfett zubereiten?*
A: Nein; arbeiten Sie entweder mit einer teflonbeschichteten Pfanne oder geben Sie eine Spur Diät-Pflanzencreme oder etwas Hühnerbrühe in die Pfanne – Fett ist nicht notwendig.

F: *Wenn Sie bei der Diät Thunfisch angeben, muß er in Wasser konserviert sein?*
A: Nein, aber wenn der Thunfisch in Öl konserviert ist, gießen Sie soviel Öl wie möglich ab. Das gleiche machen Sie bei Lachs aus der Dose. Danach den Thunfisch oder Lachs in einem Sieb unter fließendem kalten Wasser abspülen und trockenschütteln oder mit Küchenkrepp trockentupfen.

F: *Wenn ich Thunfisch oder Lachs aus der Dose esse, kann ich Sellerie daruntermischen?*
A: Ja, wenn der Fisch für Sie dadurch schmackhafter wird, Sellerie, Karotten und gehackte Petersilie dazugeben und das Ganze mit ein wenig Zitronen- oder Limonensaft beträufeln – gebrauchen Sie Ihre Kreativität!

F: *Wenn ›Gemüse‹ auf dem Speiseplan steht, gibt es irgendwelche Sorten, die nicht erlaubt sind?*
A: Ja – meiden Sie Mais, Erbsen, Kartoffeln, Linsen und alle Bohnensorten, ausgenommen Brech- und Wachsbohnen.

F: *Macht es etwas aus, ob das Gemüse, das ich bei der Diät esse, immer frisch ist? Kann ich auch Gemüse aus der Dose und tiefgekühltes Gemüse essen?*
A: Sie können frisches Gemüse (gewöhnlich am schmackhaftesten), Gemüse aus der Dose oder Tiefkühlgemüse essen, heiß oder kalt, roh oder gekocht, aber achten Sie darauf, daß Gemüse aus der Dose und Tiefkühlgemüse weder Zucker, Fett noch fette Saucen als Zusatz enthält; überprüfen Sie vor dem Einkauf die auf dem Etikett oder auf der Packung angegebenen Zutaten.

F: *Darf ich während der Diät Kräuter, Würzzutaten und Gewürze bei meinem Essen verwenden sowie ein wenig geriebene Zwiebel oder gewiegte Petersilie?*
A: Durchaus.

F: *Kann ich ein wenig geriebenen Käse über Rühreier, Salat und Gemüse streuen?*
A: Ja, aber die Betonung liegt auf ›ein wenig‹. Wenn Sie die Portionen mit Käse überhäufen, werden Sie nicht so rapide abnehmen. Auch hier gilt wieder: gesunden Menschenverstand gebrauchen – überprüfen Sie Ihren Fortschritt jeden Morgen auf der Waage.

F: *Darf ich mir zum Mittag- und Abendessen einige Scheiben Essiggurke oder Pickle Relish und Oliven gönnen?*
A: Ja, mit Maß. Beschränken Sie sich auf vier kleine oder drei große Oliven irgendeiner Sorte.

F: *Darf ich etwas Ketchup, Chilisauce, Cocktailsauce und Senf über Fleisch und Fisch und sonstige Portionen geben?*
A: Ja – noch einmal: die Zusätze mit Maß verwenden. Wenn Sie Senf zur Geschmackssteigerung verschiedener Portionen mögen, versuchen Sie die pikanten Sorten, beispielsweise Estragonsenf. (Siehe Rezept Senfsauce Henri.)

F: *Kann ich soviel Zitrone in meinen Tee geben, wie ich will?*
A: Ja, ganz nach Ihrem Geschmack. Sie können auch einige Pfefferminzblätter oder sonstige Kräuter dazugeben, wenn Sie mögen.

F: *Ist es erlaubt, etwas Milch, Sahne oder Coffee-mate in meinen Kaffee oder Tee zu geben?*
A: Nein, nichts davon; die genannten Produkte sind alle hochkalorisch. Die meisten Diätpatienten lernen nach und nach das kräftige Aroma von gutem Kaffee und Tee ›pur‹, heiß oder eisgekühlt, zu genießen.

F: *Ich weiß, daß ich keinen Zucker in Kaffee oder Tee oder an sonstiges geben darf, aber ist es in Ordnung, mit Honig zu süßen?*
A: Nein, weder Zucker, Honig, Ahornsirup, Melasse noch ähnliche Produkte zum Süßen – sie alle sind reich an Kohlenhydraten. Sie dürfen joulefreie Stoffe verwenden.

F: *Kann ich Portionen nach meinen eigenen Rezepten zusammenstellen, solange ich die für die Mahlzeit angegebenen Zutaten verwende und keine Fette und Nahrungsmittel dazugebe, die nicht aufgeführt sind?*
A: Ja, aber achten Sie darauf, die Grundregeln der SD zu befolgen. Für das Mittagessen am Sonntag können Sie beispielsweise das Hähnchen oder den Truthahn mit den angegebenen Gemüsen und etwas Instanthühnerbrühe (oder selbstgemachter, entfetteter Kraftbrühe) zu einem köstlichen Eintopfgericht kombinieren – vor dem Kochen Haut und sichtbares Fett vom Geflügelfleisch entfernen. Auch das Fett, das sich auf der Oberfläche des Eintopfs abgesetzt hat, vor dem Servieren entfernen.
Ein anderes Beispiel: Wenn es sehr heiß ist und Sie Appetit auf Salat haben, können Sie für das Abendessen am Mittwoch kaltes Lammfleisch in Stücke schneiden und mit den Salatzutaten einen vorzüglichen Salat kreieren. Gebrauchen Sie auf jeden Fall Ihr kulinarisches Know-how und Ihre Erfindungsgabe. So macht das Abnehmen noch mehr Spaß.

F: *Wenn ich die SD mache und nichts Alkoholisches trinken kann, gibt es einen speziellen Drink, den ich genießen kann, besonders in einer Cocktailbar oder auf einer Party?*
A: Ja, mehrere Diätpatienten lassen sich das schmecken, was allmählich überall als ›Scarsdale Special Highball‹ bekannt wird. Er ist leicht zu mixen – nur einfaches Sodawasser, Eis und ein Stück Zi-

trone oder Limone in ein hohes, eisgekühltes Glas geben. Der Drink ist sehr trocken und erfrischend und sieht so alkoholisch aus wie ein Gin-and-Tonic oder ein Wodka-and-Tonic. Es ist eigentlich der berühmte Gin Rickey ohne den Gin. Sie können sich auch eine der zuckerfreien Diätlimonaden ›on the rocks‹ genehmigen – vielleicht Diätlimonade mit Zitronen- oder Ingwergeschmack mit einem Stück Zitrone oder Limone. Es hilft tatsächlich, *etwas* zu trinken, während die anderen um Sie herum an ihren Gläsern nippen.

F: *Darf ich mein getoastetes proteinreiches Brot bei den entsprechenden Mahlzeiten mit joulearmem oder zuckerfreiem Gelee oder ebensolcher Marmelade bestreichen?*
A: Nein, verwenden Sie bitte überhaupt keinen derartigen Aufstrich. Ich schlage wiederum vor, daß Sie den einfachen, knusprigen Toast in kleinen Bissen kauen und so sein volles, nußartiges Aroma schmecken.

F: *Kann ich für die bei der Diät angegebenen Salate eines der joulearmen Ersatzprodukte für Mayonnaise verwenden?*
A: Nein, nicht erlaubt – sehen Sie sich die Diätliste an; diese Produkte sind nicht dabei, *daher auch nicht verwenden.*

F: *Ich nehme rapide ab – 5 kg in meiner ersten Woche der Scarsdale-Diät; doch ein Freund warnt mich, daß man dabei auch etwas Kraft, Energie und Ausdauer verliert. Ich fühle mich großartig, aber kann er recht haben?*
A: Er hat nicht recht, wenn das, was Sie abnehmen, überschüssiges Fett ist. Fettpolster sind eine Last, keine Energiequelle. Wenn Sie überhaupt Zweifel haben, sagen Sie Ihrem Freund, er solle einmal beobachten, wie schlank die professionellen Spitzentennisspieler sind. Nur weil sie keine überflüssigen Pfunde mit sich herumschleppen, sind sie in der Lage, kontinuierlich an Wettkämpfen teilzunehmen, bei denen sie anstrengende Matchs spielen, die oft stundenlang dauern.
Viele Spielerinnen – ich denke hauptsächlich an Billie Jean King und Martina Navratilova – und auch zahlreiche Spieler erreichten ihre Topform und ihr Können erst, nachdem sie ihr Übergewicht

verloren hatten. Die unschönen Fettpolster waren eine Extralast gewesen, die ihre Energie, Schnelligkeit und Ausdauer verringerte.

F: *Sie geben bei der Diät keine Suppen an – sind sie verboten?*
A: Nein. Joulearme Suppen wie (entfettete) Kraftbrühe, fettfreie Gemüsesuppe, Zwiebelsuppe, Borschtsch (siehe Rezept Feinschmeckerdiät) sind ausgezeichnet, und ich möchte Sie ermutigen, sie mit in das Programm aufzunehmen. Nicht alle Suppen sind bei den Menüs angeführt, da sie die einfachen Mahlzeiten unnötig komplizieren würden.

F: *Nahrungsmittel wie ›Steak, so groß Sie es mögen‹ bei der Scarsdale-Diät: Wird das auf die Dauer nicht teuer?*
A: Nein, nicht wenn Sie die Ausgaben für Kuchen, Kekse, Eiscreme, sonstige Süßigkeiten und Desserts, Butter oder Margarine, Extraimbisse und Gänge sowie für andere Dinge zusammenzählen, die Sie normalerweise essen – *all das gehört nicht zu Ihrer Scarsdale-Diät*. Vergleichen Sie die Ausgaben Ihrer Einkäufe für ›normale‹ fett- und kohlenhydratreiche, daher hochkalorische Mahlzeiten mit den Kosten, die Ihnen während der Diät entstehen.
Um Ihre Ausgaben noch mehr zu senken, können Sie während der dritten und vierten Woche der Ernährung nach Scarsdale-Plan auf die Spardiät, Kapitel IX, umschalten – und, wenn Sie es vorziehen, auch danach.

F: *Welche ist Ihrer Meinung nach die schlechteste Eßgewohnheit?*
A: Brot und Butter zu essen, während man darauf wartet, das Essen serviert zu bekommen. Sehen Sie sich einmal in den Restaurants um, und Sie werden verstehen, was ich meine. *Sind Sie ein derartiger Missetäter?*

F: *Ist es notwendig oder erforderlich, daß ich bei jeder Mahlzeit während der Diät ›meinen Teller aufessen‹ muß?*
A: Nein, überhaupt nicht und zu keiner Zeit. Essen Sie, soviel Sie mögen; ersetzen Sie nichts, was nicht bei der Diät angegeben ist; niemals den Magen überladen und *niemals zögern, Essen auf Ihrem Teller zu lassen.* Sie müssen nicht alles essen, was bei der Diät angegeben ist – *nichts ersetzen!*

F: *Ich esse gern selbstgebackenes Brot. Haben Sie ein Rezept für ein Scarsdale-Proteinbrot?*
A: Hier ist es:

Selbstgebackenes Scarsdale-Proteinbrot

¼ l warmes Wasser
1 Teel. Trockenhefe
½ Teel. Salz
1 Teel. Zucker
½ Teel. Apfelessig
¾ Tasse Sojamehl
¼ Tasse Klebermehl
1¼ Tasse Vollweizenmehl
Kleine Standardkastenform (17 × 8 × 7 cm)

Das Wasser in eine Rührschüssel geben. Die Trockenhefe hineinstreuen und etwa 5 Minuten stehen lassen, bis sie sich aufgelöst hat. Salz, Zucker und Apfelessig untermischen. Zuerst das gründlich gesiebte Soja- und Klebermehl, dann das ebenfalls gesiebte Vollweizenmehl nach und nach dazugeben. Langsam vermischen, bis der Teig fest wird und nicht mehr an den Seitenwänden der Schüssel klebt (für diesen Arbeitsgang eventuell ein elektrisches Handrührgerät benutzen). Ein Backbrett leicht bemehlen und den Teig darauf ausrollen. Etwa 5 Minuten gut kneten, bis der Teig sich glatt und elastisch anfühlt. Die Kastenform mit Diät-Pflanzencreme ausreiben. Den Teig in die Form füllen, diese mit einem Küchenhandtuch bedecken und den Teig 2 bis 3 Stunden an einem warmen Ort gehen lassen; er sollte ungefähr bis zum Rand der Form aufgehen. Den Backofen auf 160 Grad vorheizen. Das Brot 1 Stunde backen, bis es schön gebräunt ist.
Selbstgebackenes Brot hat eine größere Dichte als im Handel gekauftes; daher das Brot dünn aufschneiden und dann toasten. Im Kühlschrank aufbewahren.

VI Die Scarsdale-Trimm-Dich-Ernährung zur Stabilisierung des Gewichts nach Gewichtsverlust

> Jeder ißt, aber nur wenige kennen Geschmack.
> *Konfuzius*
>
> Kauen, kauen, kauen.
> *Tarnower*

Diätpatienten, die mit der Scarsdale-Diät erfolgreich ihr Gewicht reduziert haben, möchten offensichtlich gern erfahren, was sie nach den ersten vierzehn Tagen tun müssen. Zum Beispiel: »Ich sehe viel besser aus und fühle mich auch viel besser, möchte aber noch 7 kg abnehmen. Kann ich die Scarsdale-Diät unmittelbar anschließend für weitere zwei Wochen machen?«

Nein – Sie können die Scarsdale-Diät nicht vier Wochen hintereinander machen, und zwar aus Gründen, die ich zuvor bereits genannt habe. Überdies ist es sehr wichtig, *gute Eßgewohnheiten auf lange Sicht* zu entwickeln. Schalten Sie für die nächsten beiden Wochen auf das Fitness-Programm um, das wir hier nun detailliert erklären.

Die Anweisungen sind einfach und unkompliziert. Befolgen Sie sie gewissenhaft, und Sie werden aller Wahrscheinlichkeit nach zusätzliches Gewicht verlieren. Eine Gewichtszunahme dürfte bestimmt nicht eintreten.

Wenn Sie das Fitness-Programm genau untersuchen, werden Sie sofort feststellen, daß es sich nach den gleichen Prinzipien richtet wie die zweiwöchige ärztliche Scarsdale-Diät. Auch beim Fitness-Programm heißt es *wenig Fett, wenig Kohlenhydrate,* doch ist es nicht ganz so spezifisch festgelegt oder einschränkend – aus dem einfachen Grund: Ich versuche Ihnen dabei zu helfen, unbewußt und schmerzlos gute Ernährungsgewohnheiten zu entwickeln.

An der Wirksamkeit des Programms besteht kein Zweifel. Buchstäblich Hunderte meiner Patienten haben es für wirksam und erfolgreich befunden. Kein Joulezählen, kein Abwiegen von Nahrungsmitteln – den Magen nicht überladen. Kauen, kauen, kauen – die einfache ›Nein! Nein!‹-Liste beachten.

Es ist vernünftig, weiterhin täglich eine Gewichtstabelle auszufüllen, derjenigen ähnlich, die wir für die ersten zwei Wochen verwendet haben. Einen ebenso spektakulären Gewichtsverlust wie bei der zweiwöchigen Scarsdale-Diät lesen Sie an dieser Tabelle vermutlich nicht ab; die Eintragungen werden eher der folgenden Tabelle gleichen, von einer typischen Diätpatientin während der Trimm-Dich-Ernährung aufgestellt.
Frau K. M. – 44 Jahre, 168 cm – zu Beginn ihrer Scarsdale-Diät wog sie 69,5 kg. Zwei Wochen später hatte sie 7 kg abgenommen und war bei 62,5 kg angelangt. Ihr angestrebtes Idealgewicht lag bei 57 kg. Hier ihre Tabelle während der Trimm-Dich-Ernährung:

	Tag 1	Tag 2	Tag 3	Tag 4	Tag 5	Tag 6	Tag 7
Erste Woche	62,5	63	62,5	62	62,5	62	61,5
Zweite Woche	62	61,5	61	61	61,5	61	60,5

2 kg Gewichtsabnahme durch Trimm-Dich-Ernährung

Ihre Richtlinien für die Trimm-Dich-Ernährung

Mit der zweiwöchigen Scarsdale-Diät reduzieren Sie nicht nur Ihr Gewicht, sondern entwickeln auch eine einfache Form der ›Verhaltensänderung‹. Die Diätmenüs sind fett- und kohlenhydratarm, folglich auch joulearm gewesen.
Die meisten, die die Scarsdale-Diät erfolgreich angewendet haben, haben zum einen ein Verlangen nach gesunder, reiner Nahrung entwickelt, die arm an Joule, Fett und Kohlenhydraten ist, zum anderen eine Abneigung gegen schwere, fette und übermäßig süße Mahlzeiten. Dies erleichtert es zweifellos, die Regeln der Trimm-Dich-Ernährung zu befolgen.
Ihre Richtlinien sind sehr einfach – es gibt ein breiteres Angebot an Nahrungsmitteln – beachten Sie die einfache Liste der Verbote. Seien Sie nicht ungehalten über die Routine, die ich hier empfehle; Sie werden Ihr Ziel bestimmt mühelos, bequem und sicher erreichen.
Kurz, die Trimm-Dich-Diät sieht wie folgt aus:

Nein!-Nein!-Liste

- Nicht mehr als zwei Scheiben proteinreiches Brot pro Tag.
- Kein Zucker – Zuckerersatzstoff kann verwendet werden.
- Keine Kartoffeln, Spaghetti oder ähnliche auf Stärke/Mehl basierende Nahrungsmittel.
- Keine Milchfette.
- Keine Süßigkeiten oder Desserts, ausgenommen Obst oder zuckerfreies Gelatinedessert.
- Beschränken Sie Ihren Alkoholkonsum auf 0,4 cl Branntwein und Whisky oder 1/8 l trockener Wein oder 1/4 l Diät-Bier; kein normales Bier.
- Karotten und Sellerie dürfen zu jeder Zeit gegessen werden.

Äußerst wichtige Verbote

Die folgenden aufgezählten Verbote sollten eventuelle Fragen Ihrerseits beantworten:

1. Keinen Zucker verwenden; Süßstoff ist erlaubt.
2. Keine Sahne verwenden.
3. Keine Vollmilch verwenden; wenn Sie mögen, mit Maß Magermilch oder Milch mit niedrigem Fettgehalt verwenden.
4. Keine Eiscreme, kein Eisparfait, Sorbet oder sonstige Gefrierprodukte essen, die Zucker oder Milchfette enthalten.
5. Keine Kuchen, Pasteten, Kekse, zuckerhaltige Gelees und Marmeladen, kein Eingemachtes essen.
6. Keine Süßigkeiten oder Schokolade essen.
7. Keinen Reis, keine Kartoffeln, Süßkartoffeln, Limabohnen, weiße Bohnen, Kidneybohnen, Avocados essen.
8. Keine Spaghetti, Makkaroni, sonstige Teigwaren und auf Stärke/Mehl basierende Nahrungsmittel essen.
9. Keine Wurstwaren wie Mettwurst, Salami usw., keine fetten Fleischwaren essen.
10. Keine süßen, mit Zucker zubereiteten Desserts essen; Sie dürfen sich zuckerfreie Gelatinedesserts in sämtlichen Geschmacksrichtungen schmecken lassen.

11. Keine fetten Saucen, Mayonnaise oder andere ähnliche Salatsaucen zugeben.
12. Keine Butter, Margarine, Öle, kein Schinkenfett, Backfett oder anderes Fett beim Kochen sowie als Aufstrich oder Sauce verwenden.
13. Keine Erdnußbutter essen.
14. Nicht mehr als zwei Scheiben Brot pro Tag essen, vorzugsweise proteinreiches Brot, getoastet.

Große Auswahl an Erlaubtem bei der Trimm-Dich-Ernährung

Konzentrieren Sie sich auf die umfassende Liste ausgezeichneter Nahrungsmittel, die Sie bei der Trimm-Dich-Ernährung genießen dürfen. Sie werden sehen, daß es eine unendliche Reihe köstlicher, sättigender Nahrungsmittel gibt.
Nun folgend eine Grundliste von Nahrungsmitteln, von der Sie bei der Trimm-dich-Ernährung wählen können:
- *Ein alkoholisches Getränk täglich,* trocken (nicht süß), falls gewünscht – 0,4 cl Branntwein und Whisky oder ⅛ trockener Wein. Sie dürfen Scotch, Bourbon, Rye, kanadischen Whisky, Wodka, Gin, trockenen Rum, Cognac und andere trockene Weinbrände trinken. Keine süßen Magenbitter oder Liköre. Keine gesüßten Mixgetränke. Ein trockener Martini oder ein trockener Manhattan sind in Ordnung, aber keine süßen Cocktails oder Whisky-Sours. Keine Mischungen mit zuckerhaltigen Limonaden; statt dessen zuckerfreie Diätlimonaden oder Mineralwasser verwenden. Geeignet sind alle *trockenen* Rot-, Weiß- oder Roséweine, trockener Champagner und trockener Sherry. Kein Portwein, süßer Sauterne oder sonstige Dessertweine. Nur kohlenhydratarmes oder alkoholfreies Diät-Bier ist erlaubt.
- *Sämtliches mageres Fleisch,* warm oder kalt – Rindfleisch, Lammfleisch, Kalbfleisch, magerer Schinken und Schweinefleisch; vor dem Essen stets sichtbares Fett entfernen.
- *Hähnchen und Truthahn,* warm oder kalt, auf mannigfaltige Art und Weise und nach beliebigen Rezepten zubereitet – gekocht, nicht gebraten; vor dem Essen stets Haut und sichtbares Fett entfernen.

- *Alle Arten von frischem und tiefgekühltem Fisch;* Fischkonserven mit fetten Saucen vermeiden. Kochen Sie den Fisch nach Ihrem Geschmack; Butter, Margarine, Öle, Backfett oder sonstige Fette sollten bei der Zubereitung allerdings nicht verwendet werden.
- *Alle Arten von Schaltieren* – Garnelen, Kammuscheln, Hummer, Austern, Venusmuscheln, Taschenkrebse eignen sich vorzüglich.
- *Eier,* nach Ihrer Wahl ohne Butter, Margarine, Öle, sonstige Fette zubereitet (aber nicht mehr als drei pro Woche); lassen Sie sich Rühreier, Omeletts, weichgekochte, hartgekochte und pochierte Eier, Spiegeleier schmecken (Rühreier und Spiegeleier in einer teflonbeschichteten Pfanne zubereiten; gegebenenfalls einen Hauch Diät-Pflanzencreme oder etwas Instanthühnerbrühe in die Pfanne geben).
- *Käse* – Hüttenkäse, Chester, Emmentaler, Edamer, Camembert – in der Tat praktisch jeder Käse mit niedrigem Fettgehalt.
- *Suppen, Kraftbrühe, Bouillon* – mit Gemüsen, Fleisch, Hähnchen, Fisch; ohne Sahne, Vollmilch oder Fett.
- *Gemüse* – reichliche Portionen nach Ihrer Wahl (siehe vegetarische Scarsdale-Diät, Kapitel X).
- *Obst* – Äpfel, Orangen, Birnen, Kirschen, Pflaumen, Weintrauben, Grapefruits, Melonen, Wassermelone – jedes Obst, auf das Sie Appetit haben.
- *Frucht- und Gemüsesäfte* sind genehmigt, doch nur natürliche Säfte ohne Zuckerzusatz – Apfel-, Orangen-, Grapefruitsaft usw. Zuckerfreie Tomaten- und gemischte Gemüsesäfte sind in Ordnung.
- *Nüsse dürfen mit Maß gegessen werden* – Walnüsse, Cashewnüsse, Pekannüsse; wählen Sie Ihre Lieblingsnüsse.
- *Brot* ist bei der Trimm-Dich-Ernährung erlaubt, aber beschränken Sie sich auf zwei Scheiben pro Tag, vorzugsweise proteinreiches Brot. Sie dürfen zur Abwechslung auch andere Brotsorten und Brötchen essen, solange Sie die Grenze nicht überschreiten und keine Brotsorten, Brötchen oder Hefegebäck mit Zucker oder Zuckerglasur wählen.
- *Zuckerfreie Gelees* und Marmeladen sowie zuckerfreies Eingemachtes dürfen mit Maß verwendet werden.
- *Grüne Salate* sind nahezu in jeder Kombination und in jeder von Ihnen gewünschten Menge erlaubt; die Salate mit joulearmen Saucen (nicht mehr als 63 Joule oder 15 Kalorien pro Eßlöffel) oder

mit Zitrone, Essig und ölfreien Mischungen anmachen. Köstlich ist z. B. das Rezept für Vinaigrette oder für Senfsauce Henri bei der Scarsdale-Feinschmeckerdiät, Kapitel VIII.
- *Getränke,* heiß oder kalt, soviel wie gewünscht – Kaffee, Tee, zuckerfreie Diätlimonaden. Kein Zucker; Sie dürfen Zuckerersatzstoffe (Süßstoffe) verwenden. Falls gewünscht, kann Magermilch oder Milch mit niedrigem Fettgehalt in Kaffee oder Tee gegeben werden.
- *Würzzutaten* – Ketchup, Cocktailsauce, Senf, Meerrettich, Pickle Relish, Essiggemüse, alle Olivensorten, mit Maß.
- *Kräuter und Gewürze,* nach Ihrem Geschmack.

Gebrauchen Sie Ihre Phantasie, und genießen Sie die Trimm-Dich-Ernährung

Konzentrieren Sie sich lieber auf die überwältigende Vielfalt des Erlaubten auf der Liste der Trimm-Dich-Ernährung, als über die Verbote zu jammern. Ihre beiden Wochen mit Trimm-Dich-Ernährung helfen Ihnen, schlechte Eßgewohnheiten loszuwerden, Fitness und ein längeres, gesünderes und vitaleres Leben zu fördern.

In Restaurants und bei Dinnerpartys zu essen, ist einfach und erlegt keine Einschränkungen auf. Es kommt nur darauf an, gesunden Menschenverstand zu gebrauchen, um sich an die Trimm-Dich-Ernährung zu halten. Wenn Sie beispielsweise Hummer möchten, bestellen Sie gegrillten Hummer statt einem fettreichen Hummergericht mit hochkalorischer Sauce.

Statt den gegrillten Hummer mit Butter zu durchtränken, mit Zitronensaft beträufeln – dadurch wird das feine natürliche Aroma vom guten Hummerfleisch noch intensiviert.

Entsprechend essen Sie Ihr Hähnchen gekocht, gegrillt oder am Spieß gebraten. Sie können sich auf der Speisekarte das heraussuchen, was Ihnen bei der Trimm-Dich-Ernährung erlaubt ist.

Bestellen Sie lieber ›trocken‹ gegrillten Fisch als mit Öl, Butter oder Margarine zubereiteten.

Es ist vollkommen unnötig, irgendwann das Gefühl zu haben, man würde etwas entbehren. Genießen Sie zum Nachtisch statt Gebäck und Torten mit süßen Cremefüllungen zum Beispiel ein erfrischendes

Kompott aus Früchten in natürlichen Säften – kein Zuckersirup verdeckt das köstliche wahre Aroma.
Bei der Trimm-Dich-Ernährung sollten Sie mit einem Gefühl des Wohlbehagens vom Tisch aufstehen – nie das Gefühl haben, daß Sie zuviel gegessen haben.
Nur Ihr Einfallsreichtum setzt Ihnen Grenzen. Zum Beispiel:

- Hüttenkäse mit niedrigem Fettgehalt ist ein ausgezeichnetes ›kreatives‹ Nahrungsmittel. Machen Sie während der Diät davon Gebrauch. Im Mixer mit ein wenig Magermilch und Zitronensaft vermischen – so erhalten Sie eine Basis von ›saurer Sahne‹ für viele phantasievolle Kombinationen.
- Die ›saure Sahne‹ über Spargel, Broccoli oder Obst löffeln.
- Vermischen Sie Ihre ›falsche‹ saure Sahne mit Chilisauce oder Ketchup und geriebener Zwiebel oder Knoblauchpulver.
- Geben Sie für eine ungewöhnliche Salatsauce etwas gehackte Pimento* darunter.
- Einfachen Magermilchjoghurt mit einem leicht schärferen Geschmack kann in ähnlichen Kombinationen verwendet oder mit dem Hüttenkäse vermengt werden.
- Versuchen Sie mit fettarmem Hüttenkäse zu kochen (siehe Rezept für Spinat-Käse-Pastete Olga bei der Spardiät, Kapitel IX). Fettarmen Hüttenkäse und Eier mit Krebsfleisch, Stückchen von magerem Schinken, Hähnchen, Garnelen vermengen, nach Geschmack würzen und in einer Auflaufform backen. Für zusätzliches Aroma mit geriebenem Käse oder zerkrümeltem Proteinbrot bestreuen.
- Hüttenkäse mit niedrigem Fettgehalt unter kleingehackte Muscheln geben oder mit Zwiebelgranulat vermengen – als Dip für Gemüse wie Karotten, Sellerie, Kürbis oder Rüben, in Stäbchen geschnitten.
- Für einen Dip Rettiche oder Radieschen, Gurken, Karotten, Sellerie und Zwiebel fein hacken und unter den gewürzten Hüttenkäse rühren. Für einen rosagefärbten Dip etwas Paprika untermischen oder darüberstäuben.
- Instantrinderbrühe oder Instanthühnerbrühe machen viele Rezepte geschmacklich interessanter. Zusammen mit etwas Zitronensaft

---

* Pimento = Nelkenpfeffer

über Pilze vor dem Grillen oder Dünsten streuen. Die Butter oder Margarine, die diese Mischung ersetzt, werden Sie gar nicht vermissen.
- Für zusätzliche Würze Brühe in heiße Gemüse rühren.
- Eine weitere, ganz hervorragende Diäthilfe ist Gelatine. Aus Gelatine bereitete Sülzen können viele Diätspeisen geschmacklich steigern. Eine schöne Beilage zu einem Hähnchen- oder Truthahnessen ist eine Sülze aus Gelatine, in die man geriebene Karotten und Orangen- oder Zitronenschale gegeben hat – oder verwenden Sie in ähnlicher Weise Segmente von Mandarinorangen, Weintrauben, Bananenscheiben und andere Früchte. Die Möglichkeiten sind endlos!
- Verarbeiten Sie Reste von Hähnchen, Truthahn oder Fleisch zu einer Sülze – das Fleisch nur würfeln und mit erlaubtem Gemüse kombinieren oder allein verwenden.
- Eine andere leckere Kombination sind Meeresfrüchte, gehackter Sellerie, gehackte Karotten, Rettiche oder Radieschen und in Scheiben geschnittene mit Pimento oder Paprika gefüllte Oliven in einer Sülze aus Gelatine.
- Noch pikanter wird Ihre Sülze, wenn Sie statt Wasser Tomaten-, Gemüse- und Fruchtsäfte als Flüssigkeit nehmen.

Gebrauchen Sie gesunden Menschenverstand, indem Sie selbst im Rahmen des auf der Liste Erlaubten Nahrungsmittel mit niedrigem Fettgehalt wählen. Kosten Sie statt vollfettem Käse einmal eine Auswahl halbfetter und dreiviertelfetter Käsesorten. Sie werden neue Gaumenfreuden entdecken und feststellen, daß einige Käse der Halbfett- und Dreiviertelfettstufe sogar würziger und pikanter schmecken als manche vollfetten Käsesorten.
Nehmen Sie sich hin und wieder Zeit, um die Tabellen in Kapitel XIV durchzusehen. Sie können Ihnen eine nützliche Hilfe dabei sein, die richtigen fett- und kohlenhydratarmen Nahrungsmittel auszuwählen.

Ich empfehle Ihnen folgende Ernährungsphilosophie

Seien wir ehrlich – die meisten Übergewichtigen *essen schrecklich gern*. Dicke sind oft gefräßig. Wenig Menschen verstehen wirklich ihr Essen zu *genießen*.

Vom echten Weinkenner können wir eine Menge lernen. Er prüft, bewundert oder kritisiert das Aussehen und die Klarheit des Weines. Er schnuppert verhalten, um das Bouquet zu beurteilen. Er stürzt den Wein niemals hinunter, sondern nippt ihn schlückchenweise, läßt ihn dabei über Zunge und Gaumen rollen, um sich Aroma und Geschmack voll zu erschließen.

Wie auch der Feinschmecker, so *respektiert* der Weinkenner das, was er kostet. Selbst das Anstoßen mit den Gläsern wird traditionell gemacht, um, so heißt es, den Gehörsinn mit einzubeziehen. Der Weinkenner trinkt selten mehr als ein Glas guten Weines. Nicht den großen Wein, sondern *vin ordinaire* trinkt man halbliter- oder literweise.

Entsprechend sollte auch das einfachste Gericht mit Bewunderung und Respekt angesehen und behandelt werden. Ein Rührei oder ein Hamburger kann schön sein, kann auf exotische Weise zubereitet werden. Geruch und Geschmack kann man nur durch gründliches Kauen jeden Bissens vor dem Schlucken voll und ganz erkennen. Sobald die Nahrung den Mund verläßt, ist der wahre Genuß verschwunden. Kauen, kauen, kauen.

Ich habe die Beobachtung gemacht, daß die breite Mehrheit von Übergewichtigen sich einfach nicht die Zeit nimmt, sorgfältig zu kauen und das Essen zu genießen. Versuchen Sie während des Essens die Zutaten zu erschmecken, die bei der Zubereitung verwendet worden sind. Zögern Sie nicht, den, der das Gericht zubereitet hat, nach den Einzelheiten zu fragen. Ihr Interesse wird Koch oder Köchin schmeicheln und ermutigen, jedesmal das Beste zu geben.

Lassen Sie sich für Ihr Essen genügend Zeit, so daß Sie sehr, sehr, sehr gründlich kauen und durch und durch schmecken können.

Einer der größten Gourmets der Welt, ein anerkannter Schriftsteller auf dem Gebiet des Kulinarischen und eine Autorität daselbst, wurde gefragt, wie er es fertigbrächte, beim Berichten über und Bewerten von Restaurants, in denen er – Teil seiner Arbeit – aß, Jahr für Jahr schlank und fit zu bleiben. Er antwortete: »Ich genieße einen Geschmack und esse höchst selten die ganze Portion. Egal wie gut ein

Gericht oder eine Mahlzeit auch sein mag, ich überesse mich niemals
– würde ich dies bei all den Restaurants, die ich auf der ganzen Welt
besuche, tun, so wäre ich schon lang tot.«
In den folgenden Kapiteln über die Variationen der Scarsdale-Diät in
ihrer Grundform finden Sie Rezepte für viele köstliche Gerichte. Sie
können sich diese während Ihrer Wochen der Trimm-Dich-Ernährung
schmecken lassen, und auch dann, wenn Sie bei Ihrem Idealgewicht
angelangt sind. Die Gerichte enthalten wenig Fett und Kohlenhydrate,
haben daher auch einen geringen Joulegehalt. Hier nur einige wenige
Gerichte, damit Sie sich auf zukünftigen Genuß freuen können:

- *Hawaiisches Hähnchen* – Spardiät, Kapitel IX – eine leckere Art, Hähnchen ohne Zusatz von Fett zuzubereiten.
- *Hummer im Sud* – Feinschmeckerdiät, Kapitel VIII – in Anlehnung an ein Hummergericht, das ich in Brüssel genossen habe – meiner Ansicht die Gourmethauptstadt der Welt.
- *Kalter gedünsteter Fisch Natalia* – Feinschmeckerdiät, Kapitel VIII – äußerst arm an Fett, Kohlenhydraten und Joule, reich an Eiweiß und feinem Geschmack.
- *Bratapfel Oscar* – Feinschmeckerdiät, Kapitel VIII – ein sehr schmackhaftes Dessert ohne Zugabe von Zucker.
- *Ratatouille* – Vegetarische Diät, Kapitel X – ohne Zusatz von Fett, heiß oder kalt gleichermaßen köstlich, als Hauptgericht oder Beilage.
- *Kalbfleisch neapolitanisch* – Internationale Diät, italienischer Tag, Kapitel XI – eine Feinschmeckerkombination, die Sie stolz jedem servieren können.
- *Probieren Sie auch die Salat- und anderen Saucen, die Marinaden* – alle delikat und arm an Fett, Kohlenhydraten und Joule.

Wenn Sie nach Ihren zwei Wochen der Trimm-Dich-Ernährung immer noch abnehmen müssen, kehren Sie zur Scarsdale-Diät oder einer ihrer Variationen zurück.

VII Das Scarsdale Zwei-Plus-Zwei-Minus-Programm: fit und gesund auf Lebenszeit

Einer der Hauptschlüssel zum Erfolg der klinischen Scarsdale-Diät ist das Zwei-Plus-Zwei-Minus-Programm. Wie zuvor erklärt, ist es die Einfachheit selbst. Hier nun alles, was Sie tun müssen, um rasch und sicher auf Ihr Idealgewicht zu kommen:

1. PLUS bedeutet: Beginnen Sie mit zwei Wochen Scarsdale-Diät...
2. MINUS bedeutet: Sie hören die folgenden zwei Wochen mit der Diät auf und halten sich in dieser Zeit an die Trimm-Dich-Ernährung...
3. Wenn Sie im Anschluß daran mehr abnehmen müssen, heißt es wieder PLUS: zwei Wochen Scarsdale-Diät in ihrer Grundform oder in einer der vier ausführlich für Sie beschriebenen Variationen...
4. Nach zwei Wochen Reduktionskur wieder MINUS: Sie hören mit der Diät auf und richten sich nochmals zwei Wochen nach der Trimm-Dich-Ernährung...
5. Mit diesem Zwei-Plus-Zwei-Minus-Programm machen Sie so lange weiter, bis Sie bei Ihrem Idealgewicht angelangt sind.

Das ist der einfache Scarsdale-Diätplan, mit dem es Tausenden von früher übergewichtigen Frauen und Männern schließlich gelungen ist, mit Erfolg ihr Idealgewicht zu erreichen. Viele waren zehn, zwanzig, ja sogar noch mehr Jahre lang übergewichtig – die meisten hatten bei zahlreichen Versuchen, ihr Übergewicht zu verlieren und auch nicht erneut zuzunehmen, versagt – bis sie sich nach dem Scarsdale-Diätplan richteten.
Die meisten erfolgreichen Diätpatienten sind nicht zu ihrem früheren Ernährungsstil zurückgekehrt, durch den sie überhaupt erst dick geworden sind. Nachdem sie während der Scarsdale-Diäten und anschließend durch ihre zweiwöchigen Perioden mit Trimm-Dich-Ernährung neue Eßgewohnheiten gelernt hatten, hielten sie sich größtenteils auch weiterhin an die Richtlinien der Trimm-Dich-Ernährung.

Wenn Sie, nun schlank und fit, wieder einmal kulinarisch schwelgen und überflüssige Pfunde anzusetzen beginnen – dazu neigt man ja leicht im Urlaub, an Schlemmerwochenenden und bei besonderen Gelegenheiten –, haben Sie stets ein wirksames Mittel parat:

Das Vier-Pfund-Stopsignal

Erinnern Sie sich an das Vier-Pfund-Stopsignal. Steigen Sie jeden Morgen als erstes auf die Waage, um Ihr Gewicht zu überprüfen. Sobald Sie sehen, daß die Waage vier oder mehr Pfund über Ihrem Normalgewicht anzeigt, *fangen Sie sofort wieder mit der Scarsdale-Diät an... und zwar bei Tag 1.* Innerhalb weniger Tage werden Sie aufs neue bei Ihrem Idealgewicht angelangt sein. Sollten Sie aus irgendeinem Grund, beispielsweise während eines ausgedehnten Urlaubs, sehr viel zugenommen haben, so läßt sich Ihr Gewichtsproblem wiederum mit dem Zwei-Plus-Zwei-Minus-Programm lösen.

Typische Krankengeschichte

Hier folgt nun eine typische Krankengeschichte, die Ihnen als anschauliches Beispiel dienen mag, wie man nach dem Scarsdale-Fitness-Plan auf lange Sicht abnimmt, um sein Idealgewicht zu erreichen: »Das Scarsdale Zwei-Plus-Zwei-Minus-Programm hat mir dabei geholfen, 16 kg Übergewicht zu verlieren, und zwar auf eine Art, auf die es mir früher nie gelungen ist. Früher konnte ich nicht bei einer Diät bleiben, die sich anscheinend ewig hinzog.
Die zwei Wochen Scarsdale-Diät erschienen mir nicht sonderlich mühsam, weil ich mich auf eine Veränderung nach vierzehn Tagen freuen konnte. Ich war begeistert, daß ich nach dieser Zeit 9 kg abgenommen hatte.
Als ich die Scarsdale-Diät beendete, kamen mir die zwei Wochen mit Trimm-Dich-Ernährung ganz normal vor. Ich hatte keineswegs das Gefühl, etwas zu entbehren – und ich stellte erfreut fest, daß ich weitere 3 Pfund abgenommen hatte. Am Ende der zwei Wochen war ich nicht nur bereit, sondern sogar begierig, wieder zur Diät zurückzukehren, um mein restliches Übergewicht loszuwerden – nur noch 11 Pfund bis zu meinem Ziel.

Mit den zwei Wochen Scarsdale-Diät schaffte ich ›das Unmögliche‹ – ich nahm die 11 Pfund ab, und nach vielen Jahren des ›Dickseins‹, in denen ich mein Aussehen haßte, war ich mit 53 kg wieder so rank und schlank wie in meinen frühen Zwanzigern.
Nun da ich weiß, wie man mit dem Zwei-Plus-Zwei-Minus-Programm abnimmt, und die Diäten kenne, die funktionieren, können Sie wetten, daß *ich nie wieder übergewichtig sein werde!*«
Es ist nicht ungewöhnlich, daß man jahrelang ein gutes Gewicht beibehält. Denken Sie daran, sich jeden Morgen als erstes zu wiegen und die Scarsdale-Gewichtstabelle auszufüllen. Bei einer Gewichtsabnahme von 16 kg mit dem Zwei-Plus-Zwei-Minus-Programm dürften Ihre Gewichtstabellen in etwa ähnlich aussehen; das ganze Unternehmen kann Spaß machen, Sie mit Genugtuung erfüllen und Ihre Gesundheit und Ihr Aussehen verbessern.

Ziel: 16 kg Gewichtsverlust

Erste und zweite Woche... Scarsdale-Diät:

	Tag 1	Tag 2	Tag 3	Tag 4	Tag 5	Tag 6	Tag 7
Erste Woche	69	68,5	68	67,5	67	66,5	65,5
Zweite Woche	65	64,5	63,5	62,5	61,5	61	60

9 kg Gewichtsabnahme

Dritte und vierte Woche... Trimm-Dich-Ernährung:

	Tag 1	Tag 2	Tag 3	Tag 4	Tag 5	Tag 6	Tag 7
Erste Woche	60	59,5	59,5	60	59,5	59	59,5
Zweite Woche	60	59,5	59,5	59	59,5	59	58,5

1,5 kg Gewichtsabnahme

Fünfte und sechste Woche... Scarsdale-Diät:

	Tag 1	Tag 2	Tag 3	Tag 4	Tag 5	Tag 6	Tag 7
Erste Woche	58,5	58	57,5	57,5	57	56,5	56
Zweite Woche	56	55,5	55	54,5	54	53,5	53

5,5 kg Gewichtsabnahme

Siebte und achte Woche... Trimm-Dich-Ernährung:

	Tag 1	Tag 2	Tag 3	Tag 4	Tag 5	Tag 6	Tag 7
Erste Woche	53	53,5	53	52,5	53	53	53,5
Zweite Woche	53,5	53	53	53,5	53	53	52,5

Gehaltenes Idealgewicht (0,5 kg verloren)

Die folgende Abbildung veranschaulicht den 16-kg-Gewichtsverlust in kontinuierlicher Weise über das achtwöchige Zwei-Plus-Zwei-Minus-Programm:

Abbildung 2. **Kontinuierlicher Gewichtsverlust während des achtwöchigen Zwei-Plus-Zwei-Minus-Programms**

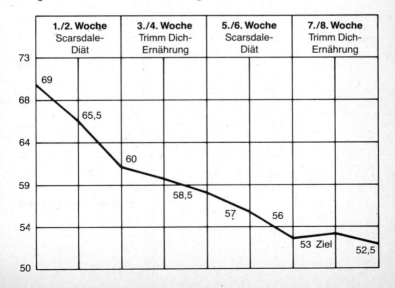

Diese Frau hätte in ihrer fünften und sechsten Woche auf die Scarsdale-Feinschmeckerdiät, die Spardiät, die vegetarische oder die internationale Diät umsteigen können; sie entschied sich, die Grundform der Scarsdale-Diät zu wiederholen, da sie diese so einfach, angenehm und wirksam fand.

Ihr grundlegender Ernährungsplan auf Lebenszeit

Die Trimm-Dich-Ernährung sollte zur Basis werden. Wie ich erwähnt habe, richte ich mich persönlich danach, und das schon seit sehr vielen Jahren. Das morgendliche Wiegen ist ein Ritual, das ich selten versäume. Es zeigt an, ob und wieviel ich mogeln kann.

Für diejenigen, die sich dem Scarsdale-Fitness-Plan auf lange Sicht verschreiben, haben wir in Kapitel XIV eine Jouletabelle angegeben, bei der eine große Anzahl Nahrungsmittel aufgezählt sind; dazu kommt eine Analyse der in diesen Nahrungsmitteln prozentual enthaltenen Eiweiß-, Fett- und Kohlenhydratmengen. Diese Tabelle dürfte von Interesse und Nutzen sein.

Im Grunde ist jedoch das einfache Scarsdale Zwei-Plus-Zwei-Minus-Programm der einzige Anhaltspunkt, den Sie brauchen. *Das Programm funktioniert!* Befolgen Sie es! Wie viele andere erfolgreiche Diätpatienten werden auch Sie mit fester Überzeugung sagen können: *»Ich werde nie wieder dick sein!«*

VIII Die Scarsdale-Feinschmeckerdiät – Gaumenfreuden für Genießer

Hören Sie auf, Gourmand zu sein – werden Sie Gourmet!
Die Scarsdale-Feinschmeckerdiät ist eine besondere Version der Scarsdale-Diät in ihrer Grundform für diejenigen von Ihnen, die kulinarische Köstlichkeiten und eine größere Abwechslung bei den Menüs schätzen, selbst wenn dafür zusätzliche Vorbereitungszeit und Mühe erforderlich ist.
Diese Diät wurde mit Sorgfalt zusammengestellt, um den übergewichtigen Gourmet in Form zu bringen. Sie entspricht dem Aufbau der Scarsdale-Grunddiät. Durch genaues Befolgen der Diätvorschriften wird sogar ein Feinschmecker durchschnittlich ein Pfund oder mehr pro Tag und bis zu 10 kg oder mehr in den zwei Wochen der Diät abnehmen.
Ein Gourmet wird definiert als ›ein Kenner feiner Speisen und Getränke; ein Epikureer‹. Verwechseln Sie diesen Begriff nicht mit dem *Gourmand:* ›Ein Mensch, der gern gut ißt, gewöhnlich ohne dabei Unterschiede zu machen und oft bis zum Übermaß; ein Vielfraß‹. Der Gourmand neigt dazu, übergewichtig und vollgestopft zu sein, und wird häufig von Verdauungsstörungen und anderen Leiden geplagt. Der Gourmet macht feine Unterschiede, ist wählerisch und kann schlank sein, wenn er oder sie vernünftig und mit Maß ißt und schwere, fett- und kohlenhydratreiche Nahrungsmittel meidet. Glücklicherweise benötigen Sie diese auch nicht, um gut zu essen. Die nach den Rezepten der Scarsdale-Feinschmeckerdiät zubereiteten Menüs kann man mit Stolz auch seinen anspruchsvollsten Gästen servieren. Ich hoffe, Sie fühlen sich am Ende jeden Diättages so, wie ein früherer Gourmet es ausdrückte:

Das Schicksal kann mir nichts mehr antun,
Nachdem ich heute gespeist habe und heiterer Laune bin.

Wenn Sie mögen, können Sie zwischen Feinschmeckerdiät und regulärer Scarsdale-Diät abwechseln, doch wenn Sie beispielsweise am

Dienstag damit anfangen, essen Sie die für Dienstag vorgeschriebenen Menüs, gleich welche Diätversion Sie nun machen.

Denken Sie daran, daß Sie sich bei der Feinschmeckerdiät an dieselbe Zeitenfolge wie bei der regulären Diät halten – zwei Wochen Diät, anschließend zwei Wochen Fitness-Programm. Wenn Sie Ihr Gewicht noch mehr reduzieren wollen, kehren Sie für weitere zwei Wochen zur Feinschmeckerdiät oder der Grundform der Scarsdale-Diät zurück. Die gleiche Gewichtstabelle führen und die Regeln nochmals durchlesen, wenn Sie das Gefühl haben, nicht so rasch abzunehmen, wie Sie eigentlich sollten.

Als besonderes ›Extra‹ dürfen Sie, falls gewünscht, zum Essen täglich 90 ccm *trockenen* Wein trinken, doch nur bei der Feinschmeckerdiät.

Grundregeln der Scarsdale-Diät
(hier der Bequemlichkeit halber wiederholt)

1. Genau essen, was zugeteilt ist. Nichts ersetzen.
2. Keine alkoholischen Getränke zu sich nehmen.
3. Zwischen den Mahlzeiten essen Sie nur Karotten und Sellerie; davon dürfen Sie aber soviel essen wie Sie mögen.
4. Die einzigen erlaubten Getränke sind normaler oder koffeinfreier Kaffee (schwarz), Tee, Mineralwasser (mit Zitrone, falls gewünscht) und Diätlimonaden in sämtlichen Geschmacksrichtungen. Sie dürfen so oft trinken wie Sie wollen.
5. Alle Salate ohne Öl, Mayonnaise oder sonstige fette Saucen zubereiten. Nur Zitrone und Essig verwenden oder die Vinaigrette oder Senfsauce in Kapitel VIII oder die Salatsaucen in Kapitel X.
6. Gemüse ohne Butter, Margarine oder sonstiges Fett essen; gegebenenfalls Zitronensaft zur Geschmacksabrundung verwenden.
7. Fleisch sollte sehr mager sein; vor dem Essen alles sichtbare Fett entfernen. Von Hähnchen und Truthahn vor dem Essen Haut und Fett entfernen.
8. Es ist nicht notwendig, alles zu essen, was aufgeführt ist; aber auch nichts ersetzen oder hinzufügen. Angegebene Kombinationen sollten eingehalten werden.
9. Den Magen niemals überladen. Wenn Sie sich satt fühlen, STOP!
10. Die Diät nicht länger als vierzehn Tage machen.

Führen Sie diese Tabelle über den Fortschritt bei Ihrer Gewichtsabnahme in vierzehn Tagen:

	Tag 1	Tag 2	Tag 3	Tag 4	Tag 5	Tag 6	Tag 7
Erste Woche							
Zweite Woche							

_____ Gewichtsabnahme

Tägliches Frühstück:

1/2 Grapefruit oder anderes angegebenes Obst[1]
1 Scheibe proteinreiches Brot, getoastet
Kaffee/Tee (ohne Zucker, Sahne oder Milch; Süßstoff darf verwendet werden)

IHRE WAHL: Bei den täglichen Menüs Ihrer Scarsdale-Feinschmeckerdiät erscheinen die Rezepte für die mit einem Sternchen* versehenen Gerichte nach dem gesamten Menüplan für eine Woche. Wenn Sie an irgendeinem Tag zum Mittag- oder Abendessen lieber keines der angegebenen Rezepte verwenden möchten, wählen Sie als Alternative einfach das Mittag- oder Abendessen *vom gleichen Tag der Scarsdale-Grunddiät* in Kapitel IV. Beispiel: Statt des Mittagessens für Montag bei der Feinschmeckerdiät dürfen Sie das Mittagessen der Scarsdale-Diät für Montag wählen – das gilt für jede Mahlzeit an jedem Diättag.

Scarsdale-Diäten – Alternativ-Mittagessen

Wenn Sie mögen, können Sie irgendein anderes Mittagessen an irgendeinem Tag der Scarsdale-Feinschmeckerdiät durch das folgende ersetzen:

---

[1] *Obstwahl für das tägliche Frühstück:* Grapefruit kann jeden Tag durch irgendeine der folgenden Obstsorten der Saison ersetzt werden:
1/2 Tasse frische Ananas, gewürfelt; oder 1/2 Mango; oder 1/2 Papaya; oder 1/2 Cantaloupe; oder eine dicke Scheibe Honig-, Casaba- oder sonstige erhältliche Melone.

1/2 Tasse Hüttenkäse auf Salat,
Obst, soviel und so exotische Sorten Sie möchten
6 Walnuß- oder Pekannuß-Hälften, ganz oder kleingehackt, mit den obigen Zutaten gemischt oder darübergestreut
Kaffee/Tee/Diätlimonade

Durch das reine, frische und natürliche Aroma all der feinen Zutaten wird dieses Alternativ-Mittagessen jedesmal zu einem wahren Feinschmeckergenuß. Dies esse ich praktisch jeden Tag zum Mittagessen, und ich lasse es mir so richtig schmecken.

Nach Ihrer ersten Woche

Für Ihre zweite Woche der Scarsdale-Feinschmeckerdiät die hier angegebenen Tagesmenüs wiederholen... oder, wenn Sie mögen, die Menüs der Scarsdale-Grunddiät oder einer der anderen Scarsdale-Diäten einsetzen.

MONTAG

Mittagessen:

*Borschtsch Suzanne
*Küchenchefs Spinatsalat Gourmet
1 Scheibe proteinreiches Brot, getoastet
Kaffee/Tee/Mokka

Abendessen:

*Teufelsgarnelen, serviert auf
1/4 Tasse einfachem gekochten Reis
1/2 Kopfsalat mit
*Vinaigrette
1/2 Cantaloupe (oder Obst nach Wahl, siehe Liste ›Tägliches Frühstück‹)[1]

---

[1] Bei allen Tagesmenüs der Scarsdale-Feinschmeckerdiät kann das Obstdessert des jeweiligen Mittag- oder Abendessens durch jede der für das Frühstück angegebenen Obstsorten ersetzt werden, wenn Ihnen dies lieber ist; ist allerdings kein Obstdessert aufgeführt, so sollte auch kein Obst gegessen werden.

DIENSTAG

Mittagessen:

Frischer Obstsalat, soviel Sie mögen. Verwendet werden dürfen Ananas, Melone, Orangen- oder Grapefruitsegmente, Birne, Heidelbeeren, Erdbeeren, Apfel usw. – ganz nach Ihrer Wahl. Falls gewünscht, mit gehackten Minzblättern bestreuen und mit Zitronensaft beträufeln. Auf Salatblättern servieren; gegebenenfalls Kresse dazugeben.
1 Scheibe proteinreiches Brot, getoastet
Kaffee/Tee/Mokka

Abendessen:

Gebratenes oder gegrilltes Steak (alles sichtbare Fett entfernen) – nach Geschmack ›rare‹ bis ›well done‹
*Sellerie gratiniert
1/2 Kopfsalat mit Zitrone und Kapern
Kaffee/Tee/Mokka

MITTWOCH

Mittagessen:

*Thunfischsalat (Lachssalat) Gourmet
1 Scheibe proteinreiches Brot, getoastet
Erdbeeren, Himbeeren oder Heidelbeeren, je nach Saison, mit abgeriebener Zitronenschale
Kaffee/Tee/Mokka

Abendessen:

*Lamm auf provenzalische Art
*Gegrillte Tomate Suprême
Brechbohnen, gekocht
Gurken, Rettiche oder Radieschen
Kaffee/Tee/Mokka

DONNERSTAG

Mittagessen:

*Eier und Hühnerleber auf Bauernart
Tomaten, Kopfsalat, Sellerie, Oliven, Rosenkohl oder Gurken
1 Scheibe proteinreiches Brot, getoastet
Kaffee/Tee/Mokka

Abendessen:

Kraftbrühe Madrilène
*Gebackene Hähnchenbrüste Herman
*Spinat-Köstlichkeit à la Lynne
*Pfirsich mit Himbeeren
Kaffee/Tee/Mokka

FREITAG

Mittagessen:

Gemischter Käseaufschnitt oder Käse am Stück (nach Ihrer Wahl einheimische oder ausländische Käsesorten)
*Aubergine Italiano
Tomate mit Chicorée
Kaffee/Tee/Mokka

Abendessen – nach Wahl:

*Kalter gedünsteter Fisch Natalia (Schellfisch, Kabeljau oder irgendeine andere Sorte) mit
*Senfsauce Henri
oder
*Hummer im Sud
Kaltes frisches Gemüse (Karotten, Blumenkohl, Sellerie, Pilze, Schalotten usw.), gewürfelt, soviel Sie möchten
*Bratapfel Oscar
Kaffee/Tee/Mokka

SAMSTAG

Mittagessen:

*Früchte Suprême
1 Scheibe proteinreiches Brot, getoastet
Kaffee/Tee/Mokka

Abendessen:

4 rohe Austern oder Venusmuscheln, mit Zitronenspalte
*Gebackenes Hähnchen Samm
Tomaten, Kopfsalat, Gurke
*Vinaigrette (siehe Rezept für Montag)
1/2 Grapefruit
Kaffee/Tee/Mokka

SONNTAG

Mittagessen:

Kaltes helles Truthahnfleisch, in Scheiben geschnitten, mit Estragonsenf
*Salat nach China-Art
1/2 gegrillte Grapefruit, mit gehackter Minze bestreut
Kaffee/Tee/Mokka

Abendessen:

Gegrilltes Filet mignon
*Türkische Zucchini
Sellerie, Gurken, Rettiche oder Radieschen
Kaffee/Tee/Mokka

Rezepte für die Scarsdale-Feinschmeckerdiät

Hier und auf den folgenden Seiten finden Sie die Rezepte für die mit einem Sternchen* versehenen Gerichte der Tagesmenüs für die Scarsdale-Feinschmeckerdiät.

Damit es für Sie bequemer ist, sind die Rezepte in den meisten Fällen für eine Person berechnet – ausgenommen in den Fällen, in denen das Grundnahrungsmittel, z. B. eine Dose Thunfisch oder ein Hähnchen, für eine Person zuviel ist.

Da sich aus den Rezepten köstliche Gourmetgerichte bereiten lassen, haben Sie vielleicht den Wunsch, die Zutatenmengen so zu erhöhen, daß Sie die Gerichte zwei Personen, Ihrer Familie und Gästen servieren können.

Montag – Mittagessen

Borschtsch Suzanne

1/8 l Instantrinderbrühe
1/4 Tasse Weißkohl, feingeschnetzelt
1/4 Tasse rote Beete, gekocht oder aus der Dose (ohne Zucker)
1 Teel. gehackte Zwiebel
Salz und Pfeffer nach Geschmack
Prise Oregano
1 Teel. saure Sahne mit niedrigem Fettgehalt

Die Rinderbrühe zum Kochen bringen, den Kohl dazugeben und 15 Minuten köcheln lassen. Rote Beete, Zwiebel, Salz und Pfeffer hinzufügen und weitere 10 Minuten köcheln lassen. Vom Feuer nehmen und den Oregano hineingeben. Kühl stellen und vor dem Servieren die saure Sahne auf die Oberfläche gleiten lassen. Für 1 Person.

Küchenchefs Spinatsalat Gourmet

2 oder mehr Tassen roher Spinat
1/3 Tasse gemischter Käse, gewürfelt, z. B. Emmentaler, Gouda, Blauschimmelkäse (insgesamt etwa 45 g)
4 rohe Pilze, in Scheiben geschnitten
2 dünne Scheiben gekochter Schinken, gewürfelt
1 Schalotte, in Scheiben geschnitten
1 Tomate, geachtelt
Knoblauchsalz nach Geschmack
Pfeffer nach Geschmack
Essig- oder Zitronensalatsauce

Alle Zutaten bis auf die Tomaten miteinander vermengen; kurz vor dem Servieren die Tomatenachtel und die Salatsauce dazugeben. Für 1 Person.

Montag – Abendessen

Teufelsgarnelen

5 Riesengarnelen (oder 7 große Garnelen), roh, geschält
2 Eßl. trockener Weißwein
1 Eßl. Dijonsenf
1 Knoblauchzehe, zerdrückt
1/4 Tasse gewürfelte Zwiebeln
Salz und Pfeffer nach Geschmack
1 kleine ganze Tomate, enthäutet
1/4 Tasse gehackte Petersilie

Mit einer teflonbeschichteten Pfanne arbeiten oder einen Hauch Diät-Pflanzencreme in eine Pfanne geben. Erhitzen, die Garnelen hinzufügen und auf jeder Seite 2 Minuten dünsten. Wein, Senf, Zwiebeln und Gewürze hinzufügen, zudecken und bei mittlerer Hitze 10 Minuten kochen. Die Tomate in die Pfanne geben und mit einer Gabel zerdrücken. Vermischen und zugedeckt weitere 10 Minuten kochen. Die Petersilie hinzufügen und sofort servieren.

Vinaigrette

1/8 l Rotweinessig
2 Teel. geriebene Zwiebel
2 Teel. gehackte Petersilie
2 Teel. gehackte Pimiento[1]
1 Eßl. gehackte Essiggurke oder Kapern
1 Eßl. Wasser
1/4 Teel. frisch gemahlener schwarzer Pfeffer
Salz und Paprika nach Geschmack
1/2 Knoblauchzehe, zerdrückt (nach Belieben)

---

[1] Pimiento = schmale, längliche. rote Paprikaschoten

Alle Zutaten in ein Glas oder eine Flasche mit festem Verschluß geben und schütteln. Diese Salatsauce kann für gemischten grünen Salat, Artischocken usw. verwendet werden. Kühl aufbewahren.

Dienstag – Abendessen

Sellerie gratiniert

1 kleine Knolle Sellerie, in 2½ cm dicke Scheiben geschnitten
¹/₁₆ l fettarme Rinderbrühe
1 Eigelb
Salz und Pfeffer nach Geschmack
1 Eßl. geriebener Käse wie Parmesan oder Romano

Den Sellerie in Wasser weich kochen. Die Scheiben gut abtropfen lassen und in eine feuerfeste Auflaufform legen. Rinderbrühe und Eigelb mit einem Schneebesen verquirlen und die Gewürze dazugeben. Über den Sellerie gießen und mit geriebenem Käse bestreuen. Im Backofen oder Grill überbacken, bis die Oberfläche schön gebräunt ist.

Mittwoch – Mittagessen

Thunfischsalat (Lachssalat) Gourmet

1 200-g-Dose Thunfisch oder Lachs; Öl abtropfen lassen und den Fisch in einem Sieb unter fließendem kalten Wasser abspülen
2 oder mehr Stiele Stangensellerie, gewürfelt
1 hartgekochtes Ei, gehackt
2 Teel. kleine Kapern
1 kleiner Streifen Pimiento, gewürfelt
1 Teel. geriebene Zwiebel (nach Belieben)
1 Eßl. Zitronensaft (oder mehr, nach Geschmack)
1 Spritzer Tabasco (oder mehr, nach Geschmack)
Kresse oder Kopfsalat (oder sonstiger Salat)
Radieschen, Gurkenscheiben, Zitronenspalte

Den abgetropften Thunfisch oder Lachs in eine Schüssel geben und mit einer Gabel zerpflücken. Sellerie, hartgekochtes Ei, Kapern, Pimiento, (Zwiebel, falls verwendet), Zitronensaft und Tabasco hinzufügen und vermengen, ohne die Zutaten zu zerdrücken. Auf einem

Bett aus Kresse anrichten und mit Radieschen, Gurkenscheiben und Zitronenspalte garnieren.
Für 2 Personen.

Mittwoch – Abendessen

Lamm auf provenzalische Art

150 g sehr magere Lammkeule
$1/8$ l Rinderbrühe
1 Knoblauchzehe, zerdrückt (oder weniger, falls gewünscht)
$1/2$ Tasse Petersilie, gehackt und mit 1 Eßl. getrocknetem Rosmarin
 vermischt
Salz und Pfeffer nach Geschmack
1 kleine rote Pimiento, in Wasser oder Essig eingelegt

Den Backofen auf 175 Grad vorheizen.
Darauf achten, daß alles Fett vom Lammfleisch entfernt ist. $1/16$ l Rinderbrühe in eine feuerfeste Auflaufform gießen. Das Fleisch mit Knoblauch und Kräutern einreiben und mit Salz und Pfeffer bestreuen. Nach Geschmack 20 bis 30 Minuten im Backofen garen. Die restliche Brühe über das Fleisch gießen und weitere 5 bis 10 Minuten garen. Die Pimiento in feine Streifen schneiden und über das Lammfleisch streuen. Heiß servieren. Für 1 Person.

Gegrillte Tomate Suprême

1 Tomate
Salz und Pfeffer nach Geschmack
1 Eßl. gehackte Petersilie
$1/4$ Teel. Estragon
Knoblauchpulver nach Geschmack
Schnittlauch
Die Tomate halbieren. Jede Hälfte mit Salz und Pfeffer bestreuen und mit der Schnittfläche nach unten auf Küchenkrepp setzen; 1 Stunde abtropfen lassen. Umdrehen und die gemischten Kräuter auf die Tomaten streuen; nach Geschmack Knoblauchpulver dazugeben. 7 Minuten grillen. Vor dem Servieren mit gehacktem Schnittlauch bestreuen. Für 1 oder 2 Personen.

Donnerstag – Mittagessen

Eier und Hühnerleber auf Bauernart

2 Eier, gut verquirlt
2 Eßl. Hühnerbouillon
2 Hühnerlebern, Haut und Fett entfernt
Zwiebelsalz nach Geschmack
Prise Cayennepfeffer

Mit einer teflonbeschichteten Pfanne arbeiten oder einen Hauch Diät-Pflanzencreme in eine Pfanne geben. Die Hühnerlebern in Hühnerbouillon garen, bis sie innen noch leicht rosa sind. Aus der Pfanne nehmen und feinhacken. Mit Salz und Cayenne zu den Eiern geben und die Mischung unter Rühren mit einem Holzlöffel braten, bis sie gestockt ist.
Für 1 Person.

Donnerstag – Abendessen

Gebackene Hähnchenbrüste Herman

2 entbeinte Hähnchenbrüste (etwa 650–700 g)
$1/2$ Teel. Selleriesalz
$1/2$ Teel. gemischte Kräuter
$1/4$ l Bouillon
3 Eßl. trockener Weißwein
$1/2$ Teel. feingewiegte Zwiebel
$1/2$ Teel. gewiegte Petersilie
Paprika

Den Backofen auf 175 Grad vorheizen.
Alles sichtbare Fett und die Haut von den Hähnchenbrüsten entfernen; der Länge nach halbieren. Die Hähnchenbrüste rundherum mit einer Mischung aus Selleriesalz und gemischten Kräutern einreiben. In eine Kasserolle legen. Bouillon, Wein, Zwiebel, Petersilie und reichlich Paprika vermengen, gut verrühren und über das Hähnchenfleisch gießen. Die Kasserolle mit Folie abdecken und das ganze 25 Minuten backen. Die Folie entfernen, die Hähnchenbrüste mit der Flüssigkeit aus der Kasserolle bepinseln und unbedeckt weitere 15

Minuten oder so lange backen, bis das Fleisch durch ist, wenn man es mit einer Gabel ansticht. Mit der Flüssigkeit servieren.
Für 3 oder 4 Personen.

Spinat-Köstlichkeit à la Lynne

1 Paket Tiefkühlspinat
Hühnerbrühe
1 Eßl. geriebene Zwiebel
2 Eßl. Magermilchjoghurt
Würzsalz

Den Tiefkühlspinat zubereiten und dabei das laut Anweisungen auf der Packung benötigte Wasser durch Hühnerbrühe ersetzen. Den Spinat gründlich abtropfen lassen und die Flüssigkeit auspressen. Geriebene Zwiebel, Joghurt und Würzsalz nach Geschmack unter den Spinat rühren. Das Ganze 3 Minuten erhitzen und servieren.
Für 2 Personen.

Pfirsich mit Himbeeren

1 ganzer mittelgroßer Pfirsich, frisch oder 2 Pfirsichhälften aus der Dose (ohne Zucker), abgetropft
1/2 Tasse Himbeeren, frisch oder tiefgekühlt (ohne Zucker), aufgetaut und abgetropft
1 Teel. Vanilleextrakt
Süßstoff nach Geschmack

Wenn der Pfirsich frisch ist, 10 Minuten mit kochendem Wasser bedecken und anschließend die Haut abziehen. Beiseite stellen. Die Himbeeren mit Süßstoff nach Geschmack und Vanilleextrakt vermischen. 30 Minuten ziehen lassen und dann über den Pfirsich geben. Vor dem Servieren kühl stellen.
Für 1 Person.

Freitag – Mittagessen

Aubergine italiano

1 kleine vorgekochte, gewürfelte Aubergine, gut abgetropft
4 große Pilze, in Scheiben geschnitten

1 Eßl. Zwiebel, feingehackt
Salz und Pfeffer nach Geschmack
1 Eßl. Petersilie, gehackt

Mit einer teflonbeschichteten Pfanne arbeiten oder einen Hauch Diät-Pflanzencreme in eine Pfanne geben. Die gewürfelte Aubergine hineingeben und unter Rühren mit einem Löffel leicht anbräunen. Pilze und Zwiebel, Salz und Pfeffer hinzufügen, zudecken und 15 Minuten köcheln lassen. Die Petersilie dazugeben und weitere 5 Minuten köcheln lassen. Dampfendheiß servieren.
Für 1 Person.

Freitag – Abendessen

Kalter gedünsteter Fisch Natalia

500 g frischer Schellfisch, Kabeljau oder irgendeine andere Sorte (Mittelstück), mit Gräten

COURT BOUILLON:
1/4 l Weißweinessig
1/4 l trockener Weißwein
1 Stiel Stangensellerie, zerschnitten
1 Karotte, zerschnitten
1 Dillzweig
2 Gewürznelken
3 Pfefferkörner
1 Eßl. Salz
1 Teel. getrocknete gemischte Kräuter

Einen Topf oder eine ausreichend große Kasserolle mit Einsatz verwenden. Den Fisch in den Topf geben, knapp mit Wasser bedecken, wieder herausnehmen und beiseite legen. Die Wasserhöhe zeigt an, wie weit Sie die Kasserolle mit Court Bouillon füllen müssen. Das Wasser ausschütten und die Zutaten für die Court Bouillon in den Fischtopf geben; mit Wasser bis zur vorherigen Höhe auffüllen. Zudecken und 20 Minuten kochen lassen. Den Fisch in ein Mulltuch wickeln, damit er nicht auseinanderfällt und auf den Einsatz der Kasserolle legen.

Sobald die Court Bouillon erneut aufkocht, die Hitze kleinschalten; die Court Bouillon darf nur ganz leicht sieden. Pro 2½ cm Fisch, an seiner dicksten Stelle gemessen, 10 Minuten zum Dünsten rechnen (20 Minuten, wenn er 5 cm, 25 Minuten, wenn er 6½ cm dick ist usw.). Wenn der Fisch gar ist, sollte er sich mühelos mit einer Gabel zerpflücken lassen.

Den Fisch vorsichtig aus dem Topf heben, auf Küchenkrepp abtropfen lassen, in Klarsicht- oder Alufolie wickeln und im Kühlschrank abkühlen lassen. Das Mulltuch entfernen, den Fisch enthäuten und mit *Senfsauce Henri servieren.

Für 2 Personen.

Senfsauce Henri

2–3 Eßl. Dijonsenf
Süßstoff nach Geschmack
3 Eßl. Weißweinessig
Salz und Pfeffer nach Geschmack
3 Eßl. Magermilchjoghurt
3 Eßl. gehackter Dill

Alle Zutaten miteinander vermischen. Das Ganze ergibt etwa ⅔ Tasse. In einem fest verschlossenen Glas aufbewahren. Senfsauce Henri hält sich im Kühlschrank 2 bis 3 Wochen. Schmeckt auch köstlich zu kalten Gemüsen und Meeresfrüchten.

Hummer im Sud

1 Tasse gekochtes Hummerfleisch
⅛ l Hühnerbrühe
¼ Tasse gewürfelter Sellerie
¼ Tasse gehackte Petersilie, mit 1 Eßl. frischem oder getrocknetem
   Dill vermischt
Salz und Pfeffer nach Geschmack
1 Eigelb
1/16 l trockener Weißwein
Prise Cayenne

Die Hühnerbrühe zum Kochen bringen, Sellerie, Petersilie-Dill-Mischung, Salz und Pfeffer dazugeben und bei schwacher Hitze 10 Minu-

ten köcheln lassen. Das Hummerfleisch hinzufügen und 5 Minuten erhitzen. Das Eigelb mit Wein und Cayenne verquirlen und in die heiße Mischung rühren. Sofort servieren.
Für 1 Person.

Bratapfel Oscar

1 mittelgroßer Apfel zum Backen
1/8 l Wasser, mit Süßstoff nach Geschmack vermischt
1/8 Teel. gemahlener Zimt
Prise Muskat

Den Backofen auf 190 Grad vorheizen.
Den Apfel schälen und das Kerngehäuse ausstechen. In eine kleine feuerfeste Form setzen, das gesüßte Wasser angießen und in den Backofen schieben. Nach 20 Minuten sollte der Apfel gar, aber noch etwas fest sein; gegebenenfalls noch etwas backen lassen. Anschließend für 2 Minuten in den Grill schieben. Auf Raumtemperatur abkühlen lassen.
Für 1 Person.

Samstag – Mittagessen

Früchte Suprême

1/4 frische Ananas, der Länge nach durch den Blattansatz geschnitten (Blätter nicht entfernen)
1/2 Mango (oder Papaya), gewürfelt oder in Scheiben geschnitten
1 Pflaume, enthäutet und in Stückchen geschnitten
5–6 Erdbeeren, in Scheiben geschnitten
1/2 Tasse Heidelbeeren oder 1/2 Birne, gewürfelt
2 Eßl. Ananassaft
1 Eßl. Zitronensaft
Gehackte Minzblätter
4 Eßl. Hüttenkäse

Das Ananasfleisch aus der Schale lösen und die Schale aufbewahren. Den harten Mittelstrunk herausschneiden und die Hälfte des Fruchtfleischs für jemand anderen beiseite stellen. Das restliche Fruchtfleisch würfeln und mit Mango (oder Papaya), Pflaume, Erdbeeren

und Heidelbeeren (oder Birne) vermengen. Das gemischte Obst in die Ananasschale löffeln und den Ananas- und Zitronensaft darübergießen. Den Hüttenkäse darübergeben und das Ganze mit Minzblättern bestreuen. Gekühlt servieren.
Für 1 Person.

Samstag – Abendessen

Gebackenes Hähnchen Samm

1 1/4–1 1/2 kg Brathähnchen, in 8 Portionsstücke zerteilt, Haut und Fett entfernt
4 Eßl. Hühnerbouillon
1/4 Teel. schwarzer Pfeffer
2 Petersilienzweige, gehackt
1/4 Teel. Oregano
3/4 Eßl. Knoblauchsalz
1 mittlere Zwiebel, in sehr dünne Scheiben geschnitten
500 g frische Pilze, in Scheiben geschnitten
3 Eßl. Wasser
2 Eßl. Mandelblättchen

Die Hähnchenstücke in eine flache Kasserolle legen, mit Bouillon bepinseln und im Backofen bei Oberhitze oder im Grill in 5 Minuten rundherum anbräunen; häufig wenden und zwischendurch immer wieder mit Bouillon bepinseln. Aus dem Backofen oder Grill nehmen und mit Pfeffer, Petersilie, Oregano und Knoblauchsalz bestreuen. Den Backofen auf 175 Grad vorheizen. Zwiebelscheiben, Pilze und Wasser zu den Hähnchenstücken in die Kasserolle geben und das Ganze so lange backen, bis das Hähnchenfleisch zart und die Zwiebelscheiben recht weich sind (etwa 45 bis 60 Minuten). Falls nötig, während des Backens kochendes Wasser oder kochende Bouillon angießen. Kurz vor dem Servieren mit den Mandelblättchen bestreuen.
Für 4 Personen.

Sonntag – Mittagessen

Salat nach China-Art

8–10 Erbsenschoten (frisch oder 100 g tiefgekühlte Erbsen)
6 Spargelspitzen (frisch oder aus der Dose, abgetropft)
1/4 Tasse Bambussprossen (aus der Dose, abgetropft)
6 Wasserkastanien (aus der Dose, abgetropft),
  in Scheiben geschnitten
3/4 Tasse Chinakohl, geschnetzelt
4 frische Pilze, in Scheiben geschnitten (oder 60 g Pilze aus der Dose,
  abgetropft)
3 Teel. Zitronensaft
1 Teel. Sojasauce (ohne Zucker)
1/2 Teel. Senfpulver
Gewiegte Petersilie

Erbsenschoten und Spargelspitzen in einer Kasserolle in wenig Wasser erhitzen. Kühl stellen. In mundgroße Stücke schneiden und vorsichtig mit den gekühlten Bambussprossen, Wasserkastanien, Chinakohl und Pilzen vermengen. Zitronensaft, Sojasauce, Senfpulver und Petersilie verrühren, über den Salat geben und das Ganze nochmals durchmengen.
Für 1 Person.

Sonntag – Abendessen

Türkische Zucchini

1 Tasse gewürfelte Zucchini, so gekocht, daß sie noch ›Biß‹ haben
1/4 Tasse gewiegte Zwiebel
1/4 Tasse gewürfelte Tomate
1/4 Tasse gehackte Petersilie
Salz und Pfeffer
Süßstoff nach Geschmack
1 Eßl. Mozzarella, in feine Streifen geschnitten

Alle Zutaten bis auf den Käse miteinander vermengen. In eine kleine feuerfeste Form geben und mit dem Käse bestreuen. 10 Minuten im Backofen bei Oberhitze oder im Grill erhitzen. Für 1 Person.

Für Ihre zweite Woche der Scarsdale-Feinschmeckerdiät die Tagesmenüs wiederholen.

Wenn Sie nach Ihren zwei Wochen der Scarsdale-Feinschmeckerdiät noch weiter abnehmen möchten, um Ihr Idealgewicht zu erreichen, halten Sie sich zwei Wochen an die Trimm-Dich-Ernährung. Daran anschließend kehren Sie für weitere zwei Wochen zu einer der Scarsdale-Diäten zurück.

IX Die Scarsdale-Spardiät – Geld sparen und Pfunde verlieren

Lamm und Steak mögen zwar Visionen eines immer kleiner werdenden Geldbeutels heraufbeschwören, doch ist die Scarsdale-Diät keineswegs ›die Diät des reichen Mannes‹. Viele sind der Ansicht, daß es wesentlich preiswerter ist, sich nach der Scarsdale-Diät zu ernähren, da die Imbisse und Knabbereien, die teuren Desserts, viele andere joulereiche ›Extras‹, die die Einkaufstaschen füllen und die Rechnungen auflaufen lassen, fehlen.

Nichts im Handel ist billig, aber viele der Produkte bei der Diät, beispielsweise Karotten, Sellerie, Zucchini usw., gehören zu den Lebensmitteln mit äußerst vernünftigen Preisen. Ich habe mir einige Sparrezepte ausgedacht, die veranschaulichen, wie man phantasievolle, preiswerte Mahlzeiten, die zudem fett- und kohlenhydratarm sind, zusammenstellen kann. Sie werden Ihnen dabei helfen, Ihr Haushaltsbudget sicher im Griff zu behalten. Sie können z. B. beim Abendessen für Samstag sparen, indem Sie statt des gebratenen Truthahns oder Hähnchens das delikate Rezept für marinierte Truthahnteile verwenden.

Halten Sie sich bei dieser Spardiät wie auch bei der Scarsdale-Grunddiät an die Regeln letzterer.

Tips für preiswertes Fleisch

Prüfen Sie die besten Angebote auf dem Markt und achten Sie darauf, *mageres Fleisch* zu kaufen.

Eine Möglichkeit, weniger kostspielige Fleischstücke zu verwenden ist die, einen Fleischzartmacher (Papain) zu benutzen, der Enzyme der Papaya enthält. Das Fleisch auf allen Seiten leicht und gleichmäßig mit Fleischzartmacher bestreuen, rundherum mit einer Gabel anstechen und vor dem Kochen etwa $1/2$ Stunde bei Raumtemperatur stehenzulassen. Bei der Verwendung von Fleischzartmacher ist Salz unnötig. Wenn der Fleischzartmacher, den Sie wählen, schon gewürzt ist, dürften zusätzliche Gewürze nicht mehr notwendig sein. Richten Sie sich nach den Anweisungen auf der Packung. Fleisch läßt sich auch durch *Marinieren* weich machen, was zu verschiedenartigen Aromen führen kann; das hängt davon ab, welche Marinadenmischung man verwendet (siehe Marinadenrezepte in diesem Kapitel). Das Fleisch sollte nur knapp mit der Marinade bedeckt sein... in einen verschlossenen Behälter gelegt werden... mindestens eine Stunde oder auch über Nacht im Kühlschrank aufbewahrt und gelegentlich umgedreht werden.

Grundregeln der Scarsdale-Diät
(hier der Bequemlichkeit halber wiederholt)

1. Genau das essen, was zugeteilt ist. Nichts ersetzen.
2. Keine alkoholischen Getränke zu sich nehmen.
3. Zwischen den Mahlzeiten essen Sie nur Karotten und Sellerie; davon dürfen Sie aber soviel essen wie Sie mögen.
4. Die einzigen erlaubten Getränke sind normaler oder koffeinfreier Kaffee (schwarz), Tee, Mineralwasser (mit Zitrone, falls gewünscht) und Diätlimonaden in sämtlichen Geschmacksrichtungen. Sie dürfen so oft trinken wie Sie wollen.
5. Alle Salate ohne Öl, Mayonnaise oder sonstige fette Saucen zubereiten. Nur Zitrone und Essig verwenden oder die Vinaigrette oder Senfsauce in Kapitel VIII oder die Salatsaucen in Kapitel X.
6. Gemüse ohne Butter, Margarine oder sonstiges Fett essen; gegebenenfalls Zitronensaft zur Geschmacksabrundung verwenden.
7. Fleisch sollte sehr mager sein; vor dem Essen alles sichtbare Fett entfernen. Von Hähnchen und Truthahn vor dem Essen Haut und Fett entfernen.
8. Es ist nicht notwendig, alles zu essen, was aufgeführt ist; aber auch nichts ersetzen oder hinzufügen. Angegebene Kombinationen sollten eingehalten werden.
9. Den Magen niemals überladen. Wenn Sie sich satt fühlen, STOP!
10. Die Diät nicht länger als vierzehn Tage machen.

Führen Sie diese Tabelle über den Fortschritt bei Ihrer Gewichtsabnahme in vierzehn Tagen:

	Tag 1	Tag 2	Tag 3	Tag 4	Tag 5	Tag 6	Tag 7
Erste Woche							
Zweite Woche							

_____ Gewichtsabnahme

Nach Ihrer ersten Woche

Für Ihre zweite Woche der Scarsdale-Spardiät die hier angegebenen Tagesmenüs wiederholen... oder, wenn Sie mögen, die Menüs der Scarsdale-Grunddiät oder einer der anderen Scarsdale-Diäten einsetzen.

Tägliches Frühstück:

1/2 Grapefruit oder Cantaloupe oder Obst der Saison (wählen Sie das, was gerade günstig auf dem Markt zu haben ist)
1 Scheibe proteinreiches Brot, getoastet, ohne Aufstrich
Kaffee/Tee (ohne Zucker, Sahne oder Milch; Süßstoff darf verwendet werden)

MONTAG

Mittagessen:

Hühnerbouillon
*Chefsalat
1 Scheibe proteinreiches Brot, getoastet
Kaffee/Tee

Rezepte für die mit einem Sternchen* versehenen Gerichte finden Sie nach den Angaben für die Menüs am Sonntag und das Alternativ-Mittagessen.

Abendessen:

Fisch, frisch oder tiefgekühlt (je nach Kosten), gegrillt oder gebacken
Gemischter Salat (Gemüsesorten, grüne Salate und Menge nach Ihrer Wahl)
1/2 Grapefruit oder Obst der Saison
Kaffee/Tee

DIENSTAG

Mittagessen:

Obstsalat, in jeder Kombination und soviel Sie möchten, auf Kopfsalat
Kaffee/Tee

Abendessen:

Viele gebratene oder gegrillte magere Hamburger (preiswertes Fleischstück; wenn möglich, zu Hause hacken oder durch den Fleischwolf drehen, nachdem man alles sichtbare Fett entfernt hat)
Rosenkohl oder Kohl oder Broccoli
Kaffee/Tee

MITTWOCH

Mittagessen:

Thunfisch- oder Lachssalat (Öl abtropfen lassen, wie angegeben), mit Salatsauce aus Zitrone und Essig, auf Kopfsalat
Grapefruit oder Melone
Kaffee/Tee

Abendessen:

*Lammeintopf
oder
*Geschmorte Lammhaxen
Sauerkraut
Salat aus Kopfsalat, Tomaten, Gurken, Sellerie
Kaffee/Tee

DONNERSTAG

Mittagessen:

Zwei Eier, nach Ihrer Wahl zubereitet, aber ohne Fett
Hüttenkäse mit niedrigem Fettgehalt
Zucchini
1 Scheibe proteinreiches Brot, getoastet
Kaffee/Tee

Abendessen:

Gekochtes, gebratenes oder gegrilltes Hähnchen, soviel Sie möchten
  (Haut und sichtbares Fett vor dem Essen entfernen)
oder
*Gegrilltes hawaiisches Hähnchen
Viel Spinat
Kaffee/Tee

FREITAG

Mittagessen:

*Spinat-Käse-Pastete Olga
Apfelmus ohne Zucker
Kaffee/Tee

Abendessen:

Fisch, jede Sorte, frisch oder tiefgekühlt, gegrillt oder gebacken, sautiert oder in Court Bouillon gedünstet
Gemischter Salat (Gemüsesorten, Menge und Zubereitung nach Ihrer Wahl)
1 Scheibe proteinreiches Brot, getoastet
Kaffee/Tee

SAMSTAG

Mittagessen:

Obstsalat auf Kopfsalat, in jeder Kombination und soviel Sie möchten
  (wählen Sie das, was gerade günstig auf dem Markt zu haben ist)
Kaffee/Tee

Abendessen:

Truthahn oder Hähnchen, gekocht, gebraten oder gegrillt
oder
*Marinierte Truthahnteile
Salat aus Tomaten und Kopfsalat
Grapefruit oder Cantaloupe oder Wassermelone
Kaffee/Tee

SONNTAG

Mittagessen:

Truthahn oder Hähnchen, kalt oder warm
oder
*Gegrilltes hawaiisches Hähnchen
oder
*Marinierte Truthahnteile
Tomaten, Karotten, gekochter Kohl (oder Broccoli oder Blumenkohl, falls bevorzugt)
Kaffee/Tee

Abendessen – nach Wahl:

*Gebratenes oder gegrilltes Kluftsteak
oder
Gewürfeltes Steak, in einer teflonbeschichteten Pfanne gebraten
oder
*Schinken ohne Knochen
oder
*Leber und Zwiebeln
oder
Magerer Schmorbraten (preiswertes Fleischstück, mariniert)
oder
*Pimiento-Steak
Salat aus Kopfsalat, Gurken, Sellerie
Gekochte Tomaten (frisch oder aus der Dose ohne Zucker oder Öl) oder Rosenkohl
Kaffee/Tee

Alternativ-Mittagessen:

Denken Sie daran, daß Sie irgendein anderes Mittagessen durch das folgende ersetzen können, das so köstlich schmeckt:
½ Tasse Hüttenkäse auf Kopfsalat
Obst, soviel Sie möchten; auf preiswerte Angebote achten
1 Eßl. saure Sahne mit niedrigem Fettgehalt, mit den Früchten vermischt oder als Garnierung
6 Walnuß- oder Pekannuß-Hälften, gehackt und mit dem Obst vermischt oder darübergestreut
Kaffee/Tee/Diätlimonade

Nach Ihrer ersten Woche

Für Ihre zweite Woche der Scarsdale-Spardiät die hier angegebenen Tagesmenüs wiederholen... oder, wenn Sie mögen, die Menüs der Scarsdale-Grunddiät oder einer der anderen Scarsdale-Diäten einsetzen.

Montag – Mittagessen

Chefsalat

Gemüsesorten und Salate nach Ihrer Wahl (Kopfsalat, Eskariol, Chinakohl, roher Spinat usw.)
½ Tasse kaltes mageres Hähnchen, Truthahn oder magere Fleischreste (oder eine Mischung aus kaltem Fleisch und Geflügel), in Streifen geschnitten
45 g Schnittkäse nach Wahl, gewürfelt
½ Gurke, in Scheiben geschnitten (nach Belieben)
3 Radieschen, in Scheiben geschnitten (nach Belieben)
1 Streifen grüne Paprika, gewürfelt (nach Belieben)

Alle Zutaten miteinander mit Vinaigrette (siehe Rezept Feinschmeckerdiät, Kapitel VIII), Essig- oder Zitronensalatsauce vermengen.
Für 1 Person.

Mittwoch – Abendessen

Lammeintopf

750 g Lammfleisch zum Schmoren (darauf achten, ein möglichst mageres Stück zu bekommen), alles sichtbare Fett entfernt, in 4 cm große Stücke geschnitten
2 Karotten, in 1 cm dicke Scheiben geschnitten
2 mittelgroße Zwiebeln, in Scheiben geschnitten
2 grüne Paprikaschoten, in Streifen geschnitten
2 große Tomaten, gehackt (oder Tomaten aus der Dose, etwa 300 g, abgetropft)
1 Teel. Gewürzsalz (oder mehr oder weniger, nach Geschmack)
Schwarzer Pfeffer nach Geschmack

Hinweis: Dieses Gericht sollte im voraus zubereitet werden; abkühlen lassen und das Fett, das sich an der Oberfläche abgesetzt hat, vor dem Aufwärmen vollständig entfernen.
Die Lammfleischstücke von allen Seiten rasch im Grill anbräunen. Zusammen mit den Gemüsen und Gewürzen in eine Kasserolle geben und zugedeckt auf kleiner Flamme 1 Stunde oder so lange köcheln lassen, bis das Fleisch zart ist. Sollte der Eintopf trocken werden, während des Kochens etwas Tomatensaft oder Bouillon angießen.
Für 4 Personen.

Geschmorte Lammhaxen

Lammhaxen sind oft fett. Suchen Sie daher Haxen aus, die so mager wie möglich sind; ich schlage vor, dieses Gericht im voraus zuzubereiten, damit es abkühlen und man das Fett vor dem Aufwärmen entfernen kann.
2 Lammhaxen, alles sichtbare Fett entfernt
Verwenden Sie die Ketchupmarinade für Lamm und Geflügel (siehe Rezept in diesem Kapitel). Die Lammhaxen mit einem feuchten Küchenhandtuch oder mit feuchtem Küchenkrepp abreiben und in die Marinade in einer schweren Kasserolle oder Pfanne legen. Für 2 bis 3 Stunden in den Kühlschrank stellen und das Lammfleisch dabei gelegentlich umwenden. Die Lammhaxen aus der Marinade nehmen und im Grill unter häufigem Wenden rundherum anbräunen. Das Lamm-

fleisch in die Marinade zurückgeben und 1½ bis 2 Stunden schmoren, bis das Fleisch sehr zart ist; dabei hin und wieder mit der Flüssigkeit bestreichen. Fett, das sich an der Oberfläche absetzt, entfernen und unbedeckt weitere 15 Minuten schmoren. Abkühlen lassen und das Fett erneut entfernen. Zum Servieren aufwärmen.
Für 2 bis 3 Personen.

Donnerstag – Abendessen

Hawaiische Marinade für gegrilltes Hähnchen

⅛ l Weißwein oder ⅛ l Weißweinessig
¼ l Pflaumensaft
1 Teel. abgeriebene Orangenschale
3 Eßl. Zitronensaft
1 Teel. abgeriebene Zitronenschale
1 Teel. Salz
⅛ Teel. Pfeffer

Alle Zutaten aufkochen, vom Feuer nehmen und abkühlen lassen. Über die Hähnchenteile gießen und für 1 oder 2 Stunden in den Kühlschrank stellen. Die Hähnchenteile im Backofen bei Oberhitze oder im Grill auf jeder Seite je nach Größe des Hähnchens 15 bis 20 Minuten grillen. Während des Grillens drei- bis viermal mit Marinade bepinseln.

Freitag – Mittagessen

Spinat-Käse-Pastete Olga

2 300-g-Pakete Tiefkühlspinat
3 Eier, verquirlt
180 g Hüttenkäse mit niedrigem Fettgehalt
2 Scheiben proteinreiches Brot, in Wasser eingeweicht und ausgedrückt
⅛ Tasse geriebener Parmesan

Den Backofen auf 190 Grad vorheizen. Den Spinat auftauen, das Wasser ausdrücken und den Spinat nach Geschmack salzen. Die übrigen Zutaten dazugeben und gleichmäßig vermischen; dabei das einge-

weichte Brot mit einer Gabel zerdrücken. Die Masse in eine Pastetenform von 22½ cm Durchmesser (teflonbeschichtet oder mit einem Hauch Diät-Pflanzencreme ausgerieben) geben und leicht andrücken. Ungefähr 40 bis 45 Minuten backen. Die Pastete sollte in der Mitte noch leicht fest und an den Rändern schön gebräunt sein. (Läßt sich gut einfrieren – in diesem Fall vorsichtig verpacken. Vor dem Aufwärmen und Servieren auftauen.)
Für 3 oder 4 Personen.

Samstag – Abendessen
(oder Sonntag – Mittagessen oder beides)

Marinierte Truthahnteile

2 Truthahnschlegel oder -schenkel, frisch oder tiefgekühlt und aufgetaut, oder
2 Truthahnflügel

Verwenden Sie die Zitronenmarinade für Lamm oder Geflügel (siehe Rezept in diesem Kapitel). Die Truthahnteile mit einem feuchten Küchenhandtuch oder mit feuchtem Küchenkrepp abreiben, Haut und Fett entfernen und in eine Kasserolle oder Auflaufform legen, die so groß ist, daß die Truthahnteile darin nebeneinander Platz haben. Die Marinade darübergießen und das Ganze für etwa 2 Stunden oder über Nacht in den Kühlschrank stellen. Die Truthahnteile gelegentlich umdrehen und mit Marinade bepinseln (wir fragen uns oft, ob Köche tatsächlich nachts aufstehen, um marinierendes Fleisch usw. zu wenden!). 2 Stunden vor dem Essen den Backofen auf 175 Grad vorheizen. Die Truthahnteile aus der Kasserolle nehmen, die Marinade in eine Schüssel gießen und einen Einsatz in die Kasserolle geben. Die Truthahnteile darauflegen und 2 Stunden braten; dabei alle 30 Minuten umwenden und mit Marinade bepinseln. Je nach Größe der Truthahnteile kann sich die Bratzeit verkürzen oder verlängern. Flügel sind schneller gar als Schlegel oder Schenkel.
Für 2 Personen.

Sonntag – Abendessen

Gebratenes oder gegrilltes Kluftsteak

1 kg Kluftsteak, alles sichtbare Fett entfernt
MARINADE:
2 kleine Zwiebeln, gehackt
1/16 l Zitronensaft
1/8 Weinessig
1/16 l ungesüßte Sojasauce
1 Eßl. Worcestershiresauce
1 Knoblauchzehe, gewiegt, oder 1/2 Teel. Knoblauchpulver (oder mehr, wenn Sie Knoblauch mögen)
1 Teel. Salz

Alle Zutaten für die Marinade in einem Glas mit festem Verschluß schütteln. 2 bis 3 Stunden stehenlassen, damit die Aromen sich miteinander verbinden. Das Fleisch in eine flache Form legen und die Marinade darübergießen, damit das Fleisch zart wird. Für 2 bis 3 Stunden in den Kühlschrank stellen und dabei das Fleisch gelegentlich umwenden. Das Fleisch ganz nach Wunsch ›rare‹, ›medium‹ oder ›well done‹ braten oder grillen; dabei drei- bis viermal umwenden und mit der Marinade bepinseln. Quer in dünne Scheiben geschnitten servieren.
Für 4 Personen.

Schinken ohne Knochen

1 1,5-kg-Dose gekochter Schinken ohne Knochen
60 ccm Orangensaft
2 Eßl. Senfpulver

Sämtliches Fett vom Schinken abschneiden. Den Schinken in eine kleine teflonbeschichtete oder dünn mit Diät-Pflanzencreme ausgeriebene Form legen. Orangensaft mit Senfpulver verrühren und den Schinken damit bestreichen. Je nach Dicke des Schinkens 30 bis 45 Minuten in einem auf 175 Grad vorgeheizten Ofen backen. In dünne Scheiben geschnitten servieren. Mögliches Fett während des Essens entfernen.
Für 8 Personen.

Leber und Zwiebeln

500 g Kalbs- oder Rinderleber, in dünne Streifen geschnitten
2 mittlere Zwiebeln, in Scheiben geschnitten
3 Eßl. Rinderbouillon
Gewürzsalz
Pfeffer
Geriebener Parmesan oder Romano

Die Leber enthäuten und eventuelle Adern entfernen, mit feuchtem Küchenkrepp abreiben und in Streifen schneiden. Mit einer teflonbeschichteten Pfanne arbeiten oder einen Hauch Diät-Pflanzencreme in eine Pfanne geben. Die Zwiebelscheiben in Bouillon glasig dünsten. Leberstreifen, Salz und Pfeffer dazugeben und die Leber unter Rühren in 3 Minuten bräunen. Vor dem Servieren mit geriebenem Käse bestreuen.
Für 2 bis 3 Personen.

Pimiento-Steak

1 1/4 kg Nackenstück vom Rind (ein mageres Stück auswählen und alles sichtbare Fett entfernen)
Fleischzartmacher (nicht älter als 1 Jahr)
1 große Zwiebel, in Scheiben geschnitten
2 grüne Paprikaschoten, in dünne Ringe geschnitten
1 kleine Dose Pimientos, gehackt
1 Knoblauchzehe, zerdrückt
Saft 1 Zitrone
Salz
Pfeffer

Das Fleisch mit Fleischzartmacher bestreuen und rundherum mit einer Gabel anstechen. 30 Minuten stehenlassen (oder sich nach den Anweisungen auf der Packung richten). Das Fleisch in 1 cm breite Streifen schneiden und dabei eventuell noch anhaftendes Fett entfernen. Die Zwiebelscheiben und die Paprikaringe mit ein wenig Salz bestreuen und in einer teflonbeschichteten oder in einer mit einem Hauch Diät-Pflanzencreme ausgeriebenen Pfanne weich und braun dünsten. Die Fleischstreifen und die Pimientos dazugeben und unter Rühren 3 Minuten köcheln lassen. Knoblauch und Zitronensaft hinzufügen und unter Rühen weitere 3 Minuten köcheln lassen.

(Wenn Sie Fleischzartmacher verwenden, achten Sie darauf, daß er nicht allzu lang im Regal gestanden hat; die darin enthaltenen Enzyme verlieren nach ein bis zwei Jahren ihre Wirkung.)
Für 6 Personen.

Rindfleisch im Ofen geschmort (Schmorbraten)

1,5 kg Rinderschmorbraten ohne Knochen, alles sichtbare Fett entfernt
1 mittelgroße Zwiebel, in dünne Scheiben geschnitten
2 Karotten, in dünne Scheiben geschnitten
1 Stiel Stangensellerie, in dünne Scheiben geschnitten
¼ l trockener Rotwein (oder Tomatensaft)
1 Eßl. Tomatenmark
1 Knoblauchzehe, zerdrückt
1 Teel. Thymian
3 Zweige Petersilie
1 Lorbeerblatt
2 Gewürznelken
1 Eßl. Speisestärke

Das Fleisch mehrere Stunden in einer der Marinaden der Scarsdale-Spardiät Ihrer Wahl marinieren und dabei gelegentlich umwenden. Das marinierte Rindfleisch in die Mitte eines mit extrastarker Alufolie ausgekleideten Schmortopfes legen. In den Grill schieben und umdrehen, bis das Fleisch von allen Seiten gebräunt ist. Den Grill abschalten. In Scheiben geschnittene Zwiebeln, Karotten und Sellerie um das Fleisch legen. Wein (oder Tomatensaft), Tomatenmark, Petersilie, Knoblauch, Thymian, Lorbeerblatt und Nelken vermischen und über das Fleisch geben. 2½ bis 3 Stunden in einem auf 160 Grad vorgeheizten Backofen schmoren, bis das Fleisch sich leicht mit einer Gabel anstechen läßt. Fleisch und Gemüse aus der Folie nehmen, Lorbeerblatt und Nelken entfernen; den Bratensatz in eine Kasserolle absieben und entfetten. Die Speisestärke mit 1 Eßlöffel Wasser vermischen und in den durchgesiebten Bratensatz rühren. Auf kleiner Flamme unter Rühren vorsichtig erhitzen, bis das Ganze etwas andickt. Vollständig abkühlen lassen und erneut entfetten. Zum Servieren das Fleisch in dünne Scheiben schneiden und mit den Gemüsen umlegen; den angedickten Bratensatz darübergießen und aufwärmen.
Für 7 bis 8 Personen.

MARINADEN FÜR RINDFLEISCH

Estragonmarinade

3/16 l Estragonessig
1 mittlere Zwiebel, gehackt
1 Karotte, gehackt
4 Petersilienzweige
1 Lorbeerblatt
1 1/2 Teel. Knoblauchsalz
1/2 Teel. schwarzer Pfeffer
3 Tropfen Tabasco

Weinmarinade

3/16 l trockener Rot- und Weißwein
1 Zwiebel, gewiegt
1/2 Tasse gehackte Petersilie
1/2 Teel. Estragon
1/2 Teel. Thymian
1 1/2 Teel. Knoblauchsalz (oder normales Salz, wenn Knoblauch nicht gewünscht wird)
1 Lorbeerblatt
Prise Cayennepfeffer

MARINADEN FÜR LAMMFLEISCH UND GEFLÜGEL

Zitronenmarinade

3/16 l Weinessig
3 Eßl. Zitronensaft
1 mittelgroße Zwiebel, gewiegt
1 Knoblauchzehe, zerdrückt
1/4 Tasse gehackte Petersilie
1 Lorbeerblatt
1/8 Teel. Thymian
1/8 Teel. Estragon
2 Teel. Salz
1/2 Teel. Pfeffer

Ketchupmarinade

1/8 l Essig
2 Zwiebeln, in Scheiben geschnitten
1/4 l Wasser
2 Eßl. Worcestershiresauce
1/4 l Ketchup
1 Teel. flüssiger Süßstoff
1 Teel. Senfpulver
1 1/2 Teel. Salz
1/2 Teel. Pfeffer

Minzmarinade

1/4 l Weinessig
1 Zwiebel, in Achtel geschnitten
8 Gewürznelken
2 Knoblauchzehen, zerdrückt
2 Teel. Salz
1/4 Teel. schwarzer Pfeffer
4 Petersilienzweige
2 Minzzweige (oder 1 Teel. gehackte getrocknete Minze)
1/8 Teel. Thymian
1 Teel. abgeriebene Zitronenschale (nach Belieben)
(Kann durchgesiebt und nach dem Kochen als Sauce für Lamm verwendet werden.)

VERSCHIEDENE MARINADEN

Marinade für rotes Fleisch (für eine Einzelportion)

1/8 l Instantrinderbrühe
1 Eßl. Apfelessig
1 Knoblauchzehe
Salz und Pfeffer nach Geschmack
1 Eßl. gehackte Petersilie
(Falls gewünscht, 1 Eßl. Sojasauce dazugeben.)

Weißweinmarinade für Geflügel

1/8 l Instanthühnerbrühe (entfettet)
1 Eßl. trockener Weißwein
1/8 Teel. Selleriesamen
1 Teel. Kräuter wie Oregano, Estragon, Petersilie
Salz und Pfeffer nach Geschmack

Fenchelmarinade für Fisch

1/16 l Instanthühnerbrühe (entfettet)
2 Eßl. Zitronensaft
1 Teel. Fenchelsamen
1/8 Teel. gemahlener Koriander

Anweisungen für die Marinaden: Alle Zutaten miteinander vermischen und über Fleisch, Geflügel oder Fisch gießen. Fleisch oder Geflügel 2 bis 3 Stunden, Fisch 1 bis 2 Stunden ziehen lassen und dabei gelegentlich umwenden.

Für Ihre zweite Woche der Scarsdale-Spardiät die Tagesmenüs wiederholen.

Wenn Sie nach Ihren zwei Wochen der Scarsdale-Spardiät noch weiter abnehmen möchten, um Ihr Idealgewicht zu erreichen, halten Sie sich für zwei Wochen an die Trimm-Dich-Ernährung. Daran anschließend kehren Sie für weitere zwei Wochen zu einer der Scarsdale-Diäten zurück.

X Die vegetarische Scarsdale-Diät

Die vegetarische Scarsdale-Diät basiert auf Gemüse, Obst, einigen Molkereiprodukten, Nüssen und begrenzten Mengen von Getreideerzeugnissen. Ich weiß, daß es viele Arten von ›Vegetariern‹ gibt. Einige essen nur ›nichtfleischliche‹ Dinge; andere essen auch Eier und Molkereiprodukte... oder Eier oder Molkereiprodukte, aber nicht beides... es gibt Dutzende von Variationen.
Ich schlage vor, daß Sie die vegetarische Grunddiät Ihren persönlichen Bedürfnissen anpassen. Beachten Sie die Grundregeln der Scarsdale-Diäten so, wie sie für Sie zutreffen. *Den Magen niemals überladen.* Eine tägliche Gewichtstabelle führen. Sie dürften durchschnittlich ein Pfund pro Tag und bis zu 9 kg oder mehr in den zwei Wochen der vegetarischen Scarsdale-Diät abnehmen.
Machen Sie die Diät für zwei Wochen, und halten Sie sich anschließend an die Trimm-Dich-Ernährung, die Sie Ihren vegetarischen Vorschriften entsprechend variieren.
Viele Vegetarier essen Kekse, Kuchen, Schokolade und andere Süßigkeiten – *Derartiges um Himmels willen meiden!*

Grundregeln der Scarsdale-Diät, der vegetarischen Diät angepaßt

1. Genau das essen, was zugeteilt ist. Nichts ersetzen.
2. Keine alkoholischen Getränke zu sich nehmen.
3. Zwischen den Mahlzeiten essen Sie nur Karotten und Sellerie; Sie dürfen aber soviel essen wie Sie mögen.
4. Die einzigen erlaubten Getränke sind normaler oder koffeinfreier Kaffee, schwarz, Tee, Mineralwasser (mit Zitrone, falls gewünscht) und Diätlimonaden in sämtlichen Geschmacksrichtungen. Sie dürfen so oft trinken wie Sie wollen.
5. Alle Salate ohne Öl, Mayonnaise oder sonstige fette Saucen zubereiten. Nur Zitrone und Essig verwenden oder die Vinaigrette oder Senfsauce in Kapitel VIII oder die Salatsauce in Kapitel X.
6. Gemüse ohne Butter, Margarine oder sonstiges Fett essen; gegebenenfalls Zitronensaft zur Geschmacksabrundung verwenden.

7. Es ist nicht notwendig, alles zu essen, was aufgeführt ist; aber auch nichts ersetzen oder hinzufügen. Angegebene Kombinationen sollten eingehalten werden.
8. Den Magen niemals überladen. Wenn Sie sich satt fühlen, STOP!
9. Die Diät nicht länger als vierzehn Tage machen.

Führen Sie diese Tabelle über den Fortschritt bei Ihrer Gewichtsabnahme in vierzehn Tagen:

	Tag 1	Tag 2	Tag 3	Tag 4	Tag 5	Tag 6	Tag 7
Erste Woche							
Zweite Woche							

_____ Gewichtsabnahme

Bei der vegetarischen Scarsdale-Diät nicht erlaubte Gemüse

Avocados
Hülsenfrüchte (Linsen, weiße Bohnen, rote Kidneybohnen, Limabohnen, Kichererbsen etc.; ausgenommen Sojabohnen, die bei der vegetarischen Diät erlaubt sind)
Süßkartoffeln

- Ist proteinreiches Brot nicht erhältlich, so kann es durch Kleber- oder Vollkornbrot (mit hohem Anteil an Vollweizen) ersetzt werden.
- Weder Sahnequark noch Schichtkäse ist erlaubt. Keine Milch, Sahne oder Coffee-mate verwenden (Magermilch oder Milch mit niedrigem Fettgehalt ist mit Maß erlaubt). Keine Butter und Margarine, kein Joghurt, keine saure Sahne, ausgenommen *saure Sahne mit niedrigem Fettgehalt*, wo bei der vegetarischen Diät angegeben.

- Keine Makkaroni, Spaghetti oder ähnliche stärkehaltige Nahrungsmittel. Keine Zerealien, keine Broterzeugnisse, mit Ausnahme der oben genannten.
- Keine Kuchen, Kekse, Süßigkeiten, Eiscreme, kein Sorbet; überhaupt keine Süßigkeiten irgendwelcher Art.
- Kein Fleisch, Geflügel, Fisch, keine Schaltiere und Eier bei dieser vegetarischen Diät.
- Keine Öle oder sonstigen Fette, keine Mayonnaise, ausgenommen sehr wenig Diät-Pflanzencreme zum Ausreiben von Pfannen o. ä.

Erlaubte Alternativ-Mahlzeiten

Die Menüs in diesem Kapitel dürfen Sie an irgendeinem Tag zum Mittag- oder Abendessen durch eine warme oder kalte Gemüseplatte ersetzen – Sorten und Mengen nach Ihrer Wahl, ausgenommen die aufgeführten nicht erlaubten Gemüsesorten.

Falls gewünscht, zu den Gemüsen als Beilage eine gebackene, mit Salz und Schnittlauch bestreute Kartoffel reichen. Die Kartoffel kann durch 1/2 Tasse gekochten Reis oder 1 Scheibe proteinreiches Brot, getoastet und, falls gewünscht, mit zuckerfreier Marmelade oder ebensolchem Gelee bestrichen, ersetzt werden. Statt dessen dürfen Sie auch 120 g gekochte Sojabohnen (nach dem Kochen gewogen; 30 g roh) essen.

Zu Salaten dürfen Sie Zitrone oder Essig oder eine der Scarsdale-Diätsalatsaucen verwenden (siehe die auf die vegetarischen Menüs folgenden Rezepte).

Scarsdale-Diät – Alternativ-Mittagessen

Wenn Sie möchten, können Sie irgendein anderes Mittagessen an irgendeinem Tag der vegetarischen Scarsdale-Diät durch das folgende ersetzen:

1/2 Tasse Hüttenkäse mit niedrigem Fettgehalt,
Obst, soviel Sie mögen
1 Eßl. saure Sahne mit niedrigem Fettgehalt, mit den Früchten vermischt oder als Garnierung

6 Walßnuß- oder Pekannuß-Hälften, gehackt und mit dem Obst vermischt oder darübergestreut
Kaffee/Tee/Kräutertee/Diätlimonade

Tägliches Frühstück:

1/2 Grapefruit oder Obst der Saison
1 Scheibe proteinreiches Brot, getoastet, falls gewünscht, mit zuckerfreier Marmelade oder ebensolchem Gelee bestrichen
Tee/Kaffee/Kräutertee (ohne Zucker, Sahne oder Milch)

MONTAG

Mittagessen:

*Kressesuppe (oder Broccolisuppe)
Gebackene Kartoffel mit fettarmem Hüttenkäse und Schnittlauch oder
30 g rohe oder 120 g gekochte Sojabohnen (nach dem Kochen gewogen)
6 Walnuß- oder Pekannuß-Hälften
*Bratapfel Oscar (siehe Rezept Feinschmeckerdiät, Kapitel VIII)
Tee/Kaffee/Kräutertee

Abendessen:

2 Scheiben Käse Ihrer Wahl auf Kopfsalat
*Ratatouille
Artischockenherzen (ohne Öl), Gurken, Rettiche oder Radieschen
1 Scheibe proteinreiches Brot, getoastet
Cantaloupe oder Wassermelone oder in Scheiben geschnittene Orange
Tee/Kaffee/Kräutertee

DIENSTAG

Mittagessen:

Obstsalat, in jeder Kombination und soviel Sie möchten, mit Kopfsalat, Sellerie

1 Scheibe proteinreiches Brot, getoastet, falls gewünscht, mit zuckerfreier Marmelade oder ebensolchem Gelee bestrichen
Tee/Kaffee/Kräutertee

Abendessen:

*Kürbis mit Apfel-Nuß-Füllung
Warmes oder kaltes Gemüse, Blumenkohl, Karotten, Tomaten, soviel Sie möchten
4 Oliven
Tee/Kaffee/Kräutertee

MITTWOCH

Mittagessen:

*Gefüllte Tomate
Gebratene Pilze, Zucchini und Karotten
1 Scheibe proteinreiches Brot, getoastet
Tee/Kaffee/Kräutertee

Abendessen:

*Spargel (oder Blumenkohl oder Broccoli) gratiniert
*Hawaiischer Kürbis mit Obst und Nüssen
Grüner Salat und Tomaten
1 Scheibe proteinreiches Brot, getoastet
Tee/Kaffee/Kräutertee

DONNERSTAG

Mittagessen:

Fettarmer Hüttenkäse mit in Scheiben geschnittenen Schalotten, Rettichen oder Radieschen, Gurken
Oliven
1 Scheibe proteinreiches Brot, getoastet
oder
30 g rohe oder 120 g gekochte Sojabohnen
Apfel
Tee/Kaffee/Kräutertee

Abendessen:

*Scarsdale Parmesan-Aubergine
Grüner Salat mit joulearmen *Scarsdale-Diätsalatsaucen nach Wahl
Fruchtbecher aus frischem Obst, mit Zitronen- oder Limonensaft beträufelt und mit gewiegten Minzblättern bestreut
Tee/Kaffee/Kräutertee

FREITAG

Mittagessen:

Gemischter Käseaufschnitt
Spinat
1 Scheibe proteinreiches Brot, getoastet
Pfirsiche oder Birne
Tee/Kaffee/Kräutertee

Abendessen:

Zwiebelbouillon mit *Protein-Croûtons
Gedämpfte Gemüse
Apfelmus ohne Zucker mit 6 Wal- oder Pekannüssen
Tee/Kaffee/Kräutertee

SAMSTAG

Mittagessen:

Obstsalat, in jeder Kombination und soviel Sie möchten, mit fettarmem Hüttenkäse auf Kopfsalat
1 Scheibe proteinreiches Brot, getoastet
Tee/Kaffee/Kräutertee

Abendessen:

*Gemüse-Käse-Auflauf, serviert mit
1/2 Tasse Apfelmus ohne Zucker, mit 1 Eßl. Rosinen bestreut
Tomaten und Kopfsalat mit Salatsauce aus Zitrone und Essig oder mit
    *Scarsdale-Diätsalatsauce
Tee/Kaffee/Kräutertee

SONNTAG

Mittagessen:

*Gefüllte Tomate (siehe Rezept Mittwoch – Mittagessen; Füllung Nr.
  3 verwenden); (kein Reis, keine Kartoffel)
Gekochte Kartoffel oder Kartoffelschnee (ohne Butter) mit 1 Eßl.
  saurer Sahne mit niedrigem Fettgehalt und Schnittlauch
oder
120 g Sojabohnen, nach dem Kochen gewogen
Gedämpftes Obst; falls gewünscht, Süßstoff verwenden
Tee/Kaffee/Kräutertee

Abendessen:

*Chow Mein auf Reis
Salat aus Kopfsalat und Tomaten
Ananas, in Scheiben oder Stücke geschnitten (falls aus der Dose, ohne
  Zuckersirup konserviert)
Tee/Kaffee/Kräutertee

JOULEARME SCARSDALE-DIÄTSALATSAUCEN
(für Salate oder kalte Gemüse)

Senfsauce Henri
(Siehe Rezepte Feinschmeckerdiät, Kapitel VIII)

Weinessig-Salatsauce

1 Teel. Senfpulver
1/8 l Weinessig
3 Eßl. Wasser
1 Teel. gehackte Kapern
1 Teel. gewiegte Petersilie
1 Teel. gehackte Pimento
1 Teel. Gewürzsalz
Prise Pfeffer

Das Senfpulver durch Reiben mit einem Löffelrücken in etwas Weinessig auflösen. Alle Zutaten in ein kleines Glas geben, fest verschließen und gut schütteln. Hält sich im Kühlschrank aufbewahrt recht lange.

Zitronen-Paprika-Salatsauce

1 Teel. Senfpulver
Saft von 4 Zitronen
1 Teel. Paprika
2 Teel. gewiegte Petersilie
1 Teel. gehackter Schnittlauch
1/2 Teel. Oregano
1 Teel. Salz
Spritzer Tabasco

Das Senfpulver durch Reiben mit einem Löffelrücken in etwas Zitronensaft auflösen. Alle Zutaten in ein kleines Glas geben, fest verschließen und gut schütteln. Im Kühlschrank aufbewahren und wie benötigt verwenden.

Zwiebel-Salatsauce

1/8 l Weinessig
2 Teel. geriebene Zwiebel
1 Teel. Salz
1/8 Teel. Lemonpepper (schwarzer Pfeffer mit abgeriebener Zitronenschale vermischt)
1/2 Teel. Dill
1/2 Teel. gewiegte Petersilie
1 Eßl. Wasser

Alle Zutaten in ein kleines Glas geben, fest verschließen und gut schütteln. Im Kühlschrank aufbewahren und wie benötigt verwenden.

Joghurt-Salatsauce

1/2 Becher Joghurt
2 Spritzer Ketchup

Zusammen verrühren und mit Maß zu Salaten und Gemüsen verwenden.

Montag – Mittagessen

Kressesuppe

1 Bund oder 1 Kästchen Kresse, gewaschen und von den Stielen befreit
1 Tasse Magermilchjoghurt
1 Päckchen Instantzwiebelsuppe oder einfache Rinderbrühe
Salz und Pfeffer nach Geschmack
$1/4$ l Wasser
2 dünne Scheiben Zitrone

Alle Zutaten außer Wasser und Zitronenscheiben im Mixer pürieren oder durch eine Gemüsemühle passieren. In eine Kasserolle geben, Wasser und Gewürze nach Geschmack hinzufügen und unter Rühren bis zum Siedepunkt erhitzen. In zwei Suppentassen füllen und jede Portion mit einer Scheibe Zitrone garnieren. Dampfendheiß essen! Für 2 Personen.
(Dieses Rezept läßt sich statt mit Kresse auch mit Broccoli, Kohl, Eskariol, Spinat, Mangold usw. zubereiten.)

Montag – Abendessen

Ratatouille

2 mittelgroße Zwiebeln, in dünne Scheiben geschnitten
2 mittelgroße grüne Paprikaschoten, in dünne Streifen geschnitten
1 große Knoblauchzehe, zerdrückt
1 mittelgroße Aubergine, geschält und in 2 cm große Würfel geschnitten
2 mittelgroße Zucchini, in $1/2$ cm dicke Scheiben geschnitten
5 mittelgroße Tomaten, enthäutet und gehackt
$1/4$ Tasse Petersilie, gehackt
2 Teel. Salz
Pfeffer nach Geschmack
$1/2$ Tasse mit Pimento gefüllte Oliven, in Scheiben geschnitten

Mit einer schweren teflonbeschichteten Pfanne arbeiten oder einen Hauch Diät-Pflanzencreme in eine schwere Kasserolle geben. Zwiebeln, Paprikaschoten und Knoblauch darin andünsten, bis die Zwie-

beln leicht gar sind. Die übrigen Zutaten außer der Petersilie dazugeben, zudecken und 25 bis 30 Minuten köcheln lassen; die Gemüse sollten gar sein, aber noch ›Biß‹ haben. Die Petersilie hineinrühren und weitere 5 bis 10 Minuten kochen lassen, bis die Mischung nach Ihrem Geschmack angedickt ist; dabei gelegentlich umrühren. Die Oliven hinzufügen. Heiß oder kalt servieren.
Für 4 bis 6 Personen.

Dienstag – Abendessen

Kürbis mit Apfel-Nuß-Füllung

1 Kürbis
1/2 Teel. Salz
1 mittlerer Apfel, gehackt
1/2 Teel. Zitronensaft
5 Pekan- oder Walnüsse, gehackt
1 Pekan- oder Walnuß, halbiert
1 Teel. flüssiger Süßstoff

Den Backofen auf 200 Grad vorheizen. Den Kürbis der Länge nach halbieren und die Kerne und Fasern herauskratzen. Die Hälften mit der Schnittfläche nach unten in eine Kasserolle legen und 1 cm hoch Wasser angießen. 20 Minuten oder so lange backen, bis das Kürbisfleisch weich ist. Das Wasser aus der Kasserolle gießen. Das Innere der Kürbishälften mit Salz bestreuen und mit einer Mischung aus gehacktem Apfel, gehackten Nüssen und Zitronensaft füllen. Den Süßstoff über die gefüllten Hälften träufeln. Das Ganze in den Ofen zurückschieben und 10 Minuten oder so lange backen, bis die Füllung sehr heiß ist. Jede Hälfte mit einem halben Nußkern garnieren und servieren.
Für 1 oder 2 Personen.

Mittwoch – Mittagessen (und Sonntag – Mittagessen)

Gefüllte Tomaten

2 große Tomaten
1/2 Tasse gekochter Reis

1/2 Tasse geraffelter Käse nach Wahl
Salz und Pfeffer nach Geschmack

Von jeder Tomate einen 1 cm breiten Deckel abschneiden. Soviel Fruchtfleisch aushöhlen, daß etwa ein 2 cm dicker Rand bleibt. Die übrigen Zutaten miteinander vermischen und in die ausgehöhlten Tomaten füllen; etwas geraffelten Käse zurückbehalten und über die gefüllten Tomaten streuen. Die Tomaten in eine kleine Auflaufform setzen und 15 bis 20 Minuten in einem auf 175 Grad vorgeheizten Ofen backen. Die Tomaten dürfen nicht zu weich werden.
Für 2 Personen.
Auch die folgenden Füllungen können verwendet werden:

Nr. 1
1/4 Tasse gekochter Reis; 1/2 mittelgroße Paprikaschote, gehackt; 4 große Pilze, in Scheiben geschnitten und kurz gedünstet; 1/4 Tasse geraffelter Chester oder Käse nach Wahl.

Nr. 2
1/2 Tasse gekochter Mais oder Mais aus der Dose; gehacktes Tomatenfruchtfleisch; 1/2 mittelgroße Paprikaschote, gehackt; 1/2 Pimento, gehackt.

Nr. 3
Hüttenkäse und gehackte Nüsse, mit gewiegter Petersilie bestreut.

Nr. 4
Stellen Sie sich Ihre eigene Mischung aus erlaubten Nahrungsmitteln zusammen.

Mittwoch – Abendessen

Spargel (oder Blumenkohl oder Broccoli) gratiniert

6–8 Spargelstangen (oder 1–2 Tassen Blumenkohlröschen oder Broccoli, in Stücke geschnitten)
1/4 Tasse geraffelter Käse, vorzugsweise Käse mit niedrigem Fettgehalt
Protein-Croûtons (siehe Rezept in diesem Kapitel)

Das Gemüse, das frisch, tiefgekühlt oder aus der Dose sein kann, wie gewohnt vorbereiten. Den Käse schmelzen und über das Gemüse geben. Mit Croûtons bestreuen.
Für 1 Person.

Hawaiischer Kürbis mit Obst und Nüssen

1 mittelgroßer Kürbis, in wenig Wasser gedünstet, abgetropft und im Mixer püriert oder mit einer Gabel zerdrückt
1/2 Teel. Salz (oder mehr, falls nötig)
2 Eßl. saure Sahne mit niedrigem Fettgehalt
1/2 Tasse Ananasstücke, ohne Zuckersirup konserviert, abgetropft
1/2 Tasse Orangensegmente oder Mandarinorangen, ohne Zuckersirup konserviert, abgetropft
6 Walnuß- oder Pekannuß-Hälften, gehackt oder ganz
Gehackte Minze

Den Backofen auf 175 Grad vorheizen. Pürierten Kürbis, saure Sahne und Salz miteinander vermengen. Ananasstücke und Orangensegmente dazugeben. Die Mischung in eine kleine Kasserolle füllen und etwa 15 Minuten im Ofen backen, bis das Ganze sehr heiß ist. Gehackte Nüsse oder Nußhälften auf die Oberfläche geben und mit ein wenig gehackter Minze bestreuen.
Für 2 Personen.

Donnerstag – Abendessen

Scarsdale Parmesan-Aubergine

1 mittelgroße Aubergine, in 1/2 cm breite Scheiben geschnitten
Etwa 3/8 l Tomatensauce
2 Teel. gehackte Petersilie
2 Teel. gehackter Schnittlauch (oder 1 Teel. geriebene Zwiebel)
4 Eßl. geriebener Parmesan
1 Teel. Knoblauchsalz
Prise Pfeffer
1 Teel. zerdrückter Oregano
90 g Mozzarella, in 8 oder 10 dünne Scheiben geschnitten

Die Auberginenscheiben in eine große Kasserolle in kochendes, leicht gesalzenes Wasser geben; die Hitze kleinschalten und die Auberginenscheiben 3 Minuten sieden lassen. Das Wasser abgießen und die Scheiben mit Küchenkrepp trockentupfen. Auf beiden Seiten in einer teflonbeschichteten oder in einer mit Diät-Pflanzencreme ausgeriebenen Pfanne bräumen (wenn Sie gleichzeitig mit zwei Pfannen arbeiten, lassen sich die Auberginenscheiben auf einmal bräunen). Tomatensauce, Petersilie, Schnittlauch (oder Zwiebel), Parmesan, Knoblauch, Pfeffer und Oregano vermengen. Den Boden einer flachen Form mittlerer Größe (10 × 20 cm oder 13 × 23 cm) mit etwas Sauce bedecken, Auberginenscheiben hineinlegen, darauf 1/3 Mozzarella geben und mit Sauce bedecken; die Form nun abwechselnd mit Auberginenscheiben, Mozzarella usw. füllen. Mit der restlichen Sauce übergießen und mit Parmesan bestreuen. 35 Minuten in einem auf 190 Grad vorgeheizten Ofen backen.
Für 2 bis 4 Personen.

Freitag – Mittagessen

Gedämpftes Gemüse

1 Tasse gehackte Zwiebeln
500 g Tomaten
1 Teel. Gewürzsalz
Einige Tropfen Süßstoff
Prise Pfeffer
1/2 Tasse rohe Kartoffelwürfel oder 30 g Sojabohnen, halbgar gekocht
1/2 Tasse frische Brechbohnen
1/2 Tasse Karotten, in Scheiben geschnitten
Geriebener Parmesan (nach Belieben)

Mit einer teflonbeschichteten Pfanne arbeiten oder eine Kasserolle mittlerer Größe mit einem Hauch Diät-Pflanzencreme ausreiben und die Zwiebeln darin unter Rühren glasig dünsten. Die Tomaten kurz in kochendes Wasser geben, anschließend leicht abkühlen lassen, enthäuten und achteln. Zusammen mit Salz, Süßstoff und Pfeffer zu den Zwiebeln geben. Zugedeckt 20 Minuten köcheln lassen. Kartoffeln (oder Sojabohnen), Brechbohnen und Karotten hinzufügen, zudecken

und weitere 20 Minuten dämpfen. Wenn Sie mögen, mit geriebenem Parmesan bestreut servieren.
Für 2 oder 3 Personen.

Samstag – Abendessen

Gemüse-Käse-Auflauf

2 Tassen gewürfelte, gekochte und gemischte Gemüse – nach Wahl grüne Bohnen (Buschbohnen, Prinzeßbohnen), Maiskörner, Karotten, Erbsen, Blumenkohl, Rosenkohl, Bohnensprossen, Broccoli, Sellerie, Lauch, Sommerkürbis usw. (Sie können auch Mischgemüse aus der Dose, abgetropft, verwenden).
4 Wasserkastanien, in Scheiben geschnitten
1/2 Tasse Hüttenkäse mit niedrigem Fettgehalt
30 g geriebener Edamer, 30%
Protein-Croûtons (siehe Rezept in diesem Kapitel), zerkrümelt
Gewiegte Petersilie

Die gekochten, abgetropften Gemüse in eine kleine mit Diät-Pflanzencreme ausgeriebene Kasserolle geben. Den Hüttenkäse darübergeben und mit geriebenem Edamer, mit den zerkrümelten Protein-Croûtons vermischt, bestreuen. 20 bis 25 Minuten in einem auf 200 Grad vorgeheizten Backofen backen, bis die Oberfläche gebräunt ist und sich Blasen bilden. Mit Petersilie bestreuen und mit 1/2 Tasse Apfelmus ohne Zucker, mit 1 Eßlöffel Rosinen vermischt, servieren.
Für 1 Person.

Sonntag – Abendessen

Chow Mein

Einige – oder alle – der folgenden Gemüsesorten dürfen verwendet werden. Die Mengen entsprechend ändern.

1/4 Tasse Mandelblättchen
1 Zwiebel, in dünne Scheiben geschnitten
1 Tasse Sellerie, in dünne Scheiben geschnitten
Nach Wahl:
1/2 Tasse Bambussprossen (aus der Dose, abgetropft)

1 kleine weiße Rübe, in dünne Scheiben und dann in Streifen geschnitten
½ grüne Paprikaschote, gewürfelt
⅛ Teel. Ingwer, gemahlen, oder ¼ Teel. gewiegte Ingwerwurzel
Nach Wahl:
1 Dose Wasserkastanien, abgetropft, in Scheiben geschnitten
1 Tasse Bohnensprossen
1 Tasse Erbsen, falls erhältlich, frisch, ansonsten tiefgekühlt oder aus der Dose, abgetropft
250 g Pilze, in Scheiben geschnitten
1 Eßl. Speisestärke
¼ l Wasser
2 Eßl. Sojasauce ohne Zucker
Pimientostreifen
1 Tasse gekochter Reis

Eine große Pfanne oder einen Wok mit Diät-Pflanzencreme ausreiben und die mit ein wenig Salz bestreuten Mandelblättchen darin goldgelb rösten. Die Mandeln herausnehmen, die Zwiebeln hineingeben und unter Rühren 2 Minuten dünsten. Sellerie, Bambussprossen, Rübe, Paprika und Ingwer hinzufügen und unter Rühren 2 Minuten dünsten. Wasserkastanien, Bohnensprossen, Erbsen und Pilze dazugeben und wiederum 2 Minuten unter Rühren dünsten. Die Speisestärke mit Wasser vermengen und zusammen mit der Sojasauce unter die Gemüse rühren. Die Hitze kleinschalten und das Ganze 8 bis 10 Minuten köcheln lassen. Die Mandelblättchen hinzufügen und nach Geschmack würzen. Auf heißem Reis servieren und mit Pimientostreifen garnieren.
Für 3 bis 4 Personen.

Protein-Croûtons

1 Scheibe proteinreiches Brot in etwa 30 oder mehr Würfel schneiden. Einen Hauch Diät-Pflanzencreme in eine kleine Pfanne geben und die Brotwürfel darin unter Rühren bei starker Hitze braun und knusprig rösten. Mit Gewürzsalz (oder Knoblauchsalz) bestreuen.
Als Croûtons verwenden oder zu Bröseln zerkrümeln und an Salate oder sonstige Speisen geben, wenn auf dem Diätplan 1 Scheibe getoastetes proteinreiches Brot angegeben ist.

Für Ihre zweite Woche der vegetarischen Scarsdale-Diät die Tagesmenüs wiederholen.

Wenn Sie nach Ihren zwei Wochen der vegetarischen Scarsdale-Diät noch weiter abnehmen möchten, um Ihr Idealgewicht zu erreichen, halten Sie sich für zwei Wochen an die Trimm-Dich-Ernährung. Daran anschließend kehren Sie für weitere zwei Wochen zur vegetarischen Diät zurück.

XI Die internationale Scarsdale-Diät

Für die, die gern kochen, etwas auftischen und essen, bietet die internationale Scarsdale-Diät, wie auch die Feinschmeckerdiät, etwas Neues und Wunderbares bei der Gewichtsreduzierung – *die Freude, Tag für Tag Feinschmeckermahlzeiten zu genießen und gleichzeitig abzunehmen!*

Denken Sie daran – *nie den Magen überladen.* Bei der internationalen Scarsdale-Diät dürften Sie im Durchschnitt täglich ein Pfund, in zwei Wochen bis zu 10 kg und mehr abnehmen.

Auch bei dieser Diät dürfen Sie wieder irgendeinen Tag oder irgendeine Mahlzeit durch den entsprechenden Tag oder das entsprechende Mittag- oder Abendessen einer der anderen Scarsdale-Diäten ersetzen.

Und so setzt sich Ihre erste internationale Diätwoche zusammen (in der zweiten Woche das gleiche wiederholen):

Montag: Amerikanischer Tag
Dienstag: Japanischer Tag
Mittwoch: Französischer Tag
Donnerstag: Italienischer Tag
Freitag: Spanischer Tag
Samstag: Griechischer Tag
Sonntag: Hawaiischer Tag

Befolgen Sie genau die Grundregeln:

Grundregeln der Scarsdale-Diät
(hier der Bequemlichkeit halber wiederholt)

1. Genau essen, was zugeteilt ist. Nichts ersetzen.
2. Keine alkoholischen Getränke zu sich nehmen.
3. Zwischen den Mahlzeiten essen Sie nur Karotten und Sellerie; Sie dürfen aber soviel essen wie Sie mögen.

4. Die einzigen erlaubten Getränke sind normaler oder koffeinfreier Kaffee, schwarz, Tee, Mineralwasser (mit Zitrone, falls gewünscht) und Diätlimonaden in sämtlichen Geschmacksrichtungen. Sie dürfen so oft trinken wie Sie wollen.
5. Alle Salate ohne Öl, Mayonnaise oder sonstige fette Saucen zubereiten. Nur Zitrone und Essig verwenden oder die Vinaigrette oder Senfsauce in Kapitel VIII oder die Salatsaucen in Kapitel X.
6. Gemüse ohne Butter, Margarine oder sonstiges Fett essen; gegebenenfalls Zitronensaft zur Geschmacksabrundung verwenden.
7. Fleisch sollte sehr mager sein; vor dem Essen alles sichtbare Fett entfernen. Von Hähnchen und Truthahn vor dem Essen Haut und Fett entfernen.
8. Es ist nicht notwendig, alles zu essen, was aufgeführt ist; aber auch nichts ersetzen oder hinzufügen. Angegebene Kombinationen sollten eingehalten werden.
9. Den Magen niemals überladen. Wenn Sie sich satt fühlen, STOP!
10. Die Diät nicht länger als vierzehn Tage machen.

Führen Sie diese Tabelle über den Fortschritt bei Ihrer Gewichtsabnahme in vierzehn Tagen:

	Tag 1	Tag 2	Tag 3	Tag 4	Tag 5	Tag 6	Tag 7
Erste Woche							
Zweite Woche							

_____ Gewichtsabnahme

Scarsdale-Diät – Alternativ-Mittagessen

Wenn Sie mögen, können Sie irgendein anderes Mittagessen an irgendeinem Tag der internationalen Scarsdale-Diät durch das folgende ersetzen:

1/2 Tasse Hüttenkäse mit niedrigem Fettgehalt auf Kopfsalat, Obst, soviel und welche exotische Sorte Sie möchten
6 Walnuß- oder Pekannuß-Hälften, ganz oder kleingehackt, mit den obigen Zutaten gemischt oder darübergestreut
Kaffee/Tee – Mischungen nach Ihrer Wahl/Diätlimonade

Nach Ihrer ersten Woche

Für Ihre zweite Woche der internationalen Scarsdale-Diät die hier angegebenen Tagesmenüs wiederholen... oder, wenn Sie mögen, die Menüs der Scarsdale-Grunddiät oder einer der anderen Scarsdale Diäten einsetzen.

Tägliches Frühstück:

1/2 Grapefruit oder anderes angegebenes Obst[1]
1 Scheibe proteinreiches Brot, getoastet
Kaffee/Tee (ohne Zucker, Sahne oder Milch; Süßstoff darf verwendet werden)

IHRE WAHL: Bei den täglichen Menüs Ihrer internationalen Scarsdale-Diät erscheinen die Rezepte für die mit einem Sternchen versehenen Gerichte nach dem gesamten Menüplan für eine Woche.
Wenn Sie an irgendeinem Tag zum Mittag- oder Abendessen lieber keines der angegebenen Rezepte verwenden möchten, wählen Sie als Alternative einfach das Mittag- oder Abendessen vom gleichen Tag der Scarsdale-Grunddiät in Kapitel IV. Beispiel: Statt des Mittagessens für Montag bei der internationalen Diät dürfen Sie das Mittagessen der Scarsdale-Diät für Montag wählen – das gilt für jede Mahlzeit an jedem Diättag.

---

[1] Obstwahl für das tägliche Frühstück: Grapefruit kann jeden Tag durch irgendeine der folgenden Obstsorten der Saison ersetzt werden:
1/2 Tasse frische Ananas, gewürfelt
oder 1/2 Mango
oder 1/2 Papaya
oder 1/2 Cantaloupe
oder eine dicke Scheibe Honig-, Casaba- oder sonstige erhältliche Melone

Montag – Amerikanischer Tag

Mittagessen:

Garnelencocktail (4 mittlere Garnelen, 2 Eßl. Cocktailsauce)
*Amerikanischer Gemüsesalat
1 Scheibe proteinreiches Brot, getoastet
1/2 Cantaloupe[1]
Kaffee/Tee

Abendessen:

*Mariniertes Barbecue-Steak
*Pilze und Kohl in Wein
*Wassermelone und Erdbeeren in Roséwein[2]
Kaffee/Tee

Dienstag – Japanischer Tag

Mittagessen:

*Japanische Gemüsesuppe
*Thunfisch Shimi
*Mandarinen Oki
Japanischer Tee/sonstiger Tee/Kaffee

Abendessen:

*Tori-Garnelen und Hähnchen
*Bohnensprossen-Paprika-Salat
1/4 Tasse einfacher gekochter Reis
*Obstsülze
Japanischer Tee/sonstiger Tee/Kaffee

---

[1] siehe Fußnote S. 124.
[2] Bei allen Tagesmenüs der internationalen Scarsdale-Diät kann das Obstdessert des jeweiligen Mittag- oder Abendessens durch jede der für das Frühstück angegebenen Obstsorten ersetzt werden, wenn Ihnen dies lieber ist; ist allerdings kein Obstdessert aufgeführt, so sollte auch kein Obst gegessen werden.

Mittwoch – Französischer Tag

Mittagessen:

1 hartgekochtes Ei
*Mariniertes Gemüse
Apfelmus ohne Zucker auf Aprikose (frisch oder ohne Zuckersirup
   konserviert)
Kaffee/Tee

Abendessen:

*Artischocke Provençale
*Estragonhähnchen
*Sellerie in Jus
*Glasierte Birne
Kaffee/Tee/Mokka

Donnerstag – Italienischer Tag

Mittagessen:

*Essig-Aubergine und Käsestäbchen
Grüner Salat mit Salatsauce aus Essig und Zitrone, soviel Sie mögen
*Pfirsich mit Himbeersauce
Kaffee/Tee/Espresso

Abendessen:

*Gebackene gefüllte Pilze
*Kalbfleisch neapolitanisch
¼ Tasse gekochter weißer Reis
*Zucchinieintopf
Kaffee/Tee/Espresso

Freitag – Spanischer Tag

Mittagessen:

*Eier Gitano
Karottenstäbchen, 4 spanische Oliven
1 Scheibe proteinreiches Brot, getoastet
Kaffee/Tee

Abendessen:

*Gazpacho
*Zarzuela
1/4 Tasse einfacher gekochter weißer Reis
In Scheiben geschnittene Orange, mit Kokosraspeln bestreut
Kaffee/Tee

Samstag – Griechischer Tag

Mittagessen:

*Tomatensuppe mit Schalotten
*Spinatsalat mit Schafskäse
1 Scheibe proteinreiches Brot, getoastet
Kaffee/Tee

Abendessen:

*Lamm mit Dolmas
*Gekochtes Gemüse mit Zitronen-Minzsauce
*Meringen-Birne
Kaffee/Tee

Sonntag – Hawaiischer Tag

Mittagessen:

*Klare Zitronensuppe
*Gemischter Salat aus Essiggemüse
1 Scheibe gebackener Schinken (30 g)

1 Scheibe proteinreiches Brot, getoastet
Kaffee/Tee

Abendessen:

*Lomi-Lachs
*Bohnensprossensalat
*Überraschungs-Ananas Aloha
Tee/Kaffee

Montag – Mittagessen

Amerikanischer Gemüsesalat

1 Eßl. Gelatinepulver
1/16 l klare Hühnerbrühe
1 Eßl. Chilisauce
1/2 Tasse gekochte Buschbohnen, gut abgetropft
1/2 Tasse geraffelte rohe Karotten
1/2 Tasse gewürfelter roher Sellerie
30 g gewürfelter Käse nach Wahl (Emmentaler, Gouda usw.)
Salz und Pfeffer
1/4 Kopfsalat
1 Eßl. Salatsauce aus Essig und Zitrone

Die Gelatine in 1 Eßlöffel Hühnerbrühe auflösen. Die restliche Brühe erhitzen, die Gelatine dazugeben und 5 Minuten abkühlen lassen. Mit der Chilisauce vermischen. Gemüse, Käse, Salz und Pfeffer hinzufügen, in eine Form füllen und bis zum Servieren kühl stellen. Die Form auf Kopfsalat stürzen und mit der Salatsauce begießen. Sofort servieren.
Für 1 Person.

Montag – Abendessen

Mariniertes Barbecue-Steak

125 g T-Bone-Steak (ohne Knochen gewogen, alles sichtbare Fett entfernt)

Marinade für das Steak:
1/8 l Rinderbrühe mit 1 Eßl. Zitronensaft, 1 Eßl. Teriyakisauce[1], Salz, Pfeffer und 1 zerdrückten Knoblauchzehe oder 1 Prise Zwiebelpulver verrühren.

Das Steak in die Marinade legen und 2 bis 3 Stunden darin ziehen lassen; gelegentlich umwenden. Auf einem Rost oder im Grill nach Geschmack braten. (Das Steak vor dem Braten nicht trockentupfen.)
Für 1 Person.

Pilze und Kohl in Wein

1/2 Tasse frische Pilze, in Scheiben geschnitten
1/2 Tasse Weißkohl, in Streifen geschnitten, in Wasser gekocht und gut abgetropft
1 Eßl. trockener Weißwein
Prise frischer oder getrockneter Oregano
Prise Thymian
Salz und Pfeffer

Mit einer teflonbeschichteten Pfanne arbeiten oder einen Hauch Diät-Pflanzencreme in eine Pfanne geben. Die Pilze darin unter häufigem Wenden rasch dünsten. Wein, Kräuter und Gewürze dazugeben, vermengen und den Kohl hinzufügen. Zudecken und 10 Minuten bei mittlerer Hitze köcheln. Sofort servieren.
Für 1 Person.

Wassermelone und Erdbeeren in Roséwein

1 Tasse gewürfelte Wassermelone
1/2 Tasse in Scheiben geschnittene Erdbeeren
1 Teel. flüssiger Süßstoff
60 ccm Roséwein
1 Teel. Vanilleextrakt

---

[1] Ist fertige Teriyaki-Sauce nicht erhältlich, so vermengen Sie zu gleichen Teilen süßen Reiswein *(sake)* oder süßen Sherry, Sojasauce und Hühnerbrühe.

Die Melone mit den Erdbeeren und dem Süßstoff vermischen. Den Vanilleextrakt und den Rosé dazugeben und das Ganze vorsichtig vermengen. Vor dem Servieren kühl stellen.
Für 1 Person.

Dienstag – Mittagessen

Japanische Gemüsesuppe

¼ l Instanthühnerbrühe
¼ Tasse frische Pilze, in dünne Scheiben geschnitten
¼ Tasse Bambussprossen, gewürfelt
1 Eßl. gewürfelter Sellerie
1 Teel. gewiegte Petersilie
Salz und Pfeffer
Prise Knoblauchpulver

Alle Zutaten bis zum Siedepunkt erhitzen und dampfendheiß servieren.
Für 1 Person.

Thunfisch Shimi

100 g Thunfisch (½ Dose), in Wasser oder Öl konserviert und gut abgetropft
1 Eßl. Sojasauce ohne Zucker
2 Teel. Meerrettichsauce
Prise gemahlener Ingwer oder ⅛ Teel. frische Ingwerwurzel, feingehackt
Salz und Pfeffer
1 ½ Tassen Spinatblätter
1 Schalotte, in dünne Scheiben geschnitten
1 Eßl. Zitronensaft
2 Radieschen, zu Rosetten geschnitten

Soja- und Meerrettichsauce, Ingwer, Salz und Pfeffer vermengen, über den Thunfisch gießen und leicht vermischen. Auf die Spinatblätter geben, mit den Schalottenscheiben bestreuen und mit Zitronensaft beträufeln. Die Radieschen dazugeben. Bis zum Servieren kühl stellen. Für 1 Person.

Mandarinen Oki

1/2 Tasse Mandarinorangen, in Wasser oder ohne Zuckersirup konserviert, abgetropft
1 Teel. flüssiger Süßstoff
1/8 Teel. geriebener Ingwer
Prise Zimt
1 Teel. geriebene Kokosnuß

Die Mandarinorangen in einer Kompottschale anrichten, mit Ingwer, Zimt und Süßstoff vermengen und mit geriebener Kokosnuß bestreuen. (Falls gewünscht, kann dieses Dessert auch leicht gegrillt und heiß serviert werden.)
Für 1 Person.

Dienstag – Abendessen

Tori-Garnelen und Hähnchen

1/2 Tasse rohe Garnelen, zum Kochen vorbereitet
1/2 Hähnchenbrust, ohne Fett und Haut
1/4 l Wasser
2 Eßl. Sojasauce ohne Zucker
1 Teel. flüssiger Süßstoff
1/8 Teel. Fünferlei-Gewürzpulver
1/2 Tasse in Scheiben geschnittene Pilze
1/4 Tasse in Scheiben geschnittene Erbsenschoten
4 Spargelstangen (frisch oder aus der Dose, abgetropft)
5 ganze blanchierte Mandeln

Die Garnelen halbieren und beiseite legen. Die Hähnchenbrust würfeln und ebenfalls beiseite legen. Etwas Wasser mit Sojasauce, Süßstoff und Gewürzen vermischen. Die Pilze mit 1/16 l heißem Wasser bedecken und beiseite stellen. Das restliche Wasser bis zum Siedepunkt erhitzen und das gewürfelte Hähnchenfleisch darin unter häufigem Rühren 6 Minuten kochen. Gleichzeitig einen Hauch Diät-Pflanzencreme in eine schwere Pfanne geben und die Garnelen darin rosa andünsten; herausnehmen und warm halten. In der gleichen Pfanne die Erbsenschoten rasch erhitzen; ebenfalls herausnehmen und warm

halten. Die Spargelstangen in die Pfanne geben und erhitzen; die Pfanne vom Feuer nehmen, die Spargelstangen aber darin lassen. Die Pilze in das Wasser mit dem gekochten Hähnchenfleisch geben, aufkochen und 3 Minuten kochen lassen. Hähnchenfleisch und Pilze mit einem Schaumflöffel herausnehmen und in eine Servierschüssel geben. Die Garnelen und Erbsenschoten hinzufügen und leicht vermengen. Mit etwas Kochflüssigkeit beträufeln (nicht zuviel, da Garnelen und Erbsen sonst dunkel werden), mit Spargel und Mandeln garnieren und sofort servieren.
Für 1 Person.

Bohnensprossen-Paprika-Salat

1 Tasse gut gewaschene und getrocknete Bohnensprossen
1/2 Tasse streifig geschnittene grüne Paprikaschoten
1 Eßl. Essig
Etwas geriebener frischer Ingwer
Salz und Pfeffer nach Geschmack

Bohnensprossen und Paprika vermengen, Essig, Salz, Pfeffer und Ingwer dazugeben und gut vermischen. Bis zum Servieren kühl stellen.
Für 1 Person.

Obstsülze

1/2 Tasse gewürfelte Papaya
2 frische Kumquats (wenn frische Kumquats nicht erhältlich sind, *eine* Kumquat aus der Dose nehmen und den Sirup, in dem diese Früchte eingelegt sind, abwaschen)
3 Lychees, entkernt, gewürfelt
1 Eßl. Gelatinepulver
1 Teel. Vanilleextrakt
1 Teel. Mandelextrakt
1/16 l klarer Ananassaft

Die Gelatine über heißem Wasser in 1 Eßlöffel Ananassaft auflösen. Vanille- und Mandelextrakt sowie den restlichen Ananassaft dazugeben und beiseite stellen. Die Kumquats in Scheiben schneiden und mit der Papaya und den Lychees vermengen. Die Gelatinemischung hin-

zufügen und das Ganze gut verrühren. In eine kleine Form gießen und bis zum Servieren kühl stellen. Auf eine Servierplatte stürzen, und falls gewünscht, mit Minzblättern garnieren.
Für 1 Person.

Mittwoch – Mittagessen

Mariniertes Gemüse

1/2 Tasse Zucchini, in Scheiben geschnitten und vorgekocht
1/2 Tasse Buschbohnen, gekocht und gut abgetropft
1/2 Tasse grüne Paprikaschoten, in Streifen geschnitten
2 kleine gekochte weiße Zwiebeln
1/2 Zitrone, in dünne Scheiben geschnitten

Marinade:

1/4 l Hühnerbrühe
2 Eßl. trockener Weißwein (nach Belieben)
2 Eßl. Zitronensaft
1 Knoblauchzehe, zerdrückt
1/4 Tasse gehackte Petersilie
1/2 Teel. getrockneter Thymian
1 Teel. Worcestershiresauce
Salz und Pfeffer

Alle Zutaten für die Marinade miteinander verrühren und aufkochen. Die Hitze kleinschalten und das Ganze bei kleiner Hitze 30 Minuten köcheln lassen. Die vorbereiteten Gemüse gefällig auf einer Platte anrichten und die Hälfte der Marinade darübergießen. Mit Klarsicht- oder Alufolie abdecken und bis zum Servieren in den Kühlschrank stellen. Abschmecken und gegebenenfalls noch etwas Marinade dazugeben. Mit Zitronenscheiben garnieren und servieren. (Die Marinade hält sich einige Tage im Kühlschrank.)
Für 1 Person.

Mittwoch – Abendessen

Artischocke Provençale

4 Artischockenherzen (in Wasser eingelegt und abgetropft)
1/4 Tasse grüner Salat (Sorte nach Belieben), in feine Streifen geschnitten
1 Eßl. gehackte Petersilie
1 Teel. getrockneter Oregano
Knochblauchpulver nach Geschmack
Salz und Pfeffer
1/2 Tasse Erbsen, in Wasser gekocht und abgetropft

Eine kleine schwere Kasserolle mit einem Hauch Diät-Pflanzencreme ausreiben, Artischockenherzen, Salat und Gewürze hineingeben und zugedeckt 10 Minuten köcheln lassen. Die Erbsen hinzufügen und erhitzen. Dampfendheiß servieren. (Die Gemüse sollten nicht zu weich sein.) Für 1 Person.

Estragonhähnchen

1/2 mittelgroße Hähnchenbrust, ohne Haut und Knochen
1/8 l Hühnerbrühe
2 Eßl. frischer gehackter oder getrockneter Estragon
1 Eßl. trockener Weißwein, mit 1 Eigelb vermischt
Salz, Pfeffer, Prise Paprika

Den Backofen auf 175 Grad vorheizen. Eine feuerfeste Auflaufform mit einem Hauch Diät-Pflanzencreme ausreiben und 1/16 l Hühnerbrühe hineingießen. Die Hähnchenbrust in die Brühe geben, mit Estragon bestreuen und nach Geschmack würzen. Die Form so mit Alufolie verschließen, daß auch die Seiten bedeckt sind. In den Backofen schieben und 30 Minuten backen. Die Hähnchenbrust herausnehmen und warm halten. Die Kochflüssigkeit in eine kleine Kasserolle gießen und die restliche Hühnerbrühe dazugeben. Aufkochen lassen, die Weißwein-Eigelb-Mischung hinzufügen und mit einem Schneebesen verquirlen, bis das Ganze leicht andickt. Über die Hähnchenbrust gießen und, falls gewünscht, mit gehacktem Estragon garnieren.
Für 1 Person.

Sellerie in Jus
(Kann auch mit Fenchel zubereitet werden)

1 Tasse Selleriestreifen, etwa 5 cm lang, oder 1 Tasse Fenchelscheiben
1/8 l Rinderbrühe
Salz und Pfeffer
1 Eßl. Dijonsenf

Den Sellerie 10 Minuten in Salzwasser vorkochen, abtropfen lassen und warm halten. Die Rinderbrühe mit den Gewürzen erhitzen. Ein wenig heiße Brühe zum Senf geben und mit einem Schneebesen gut verquirlen. Die übrige Brühe dazugießen, über den Sellerie geben und warm servieren.
Für 1 Person.

Glasierte Birne

1 kleine Birne, geschält und vom Kerngehäuse befreit
1/16 l Wasser
60 ccm Rotwein
1 Eßl. Zitronensaft
1 Teel. flüssiger Süßstoff
1 Teel. Vanilleextrakt
1 Eßl. Gelatinepulver

Wasser und Wein in einer kleinen Kasserolle zum Kochen bringen. Zitronensaft, Süßstoff und Vanilleextrakt dazugeben und die Birne hineinlegen. Zudecken und unter gelegentlichem Wenden etwa 25 Minuten sanft köcheln lassen; die Birne sollte gar, aber noch etwas fest sein. Die Birne mit einem Schaumlöffel herausheben und in eine Dessertschale legen. Die Gelatine in ein wenig Wasser auflösen und in die heiße Weinmischung rühren. Über die Birne gießen und bis zum Servieren abkühlen lassen.
Für 1 Person.

Donnerstag – Mittagessen

Essig-Aubergine und Käsestäbchen

1 Tasse gewürfelte Aubergine (Haut nicht entfernen)
2 Knoblauchzehen, zerdrückt (falls gewünscht, weniger)

1 kleine Tomate, enthäutet, entkernt und gewürfelt
1 kleine rote Peperoni, entkernt und gewürfelt
1 Teel. frischer oder getrockneter Oregano
2 Eßl. Rinderbrühe
1 Eßl. Rotweinessig
Salz und Pfeffer
30 g Provolone
4 hauchdünne Zitronenscheiben

Dieses Gericht sollte am Tag vor dem Servieren zubereitet werden. Mit einer teflonbeschichteten Pfanne arbeiten oder einen Hauch Diät-Pflanzencreme in eine kleine Pfanne geben. Die Auberginenwürfel darin unter häufigem Rühren bei starker Hitze leicht anbräunen. Zudecken und bei Mittelhitze 5 Minuten köcheln lassen. Herausnehmen und in eine Schüssel geben. Die übrigen Zutaten bis auf die Zitronenscheiben miteinander vermengen. Über die Auberginenwürfel geben und zugedeckt über Nacht im Kühlschrank stehen lassen. Vor dem Servieren leicht vermischen und auf eine Platte geben. Mit Zitronenscheiben bedecken, den in Stäbchen geschnittenen Käse um die Auberginenwürfel herum anrichten und servieren.
Für 1 Person.

Pfirsich mit Himbeersauce

2 Pfirsichhälften, frisch oder aus der Dose, ohne Zuckersirup konserviert
1/2 Tasse Himbeeren, frisch, tiefgekühlt und aufgetaut oder aus der Dose, ohne Zuckersirup konserviert
1 Teel. Vanilleextrakt
1/8 l Wasser
Süßstoff nach Geschmack

Das Wasser erhitzen und die Himbeeren darin 5 Minuten kochen lassen. Süßstoff und Vanilleextrakt dazugben. Den Mixer auf höchste Stufe stellen und das Ganze pürieren. Abkühlen lassen und über die Pfirsichhälften gießen. Bis zum Servieren kühl stellen.
Für 1 Person.

Donnerstag – Abendessen

Gebackene gefüllte Pilze

4 große Pilze, die Stiele entfernt und gehackt
2 große Hühnerlebern, feingehackt
1 Eßl. gehackte Zwiebel
1 Eßl. gehackte Petersilie
1 Teel. Fenchelsamen
1/8 Teel. Knoblauchpulver
1 Eßl. Hüttenkäse mit niedrigem Fettgehalt oder Neufchâtel
1/16 l Hühnerbrühe
1 Eßl. Zitronensaft

Mit einer teflonbeschichteten Pfanne arbeiten oder einen Hauch Diät-Pflanzencreme in eine schwere Pfanne geben. Die Hühnerlebern, Zwiebel und Gewürze hineingeben und unter vorsichtigem Rühren 5 Minuten bei schwacher Hitze köcheln. Die gehackten Pilzstiele hinzufügen und weitere 5 Minuten köcheln lassen. Vom Feuer nehmen und den Hüttenkäse oder Neufchâtel unterrühren. Die vorbereiteten Pilzkappen mit dieser Mischung füllen, in eine flache Auflaufform setzen und mit Zitronensaft beträufeln. Mit Alufolie abdecken und 30 Minuten in einem auf 175 Grad vorgeheizten Backofen backen. Die Folie entfernen und die Pilzkappen nochmals 5 Minuten backen. Auf eine Servierplatte geben und mit der Flüssigkeit aus der Form umgießen.
Für 1 Person.

Kalbfleisch neapolitanisch

125 g Kalbsschnitzel
Salz, Pfeffer, Knoblauchpulver nach Geschmack
1 Knoblauchzehe, zerdrückt (oder weniger, ganz nach Ihrem Geschmack)
1 Eßl. magerer Schinken, gehackt
1 Eßl. Petersilie, gehackt
1/16 l trockener Rot- oder Weißwein
1 Teel. Kapern

1 kleines Artischockenherz, aus der Dose in Wasser konserviert; falls in Öl eingelegt, unter fließendem kalten Wasser abwaschen und abtropfen lassen
$1/16$ l Tomatensaft

Das Fleisch zwischen Wachspapier legen und gut klopfen. Mit den Gewürzen bestreuen. Mit einer teflonbeschichteten Pfanne arbeiten oder einen Hauch Diät-Pflanzencreme in eine kleine schwere Pfanne geben und das Kalbfleisch darin in 2 Minuten bei starker Hitze braten. Herausnehmen und den Knoblauch, Schinken und die Petersilie in die Pfanne geben. Aufkochen lassen. Den Tomatensaft dazugießen, abschmecken und eventuell nachwürzen und erneut aufkochen lassen. Die Hitze kleinschalten und weitere 5 Minuten köcheln lassen. Die Kapern hinzufügen. Das Ganze über das Fleisch geben und gut vermengen. Kurz vor dem Servieren das Artischockenherz auf das Kalbfleisch legen.
Für 1 Person.

Zucchini-Eintopf

$1/2$ kleine Zucchini, in dünne Scheiben geschnitten
1 Eßl. Rinderbrühe
1 Eßl. Tomatensaft
1 Teel. getrockneter Thymian, mit 1 Teel. getrocknetem Oregano vermischt
1 Eßl. gehackte Zwiebel
Salz und Pfeffer

Rinderbrühe und Tomatensaft in eine kleine Kasserolle geben. Zucchinischeiben, Kräuter, Zwiebel und Gewürze hinzufügen und bei kleiner Hitze 30 Minuten köcheln lassen. Heiß servieren.
Für 1 Person.

Freitag – Mittagessen

Eier Gitano

2 hartgekochte Eier
1 Eßl. gehackte Zwiebel
1 Knoblauchzehe, zerdrückt

½ Tomate, enthäutet, entkernt und gehackt
¼ Tasse grüne Paprikaschote, in Streifen geschnitten
Salz und Pfeffer nach Geschmack
1 Eßl. gehackte Petersilie
1 Eßl. Rinderbrühe
⅛ Teel. flüssiger Süßstoff
¼ Tasse Brechbohnen
3 Spargelstangen, gekocht oder aus der Dose

Die Zutaten sollten bereits vorbereitet sein, da dieses Gericht in wenigen Minuten fertig ist.
Mit einer teflonbeschichteten Pfanne arbeiten oder einen Hauch Diät-Pflanzencreme in eine Pfanne geben. Zwiebel, Knoblauch, Tomate und Paprikaschote darin bei mittlerer Hitze unter Rühren dünsten, bis die Zwiebel glasig ist. Gewürze, Petersilie, Rinderbrühe und Süßstoff dazugeben, vermengen und vorsichtig die Bohnen sowie die geviertelten Eier hinzufügen. Noch einige Minuten köcheln lassen, bis die Eier erwärmt sind. Auf einer Servierplatte geben, mit den Spargelstangen garnieren und sofort servieren.
Für 1 Person.

Freitag – Abendessen

Gazpacho

¼ Tasse Gurke, geschält und gewürfelt
¼ Tasse grüne Paprikaschote, feingehackt
¼ Tasse Tomate, enthäutet, entkernt und gewürfelt
¼ Tasse Sellerie, gewürfelt
1 Eßl. gehackte Zwiebel
⅛ l Tomatensaft
1 Teel. Worcestershiresauce
1 Eßl. Zitronensaft
Salz, Pfeffer, Prise Cayennepfeffer

Sämtliche Gemüse in den Tomatensaft geben und verrühren. Den Zitronensaft und die Gewürze hinzufügen und das Ganze bis zum Servieren sehr gut kühlen lassen.
Für 1 Person.

Zarzuela

4 Venusmuscheln
6 mittelgroße Garnelen, gesäubert und zum Kochen vorbereitet
90 g Krebsfleisch, in größere Stücke zerpflückt
1/2 Tomate, enthäutet, entkernt und gewürfelt
1 Eßl. gehackte Zwiebel
1 Knoblauchzehe, zerdrückt
1/8 Teel. Safran
1 Prise Cayennepfeffer
Salz, Pfeffer
1/16 l trockener Weißwein, mit 1/16 l Wasser vermischt
1/4 Tasse gewiegte Petersilie

Etwas Diät-Pflanzencreme in eine schwere mittelgroße Kasserolle geben. Zwiebeln und Tomate hineingeben und unter Rühren mit einem Holzlöffel rasch andünsten. Safran und Knoblauch dazugeben und vermengen. Die Venusmuscheln hinzufügen, die Kasserolle zudecken und das Ganze 5 Minuten kochen lassen. Den Wein zugießen, Garnelen, Krebsfleisch und Gewürze hineingeben und zugedeckt bei starker Hitze kochen, bis die Garnelen rosa sind und die Muscheln sich öffnen. Mit Petersilie bestreuen, rasch umrühren und sofort servieren.
Für 1 Person.

Samstag – Mittagessen

Tomatensuppe mit Schalotten

1/8 l Rinderbrühe
1/8 l Tomatensaft
2 Teel. gehackte Zwiebel
Prise gemahlene Nelken
2 Eßl. gewürfelter Sellerie
1/2 Teel. getrockneter Dill
Salz, Pfeffer, Prise Kreuzkümmel
1/8 Tasse Frühlingszwiebeln, gehackt (oder Schnittlauch)

Rinderbrühe und Tomatensaft zum Kochen bringen. Zwiebel, Sellerie und Gewürze dazugeben und bei schwacher Hitze 10 Minuten köcheln lassen. Den Dill hinzufügen und weitere 5 Minuten köcheln. Die

Zwiebeln (oder den Schnittlauch, ebenfalls gehackt) hineingeben und sofort servieren. Für 1 Person.

Spinatsalat mit Schafskäse

2 Tassen roher Spinat
1/4 Tasse gekochter weißer Reis
1 hartgekochtes Ei, geviertelt
1 kleine rote Pimiento, in 1/2 cm breite Streifen geschnitten
1 kleine Gurke, gewürfelt
45 g Schafskäse, zerkrümelt
2 Eßl. Salatsauce aus Essig und Zitronensaft
2 griechische Oliven

Den Spinat mit Reis, Eivierteln, Pimiento, Gurke und Schafskäse vermischen, die Salatsauce dazugeben und das Ganze leicht vermengen. Mit den Oliven garnieren und sofort servieren.
Für 1 Person.

Samstag – Abendessen

Lamm mit Dolmas

130 g sehr magerer Lammbraten, ohne Bratensaft

3 KLEINE DOLMAS:
3 mittelgroße Weinblätter (in Salzlake eingelegt, gut abgetropft)
1/4 Tasse gekochter weißer Reis
1 Eßl. gehackte Zwiebel
1/8 Teel. Kreuzkümmel
Salz und Pfeffer
1/16 l Hühnerbrühe

Einen Teelöffel Reis, mit Zwiebel und Gewürzen vermischt, in die Mitte eines Weinblatts geben. Das Blatt von der einen Seite her fest aufrollen und dabei die seitlichen Enden gut einschlagen, damit die Füllung nicht herausquellen kann. Bei den anderen Blättern ebenso verfahren. Die Hühnerbrühe in eine kleine schwere Kasserolle gießen, die gefüllten Weinblätter nebeneinander hineinlegen und die Kasserolle fest zudecken. 30 Minuten bei schwacher Hitze dünsten.

Mit den entsprechend erhöhten Zutatenmengen können Sie 20 Weinblätter auf einmal garen. (Dolmas oder gefüllte Weinblätter halten sich in ihrer Kochflüssigkeit im Kühlschrank etwa 2 Wochen.)
Für 1 Person.

Gekochtes Gemüse mit Zitronen-Minzsauce

1/2 Tasse Buschbohnen
1/2 Zucchini, in Scheiben geschnitten
1/2 Tasse Löwenzahn oder 1/2 Tasse Spinat
Salz, Pfeffer
Prise Dill

Die Buschbohnen 8 Minuten in sprudelndem Salzwasser kochen. Die übrigen Gemüse dazugeben und bei schwacher Hitze köcheln lassen, bis sie weich sind. Gut abtropfen lassen und heiß mit einer Sauce aus Zitronensaft, Essig und gehackter Minze begießen; diese Sauce kann auch über das Lammfleisch und die Dolmas gegeben werden.
Für 1 Person.

Meringen-Birne

1 mittlere Birne, geschält und vom Kerngehäuse befreit (die Birne sollte dabei ganz bleiben)
1 Teel. flüssiger Süßstoff
1 Teel. Mandelextrakt
1 Eiweiß

Den Backofen auf 190 Grad vorheizen. Die Birne in Wasser dünsten; sie sollte weich sein, aber nicht zerfallen. Abtropfen lassen. Eine kleine feuerfeste Form mit einem Hauch Diät-Pflanzencreme ausreiben und die Birne in die Mitte setzen. Das Eiweiß schaumig aufschlagen, Süßstoff und Mandelextrakt dazugeben und so lange weiterschlagen, bis es fest ist. Die Eiweißmasse über die Birne löffeln und etwa 10 Minuten im Backofen bräunen. Herausnehmen und lauwarm oder gekühlt servieren.
Für 1 Person.

Sonntag – Mittagessen

Klare Zitronensuppe

1 Päckchen Hühnerbrühe
1/4 l Wasser
1 Eßl. Zitronensaft
3 Eßl. feingehackter Spinat
1 Teel. Zitronenschale
Salz, Pfeffer

Den Inhalt des Päckchens Hühnerbrühe in Wasser geben und zum Kochen bringen. Zitronensaft und Gewürze hinzufügen und 5 Minuten kochen. Spinat und Zitronenschale hineingeben und weitere 5 Minuten kochen lassen. Dampfendheiß servieren.
Für 1 Person.

Gemischter Salat aus Essig-Gemüsen

2 Karotten, in Streifen geschnitten
1/3 Tasse Bambussprossen, in Streifen geschnitten
1/2 Tasse Gurke, in Streifen geschnitten
3/4 Tasse Weißkohl, geschnetzelt
1/2 mittelgroßer säuerlicher Apfel
1 Teel. gemahlener Ingwer
1 Teel. flüssiger Süßstoff
1 Teel. grobes Salz, Pfeffer
1/16 l heller Essig
1 Schalotte, gewiegt
1 Knoblauchzehe, gewiegt
2 Eßl. Wasser

Die Gewürze mit Essig und Wasser vermischen und die Schalotte und den Knoblauch dazugeben. Über die gemischten Gemüse gießen und gut vermengen. Bis zum Servieren im Kühlschrank stehen lassen. Wenn möglich, das Gericht einen Tag im voraus zubereiten.
Für 1 Person.

Sonntag – Abendessen

Lomi-Lachs

130 g frischer Lachs, ohne Haut und Gräten
2 Eßl. gehackte Zwiebel
1 Eßl. gewiegte Frühlingszwiebeln einschließlich der grünen Teile (oder gehackter Schnittlauch, falls vorgezogen)
$1/2$ Teel. gemahlener Ingwer oder feingehackte frische Ingwerwurzel
Salz und Pfeffer
$1/4$ Teel. Tabasco
$1/16$ l Limonensaft
$1/2$ Tasse Tomate, enthäutet, entkernt und gehackt
4 dünne Zitronenscheiben

Den Boden einer schweren Kasserolle oder Auflaufform mit einem Hauch Diät-Pflanzencreme einreiben. Den Lachs in die Form geben und mit Zwiebel und Frühlingszwiebeln bedecken. Würzen, Tabasco und Limonensaft hinzufügen. Die Form mit Alufolie abdecken und 25 Minuten in einem auf 175 Grad vorgeheizten Backofen dünsten. Sollte die Flüssigkeit verdampfen, ein wenig heißes Wasser angießen. Die Folie entfernen, die Tomaten dazugeben und das Ganze noch 5 Minuten garen. Mit Zitronenscheiben servieren.
Für 1 Person.

Bohnensprossensalat

$1/2$ Tasse frische Bohnensprossen, gut gewaschen und abgetropft
1 Eßl. Essig
$1/8$ Teel. gewiegte frische Ingwerwurzel
Salz
Schuß Worcestershiresauce

Alle Zutaten miteinander vermengen und sehr kalt servieren.
Für 1 Person.

Überraschungs-Ananas Aloha

$1/2$ kleine Ananas
$1/4$ Tasse gewürfelte Papaya
1 Eßl. kandierte Kumquatschale (falls nicht erhältlich, kandierte Orangenschale)

1 Eßl. Rum (nach Belieben)
1 Teel. flüssiger Süßstoff

Die Ananashälfte aushöhlen und das Fruchtfleisch hacken. Mit Papaya, Kumquatschale, Rum und Süßstoff vermischen und in die ausgehöhlte Ananas füllen. Mit Klarsichtfolie abdecken und bis zu 20 Minuten vor dem Servieren in den Kühlschrank stellen.
Für 1 Person.

Für Ihre zweite Woche der internationalen Scarsdale-Diät die Tagesmenüs wiederholen.

Wenn Sie nach den zwei Wochen der internationalen Scarsdale-Diät noch weiter abnehmen möchten, halten Sie sich für zwei Wochen an die Trimm-Dich-Ernährung. Daran anschließend halten Sie für weitere zwei Wochen wieder eine der Scarsdale-Diäten ein.

XII Gewichtsverlust dank Scarsdale – Gewinn auf Lebenszeit

Die Tips, die Sie in diesem Kapitel finden, sind Gedächtnisstützen und Vorschläge für ein Leben ohne Fett. Die beste Art und Weise, sein Gewicht zu reduzieren, so hat es geheißen, ist die, nein zu sagen. Bis zu einem gewissen Grad trifft dies zu, aber nur allein damit verliert man noch keine überflüssigen Pfunde. Wohingegen Sie mit den speziellen Scarsdale-Diäten einen Erfolg erzielen.

● *Kauen! Kauen! Kauen!* Darauf muß ich immer wieder hinweisen. Bei einer Diät ist es eine große Hilfe, das Essen nicht hinunterzuschlingen. Und um so mehr genießen Sie jeden einzelnen Bissen.

● *Statt hochkalorischer Imbisse oder Snacks:* ständig eine Schale mit Karotten- und Selleriestäbchen, Zucchini- und Gurkenscheiben in Wasser im Kühlschrank bereithalten – Derartiges zur Hand zu haben, macht sehr viel aus. Zuckerfreie Getränke einschließlich Tee und Kaffee ohne Zucker, Sahne oder Milch helfen ebenfalls, den Hunger zu stillen oder bis zur nächsten Mahlzeit zu überbrücken. Wie Sie wissen, dürfen Sie die erlaubten Getränke jederzeit zu sich nehmen.

● *Machen Sie einen ganzen Berg, wenn Sie einen Salat anrichten,* Kopfsalat, Tomaten, Rettiche oder Radieschen, Sellerie, Karotten, grüne Paprikaschoten. Zitronensaft oder eine der Scarsdale-Diätsalatsaucen dazugeben. Sie haben eine ganze Menge zu essen – dies praktisch ohne Fett und mit nur wenig Joule.

● *Vermeiden Sie Zweitportionen.* ›Ein wenig mehr‹ kann letzten Endes zu sehr viel mehr Pfunden führen. Zweitportionen werden leicht zu einer Gewohnheit, die jeglichen Diäterfolg zunichte macht. Lernen Sie, ›Nein, danke‹ zu sagen – zu einer Gastgeberin mit großer Überredungskunst, und auch zu sich selbst.

● *Der Tip eines Gourmet-Küchenchefs zum Entfernen von Fett:* Von rohem und kaltem gekochten Fleisch können Sie mit einer scharfen Schere oft mehr Fett abschneiden als mit einem Messer. Sie haben genauere Kontrolle und können näher am Fleisch schneiden.

● *Halten Sie sich stets Ihr Ziel ›Gewichtsverlust‹ vor Augen,* statt darüber zu jammern, fette, schwere und süße Speisen aufzugeben. Ein Meinungsforscher fragte Frauen, welche drei Worte sie am liebsten

hören würden. Anstelle der erwarteten Antwort ›Ich liebe dich‹ lautete die übereinstimmende Meinung ›Du hast abgenommen‹.
- *Überprüfen Sie die aufgedruckten Jouleangaben* bei den sogenannten ›joulearmen‹ und ›diätetischen‹ Nahrungsmitteln. Man hat festgestellt, daß einige ›diätetische‹ Kekse einen höheren Joulegehalt hatten als normale Kekse! Zwar kann man bei bestimmten ›joulearmen‹ Nahrungsmitteln bedeutend an Joule einsparen, aber überzeugen Sie sich lieber.
- *Denken Sie daran, daß trockene Weißweine* beim Kochen Aroma verleihen. Der Alkohol verbrennt, doch der Geschmack der Speisen wird gesteigert.
- Bestellen Sie in Restaurants ›trocken‹ gegrillten oder gebratenen Fisch, bei dem man nur ein wenig Zitronensaft oder trockenen Weißwein zum Bepinseln verwendet. Guter Fisch schmeckt ohne Butter, Margarine oder Öl köstlicher und hat einen geringen Joule- und Fettgehalt.
- *Zerkleinern Sie Ihr Essen* – es dauert länger und ist sättigender. Statt eine ganze geschälte Banane in einer Minute hinunterzuschlingen, schneiden Sie sie in Scheiben und geben sie auf Hüttenkäse – kein hastiger Imbiß mehr, sondern eher eine sättigende kleine Mahlzeit.
- *Vorsicht bei Kaffeepausen.* Wenn eine Nachbarin Sie ›auf ein Täßchen Kaffee und Kuchen oder Kekse‹ einlädt, lassen Sie sich den Kaffee schmecken – lernen Sie aber, sich Kuchen oder Kekse zu schenken (›Ich mache die Scarsdale-Diät‹). Auf diese Weise umgehen Sie Fett und Joule, und eine gute Nachbarin wird das auch verstehen.
- *Heraus mit der Sprache, wenn Sie etwas serviert bekommen* – bevor die Gastgeberin Ihnen den Teller vollädt, dürfen Sie ohne weiteres sagen: »Bitte langsam, nicht allzuviel – ich fühle mich wohler, wenn ich weniger esse, und ich möchte dieses gute Essen nicht auf meinem Teller lassen.«
- *Füllen Sie Ihre Zuckerdose mit Süßstoff* und tragen Sie ein Döschen von diesem Süßstoff bei sich. Wenn Sie früher pro Tag vier Tassen Kaffee getrunken und pro Tasse zwei Teelöffel Zucker genommen haben, so sparen Sie durch die Verwendung von Süßstoff täglich 603 Joule (144 Kalorien).
- *Ignorieren Sie den Korb mit Brot und Brötchen,* während Sie im Restaurant auf Ihr Essen warten. Ein dick mit Butter bestrichenes Brötchen kann Ihnen bis zu 1256 Extrajoule (300 Kalorien) einbringen!

- *Genießen Sie lieber den frischen, pikanten Geschmack von Gemüsen naturell,* als ihre bestimmten Aromen mit Butter, Margarine oder schweren, fetten Saucen zu verdecken. Beispielsweise müssen Sie sich für 6 gekochte Spargelstangen, mit Zitronensaft gewürzt, nur etwa 84 Joule (20 Kalorien) anrechnen, während sie mit zerlassener Butter bis zu 1256 Joule (300 Kalorien) ausmachen.
- *Vorsicht bei Reisen – sich niemals überessen.* Sich vollzustopfen, ruft Verdauungsprobleme hervor und verschlimmert diese noch. Wenn Butter, Saucen, Eiscremes, Mayonnaise und andere, Eier oder Milch enthaltende, Nahrungsmittel und Speisen zu lang unbedeckt stehenbleiben, vermehren sich die Bakterien. In bestimmten Gegenden, in denen es auf dem Gebiet der Kältetechnik noch Mängel gibt, ist die Nahrung möglicherweise verunreinigt oder infiziert. Wenn Sie nicht sicher sind, daß rohes Gemüse und Obst gründlich in ›ungefährlichem‹ Wasser gewaschen worden ist, besser darauf verzichten (bestellen oder kaufen Sie statt dessen Obst, das Sie schälen können, wie z. B. Bananen, Orangen, Äpfel). Trinken Sie an gewissen Orten nur in Flaschen abgefülltes Wasser. Wenn Sie nicht an scharfgewürzte, ›heiße‹ Speisen gewöhnt sind, diese ganz einfach nicht essen, um Beschwerden und Schlimmeres zu vermeiden.
- *Kühlschrank-Tip von einer Scarsdale-Diätpatientin:* »Da unsere ganze Familie die Diät machte, klebte ich folgendes Schild an die Kühlschranktür: ›Sorgt dafür, daß Amerika schön bleibt – haltet euch an die Scarsdale-Diät. In diesem Haus gibt es keine verbotenen Nahrungsmittel.‹«
- *Meiden Sie fettreiche Salatsaucen bei Salaten in Restaurants.* Den Salat ohne Sauce bestellen, nur getrennt dazu Zitronenspalten und Essig verlangen.
- *Lassen Sie bei der Zubereitung der Mahlzeiten Ihre Phantasie spielen.* Bei all den köstlichen Scarsdale-Diätrezepten werden erlaubte Zutaten verwendet. Stellen Sie Ihre eigenen schmackhaften Kombinationen aus den für Mittag- und Abendessen angegebenen Nahrungsmitteln zusammen. Beispielsweise können Sie für das Mittagessen am Donnerstag Eier, gedämpfte Tomaten, zerkrümeltes Proteinbrot und etwas Hüttenkäse zu einem ›Meisterwerk‹-Omelett kombinieren.
- *Nehmen Sie Ihr Scarsdale-Diätmittagessen* in einer Plastikdose oder in einem ähnlichen Behälter mit, wenn Sie gern bei der Arbeit oder

bei Sport und Spiel essen. Damit schließen Sie sich der Menge derer an, die sich nach dem Scarsdale Fitness-Programm trimmen!
- *Wenn Sie sich satt fühlen, Stop!* Ich kann nicht genug betonen, daß das Überladen des Magens ein Gesundheitsrisiko ist, abgesehen davon, daß sich Übergewicht festsetzt. Ich habe gelesen, daß Fettleibigkeit die Strafe für das Überschreiten der ›Eßgrenze‹ ist.
- *Lassen Sie sich von niemandem einreden,* daß man zum Kochen nach Feinschmecker-Art schwere, fettreiche Zutaten benötigt. Die Scarsdale-Feinschmeckerdiät beweist das Gegenteil. Zwei der bekanntesten und größten Küchenchefs, Paul Bocuse und Michel Guérard, haben der französischen Kochkunst – so das Magazin TIME – einen neuen Aspekt verliehen, ›die Betonung von Frische und Einfachheit‹. Bocuse machte folgende Bemerkung: »Kochkunst und Diät sind keine Widersprüche mehr.« Zwei der Grundsätze ihrer Nouvelle Cuisine: ›Butter – mit Vorsicht! Sahne – einschränken!‹
- *Am besten mit einer teflonbeschichten Pfanne arbeiten;* bei Verwendung einer anderen Pfanne einen Hauch Diät-Pflanzencreme hineingeben, damit die Speisen nicht anhängen – Öl und Butter sind dafür nicht unbedingt nötig. Sie können Fleisch, Geflügel, Gemüse usw. aber auch in etwas Brühe oder trockenem Wein dünsten.
- *Seien Sie stolz, daß Sie abnehmen.* Sollten die schriftlichen und telefonischen Anfragen, die ich bekomme, irgendein Hinweis sein, so stehen Sie damit nicht allein. Wenn Sie auswärts essen, ist es ein Kinderspiel, sich im Restaurant an Ihre Scarsdale-Diät zu halten. Es ist mittlerweile überall akzeptabel, Soda mit Zitrone oder Limone statt einen Whisky mit Soda zu bestellen; ein bei der Diät erlaubtes Gericht wie gegrilltes Hähnchen, Steak, Lammbraten oder Kotelett statt eines fettreichen, schweren und sahnigen Etwas, selbst wenn dies die *Spezialität des Küchenchefs* sein sollte. »Vielleicht das nächste Mal – momentan mache ich die Scarsdale-Diät.«
- »*Ein Schnappschuß hat mir geholfen*«, berichtete eine Scarsdale-Diätpatientin. »Am Tag, bevor ich mit der Diät anfing, ließ ich mit einer Sofortbildkamera ein Bild von mir im Badeanzug aufnehmen. Ich freute mich darauf, dasselbe Bild zwei Wochen später aufnehmen zu lassen. Es war der Mühe wert, darauf zu warten!«
- ›*Eine Erkältung spüren*‹ ist ein weiterer Diät›mythos‹, nur eine Entschuldigung, die manche Übergewichtige hervorbringen, um auf der Verbotsliste stehende Nahrungsmittel zu essen. Normalerweise ver-

ringern eine Erkältung oder Fieber tatsächlich den Appetit. Sich mit fettem Essen vollzustopfen, ist vom medizinischen Standpunkt aus zweifellos nicht zu empfehlen.
● *Passen Sie beim Fernsehen auf.* Hüten Sie sich vor den üblichen Fernsehknabbereien – Kartoffelchips, Salzbrezeln, Erdnüsse, dazu Bier. Halten Sie statt dessen eine Schale mit den obligaten, aber fettfreien Karotten, mit Sellerie, Broccoli, Blumenkohlröschen, in Streifen geschnittenen grünen Paprikaschoten und Tomatenachteln bereit und offerieren Sie zum Trinken Diätlimonaden und Limonen- oder Zitronenspalten. Ein Ehepaar, das gemeinsam die Diät machte, berichtete, daß es mit Stricken und Makramee angefangen habe, »um unsere Hände beim Fernsehen zu beschäftigen, und aus der Knabberschale zu halten«.
● *Bewegen Sie sich, gehen Sie spazieren.* Eine Lieblingsempfehlung eines hervorragenden Arztes war folgende: »Nicht hinlegen, wenn Sie sich setzen können... nicht setzen, wenn Sie stehen können... nicht stehen, wenn Sie laufen können.« Durch Spazierengehen in flottem Tempo verbraucht man nicht nur Joule: Es kann Ihnen auch helfen, das Leben mehr zu genießen.
● *Sehen Sie Essen und Ernährung in Ihrem Leben in der richtigen Perspektive.* Ein großer Mann Mitte Zwanzig reduzierte sein Gewicht von 118 kg auf 84 kg. Er schreibt dies nicht nur einer ausgezeichneten Diät zu, sondern auch einer Veränderung seiner geistigen Ansichten zu diesem Thema: »Ich habe schließlich erkannt, daß ich durch fett- und kohlenhydratreiche Nahrungsmittel dick blieb und daß mir dadurch andauernd übel war. Im Gesicht hatte ich immer einen Ausschlag. Mein Bauch wölbte sich wie eine Tonne. Mein Rücken tat weh und verursachte mir ständige Schmerzen. Plötzlich sagte ich mir: ›Warum leide ich – für Eiscreme, massenweise Süßigkeiten und Fett, das ich mir in den Mund stopfe?‹ Ich begann Diät zu halten und machte es mir zur Gewohnheit, abends eine Stunde im Hallenbad zu schwimmen. Die Schwierigkeiten mit meiner Haut und meinem Rücken sind verschwunden. Meine Reaktion auf fettes, schweres Essen ist heute *Uaah!* Und die Reaktion der Frauen auf mein neues Ich – sagenhaft! Eine Wucht!«
● *Achten Sie auf jede Kleinigkeit, die Sie essen.* Übergewichtige stopfen sich häufig mit Essen voll, ohne sich dessen bewußt zu sein. Ein sehr dicker Bekannter saß plaudernd an der Bar, während er in einem

überfüllten Restaurant auf einen Tisch wartete, vor sich eine Schale mit Erdnüssen. Nach kurzer Zeit machte ihn seine Frau darauf aufmerksam, daß er die Schale geleert hatte. Überrascht rief er aus: »Mein Gott, ich kann mich überhaupt nicht erinnern, die Erdnüsse gegessen zu haben. Sie haben mir noch nicht mal geschmeckt!« Also sich vorsehen – und Vorsicht!

- *Instantbrühe verwenden – eine echte Hilfe.* Sekundenschnell haben Sie einen Suppendrink bereitet – nur die Instantbrühe (Hühner-, Rinder-, Gemüsebrühe) in heißem Wasser auflösen. Beim Kochen, bei der Verwendung von Pfannen, kann man durch Instantbrühe häufig auf Butter, Magarine, Öl und andere Fette verzichten. Wenn Sie den salzigen Geschmack abschwächen möchten, die auf den Packungen angegebene Wassermenge verdoppeln und einen Spritzer Würzsauce, z. B. Worcestershiresauce, dazugeben.
- *Hören Sie auf, an Desserts zu denken,* und zwar an Desserts in Form von etwas Schwerem, Süßem, wie Eiscreme, Kuchen, Puddings, Pies oder Aufläufen. Programmieren Sie Ihr Denken auf ›Obst‹ – ein appetitlicher Fruchtbecher ohne Zucker, eine Scheibe Melone, eine halbe Grapefruit, eine in Scheiben geschnittene Orange oder ein Apfel, Pfirsich, eine Birne, ein paar Pflaumen, eine aufgeschnittene Banane oder sonstiges Obst in zuckerfreier Gelatine. All das befriedigt die Vorliebe für Leckereien, sobald Sie erst einmal mit der Gewohnheit brechen, fett- und zuckerreiche Desserts zu verspeisen.
- *Lernen Sie, beim Kochen mit kalorienfreien Würzstoffen zu arbeiten.* Aromatisieren Sie mit Kräutern, Gewürzen, Würzzutaten (im Medizinischen Anhang sind Dutzende angegeben), mit trockenen Weinen, Schalotten, Pilzen und Gemüsen. Kochbuchautor James Beard – ein hervorragender Kenner der amerikanischen Küche –, der zum Thema ›Leben ohne Butter‹ Stellung nahm, nachdem er diät zu leben gezwungen war, bemerkte: »Man wird genötigt, kreativ zu sein... Gestern abend hatte ich zum Beispiel Appetit auf ein Kotelett... Ich legte das Kotelett in ein Bett aus Estragon, von Schalotten umgeben und mit sehr wenig Weißwein beträufelt... Das Essen war köstlich.«
- *Mit einem Gefährten Diät halten.* Es hilft, die täglichen Scarsdale-Gewichtstabellen mit der Familie, mit Freunden und Bekannten zu vergleichen, die die Scarsdale-Diät zur gleichen Zeit machen. Die Mitglieder eines lokalen Tennisclubs bringen ihr Scarsdale-Diätmit-

tagessen mit auf den Tennisplatz, genießen den gemeinsamen Lunch und vergleichen die SD-Gewichtstabellen. Eine Spielerin stellte fest: »In dem Maß, in dem die Pfunde schwinden, nimmt unsere Laune zu.«
- *Halten Sie Ihr Idealgewicht;* über- und unterschreiten Sie es nicht. Einige, die dank der Diät herrlich fit geworden sind, begeistern sich derart an ihrer schlanken Figur, daß sie bis zum Äußersten gehen und weiterhin abnehmen, obwohl sie längst den Punkt erreicht haben, an dem sie ihr Gewicht stabilisieren sollten.
- *Belohnen Sie sich* am Ende Ihrer zweiwöchigen Scarsdale-Diät nicht nur damit, daß Sie auf die Trimm-Dich-Ernährung umschalten oder zu normaler Ernährung zurückkehren, wenn Sie Ihr als Ziel gesetztes Idealgewicht bereits erreicht haben – gönnen Sie sich auch etwas, das Sie sich wünschen – ein neues Buch, eine neue Krawatte oder ein neues Halstuch, Theaterkarten – etwas, worüber Sie sich schon während der Diät freuen und das Sie als Belohnung am Endziel vor Augen haben. Inzwischen sind Sie um vieles leichter und haben sich gute neue Eßgewohnheiten angeeignet.
- *Nicht zurückschauen.* Einige Übergewichtige stehen auf dem Standpunkt, daß es für die Zukunft keine Hoffnung gibt, da ihre Diätversuche in der Vergangenheit ja auch mißglückt sind. Nehmen Sie diesen Rat von Konfuzius an: ›*Was vergangen ist, kann man nicht verbessern... Für die Zukunft kann man stets vorsorgen.*‹
- *Wir haben in jeder Hinsicht versucht, Ihr Scarsdale-Programm auf Lebenszeit möglichst einfach, wirksam und angenehm zu gestalten.* Sie finden zum Beispiel nirgendwo ein besseres Fischrezept als ›Kalter gedünsteter Fisch Natalia mit Senfsauce Henri‹, beides bei der Feinschmeckerdiät. Bei derartigen Rezepten werden Sie und Ihre Gäste kaum glauben wollen, daß dies fett-, kohlenhydrat- und joulearmes Essen bedeutet.
- *Spezielle Diätanweisungen gründlich studieren.* Wenn Sie ein bestimmtes medizinisches Problem haben, finden Sie und Ihr Arzt vielleicht nützliche Informationen im Medizinischen Anhang. Er enthält u. a.:

- Bei natriumarmen Diäten erlaubte Nahrungsmittel
- Nahrungsmittel, die im Falle einer Einschränkung von Natrium verboten sind
- Bei natriumarmen Diäten erlaubte Würzzutaten, Gewürze, Kräuter

- Kaliumreiche Nahrungsmittel
- Allergenfreie Kost
- Begrenzte kohlenhydratreiche Nahrungsmittel für Diabetiker
- Typische Reisdiät
- Zu meidende cholesterinreiche Nahrungsmittel
- Zu meidende kohlenhydratreiche Nahrungsmittel
- Faserstoffreiche Nahrungsmittel und Ballaststoffe – Richtlinien für gute Verdauung

XIII Antworten auf weitere Fragen, die Sie vielleicht während der Scarsdale-Diät haben

Für all diejenigen von Ihnen, die die Scarsdale-Diät bereits machen oder sich mit dem Gedanken tragen, mit der Diät zu beginnen, ist dieses Kapitel wichtig und nützlich. Es daher bitte nicht auslassen oder nur so überfliegen. Ein einsichtsvoller, gutinformierter Diätpatient gehört wie ein einsichtsvoller, gutinformierter Patient immer zur besten Sorte.

Die meisten Ihrer Fragen über Einzelheiten der klinischen Scarsdale-Diät haben wir in Kapitel V beantwortet. Die Antworten hier umfassen nicht nur speziell die Scarsdale-Diäten und wie diese für Sie am wirksamsten funktionieren, sondern informieren auch über Diät und lebenslange Gesundheit im allgemeinen. Sie können Ihnen dabei weiterhelfen, nun bis zu Ihrem Idealgewicht abzunehmen, und dazu beizutragen, daß Sie sich gute Eßgewohnheiten aneignen und befolgen – um sich von nun an schlank und fit zu halten.

Die meisten dieser Fragen wären mir nie in den Sinn gekommen. Jede Frage ist mir in den meisten Fällen nicht nur einmal, sondern mehrmals gestellt worden. Die ersten sechs Fragen habe ich oben auf die Liste gesetzt, da ich sie für besonders wichtig halte.

F: *Der SD-Menüplan sieht für das Mittagessen am Mittwoch Thunfisch vor. Ist es in Ordnung, wenn ich Karotten und Sellerie kleinschneide und unter den Thunfisch menge?*

A: Eine Frau rief aus Kanada an, um diese Frage zu stellen, und ähnliche Fragen habe ich auch aus Cleveland, Washington und Ohio erhalten. Es hört sich ganz unbedeutend an, ist es aber nicht. Die Frage kommt auf durch eine falsche Auslegung gewisser Zeitungsartikel über die klinische Scarsdale-Diät, die einige Leute zu glauben veranlaßten, daß jegliche geringfügige Abänderung die Wirkungen der Diät auf den Stoffwechsel ruinieren würde.

Die Scarsdale-Diät enthält eine sorgfältig ausgewählte, vernünftige und wirksame Kombination von Eiweißstoffen, Fetten und Kohlenhydraten. Ihre einzigartige Beschaffenheit beruht auf der

Tatsache, daß sie im Grunde genommen einfach zu befolgen ist, während Sie die Diät machen, haben Sie keinen Hunger, und *Sie nehmen ab.*

Doch die Diät ist *keine* Alchimie – zwei Teile Zucchini, einen Teil Krötenherz, etwas Thunfisch vermischen – und Simsalabim! Diätgold! Es *ist* eine gute Kombination bekömmlicher Nahrungsmittel, wenn Sie so wollen, eine ›genau richtige‹ Kombination, auf keinen Fall aber eine chemische Formel. Karotten und Sellerie unter den Thunfisch zu mengen, wirkt sich in keiner Weise nachteilig auf den Erfolg der Diät aus.

F: *Mein ganzes Leben lang hat man mir gesagt, daß das einzig vollkommene Nahrungsmittel Milch ist. Warum gibt es bei der Scarsdale-Diät keine Milch?*

A: Diese Frage haben mir einige Ärzte wie auch Patienten und andere nach der Diät lebende Menschen gestellt. Milch *ist* ein sehr gutes Nahrungsmittel, aber darüber, wieviel wir tatsächlich brauchen oder wieviel für uns gut ist, herrscht noch immer Unklarheit. Viele Ernährungsphysiologen, darunter Dr. Mark Hagsted von der Harvard-Universität, sind zu der Erkenntnis gelangt, daß unser Körper die hohe Calciumzufuhr, die wir früher als Maßstab gesetzt haben, nicht benötigt.

Sehr wesentlich ist dies: Es gibt überzeugende Studien jüngeren Datums, die nachweisen, daß viele Menschen die Fähigkeit verlieren, Lactose (Milchzucker) vor der Adoleszenz gut zu verdauen. Bei ihnen kann die unverdaute Lactose beträchtliche Darmbeschwerden hervorrufen, da sie im Dickdarm gärt. Es interessierte mich zu erfahren, daß die Kadetten des U. S. Marine Corps während ihrer höchst anstrengenden elfwöchigen Grundausbildung keine Milch trinken dürfen.

Dr. John Farquhar, Mitarbeiter des Stanford Heart Disease Prevention Program (Vorsorgeprogramm für Herzerkrankungen) schrieb vor einiger Zeit in seinem Buch *The American Way of Life*: »Da ein großer Prozentsatz von Menschen Lactose nicht richtig verdauen kann, hat es einfach keinen Sinn, den übertriebenen Milchkonsum zu fördern. Selbst diejenigen, die das Glück haben, das entscheidende Enzym zu besitzen, täten gut daran, ihre Aufnahme von Vollmilchprodukten einzuschränken. Sofern man nicht

seine tägliche Aufnahme von Milchprodukten auf fettfreie Milch oder Hüttenkäse mit niedrigem Fettgehalt begrenzt, nimmt man weit größere Mengen an Butterfett zu sich, als gesund ist.«
Wenn Sie Ihre zwei Wochen der Scarsdale-Diät beendet haben, so können Sie durchaus wieder Mager- oder fettarme Milch trinken, wenn sie Ihnen schmeckt. Aber zwei Wochen ohne Milch lassen keine Probleme oder Risiken entstehen; je nach Art Ihrer früheren Gewohnheiten in bezug auf das Milchtrinken kann die Veränderung in der Tat gut für Sie sein.

F: *Was kann ich für einen übergewichtigen Teenager tun?*
A: Ich bin immer betrübt, junge Leute zu sehen, die übergewichtig sind. Es bedeutet, daß man ihnen wahrscheinlich beigebracht oder es ihnen erlaubt hat, schlechten Eßgewohnheiten nachzugehen. Wenn Karotten, Sellerie und frisches Obst der Imbiß sind, den man auch für Kinder ständig bereithält, werden sie lernen, sich statt großer Mengen Süßigkeiten diese Dinge schmecken zu lassen. Fangen Sie jetzt, während Sie selbst die Scarsdale-Diät machen, damit an, sich die Eßgewohnheiten genauer anzusehen, die Sie auch Ihren Kindern beibringen können.

F: *Dick zu sein, liegt bei uns ganz einfach in der Familie. Wir sind alle übergewichtig. Wie kann die Scarsdale-Diät etwas für mich tun?*
A: Übergewicht, das ›in der Familie liegt‹, ist einer der heimtückischsten Diätmythen. Diesen Mythos müssen Sie vollkommen vergessen, bevor ein langfristiges Diätprogramm bei Ihnen wirklich Erfolg zeigt. Es *gibt seltene Fälle* genetischer Fettleibigkeit, über die man noch wenig weiß. Ich betone ›seltene‹. Wenn jeder in der Familie übergewichtig ist, so *überißt* sich aller Wahrscheinlichkeit nach jeder in dieser Familie.
Fettleibigkeit ist weitgehend verhütbar. Das Rezept, sie zu heilen, finden Sie direkt hier bei der Scarsdale-Diät und dem Fitness-Programm. Leider ist es für diejenigen, die ein Leben lang die Gewohnheit, sich zu überessen, entwickelt haben, ein wenig schwerer, neue und vernünftigere Diät- und Ernährungs-Verhaltensmuster zu entwickeln, nach denen sie sich für den Rest ihres Lebens richten.
Das sind die schlechten Nachrichten. Aber ich möchte meine Pa-

tienten auch an die guten Nachrichten erinnern. Zum Glück können wir alle überschüssiges Fett, hat es sich erst einmal angesammelt und festgesetzt, mit richtiger Diät sicher und ziemlich rasch wieder loswerden. Wenn man die Joulezufuhr verringert, baut der Körper statt Muskeln, Haar, Knochen oder anderer wesentlicher Körpersubstanzen *überschüssiges Fett* ab. Automatisch erhebt der Körper Vorrechte für Sie, hält an Wesentlichem fest und stößt das ab, was Sie ohne Gefahr entbehren können.

F: *Wie kam es zum Namen »Scarsdale-Diät«?*
A: Wie ich bereits erwähnte, habe ich über 40 Jahre lang in Scarsdale, New York, als Arzt praktiziert. Meine Praxis befindet sich im Scarsdale Medical Center, das ich vor 19 Jahren aufgebaut habe. Der Name stammt vom Ort Scarsdale – das ist seine einzige Bedeutung. Hätte die Scarsdale-Diät irgendeinen anderen Namen, so wäre sie genauso wirksam.

F: *Salz aufzugeben – hilft mir das beim Abnehmen?*
A: Die Salzzufuhr einzuschränken, hilft Ihnen nicht, Körpergewicht zu verlieren, da Salz keine Joule enthält. Doch ein Übermaß an Salz kann die Flüssigkeitsverhaltung steigern. Manche Menschen sollten kochsalzarme Diäten machen (siehe Material über Hyperämie oder Herzinfarkt im Medizinischen Anhang).

F: *Was raten Sie im wesentlichen, um Gesundheitsproblemen vorzubeugen und gesund zu bleiben?*
A: Meine Antwort begrenzt sich auf das, was Jugendliche zwischen dreizehn und neunzehn sowie Erwachsene tun sollten. Ich rate zu drei ärztlichen Untersuchungen, die zwischen dem 13. und 30. Lebensjahr vorgenommen werden sollten, und zu drei im vierten Lebensjahrzehnt; nach dem 50. Lebensjahr halte ich eine jährliche Untersuchung für wünschenswert.
Diese sollte folgendes einschließen:
(1) Eine sorgfältige Anamnese (Krankengeschichte).
(2) Eine ärztliche Untersuchung.
(3) Eine Röntgenuntersuchung des Brustkastens, EKG (Elektrokardiogramm), Harn-, vollständige Blutbild- und vollständige chemische Blutanalysen.

Es würde den Rahmen dieses Buches sprengen, zu beschreiben, wie jeder der angegebenen Punkte zur Diagnose und Behandlung beiträgt. Es genügt zu sagen, daß Ärzte häufig gern vorhergehende Röntgenbilder und Untersuchungsergebnisse zum Vergleich hätten. Frühe Stoffwechselstörungen (wie Fettleibigkeit, hoher Cholesterinspiegel oder erhöhte Triglyceride) werden oft zu einem Zeitpunkt erkannt, wo man sie äußerst wirksam behandeln kann. Hypertonie (erhöhter Blutdruck), Diabetes (Zuckerkrankheit) und eine Unmenge anderer Anomalien entdeckt man gelegentlich. Ihr Arzt lernt Sie und Ihre Familie kennen. Dies hilft ihm und dies ist gleichzeitig für Sie in mancher Hinsicht von Vorteil; das heißt, in der Familie kann eine Erb- oder Stoffwechsel›schwäche‹ vorliegen, auf die er routinemäßig aufmerksam würde.

F: *Ich bin mit einer Vorliebe für Süßigkeiten geboren worden und kann darauf nicht verzichten; was schlagen Sie vor?*
A: Da haben wir noch einen weitverbreiteten Mythos. Ein Freund von mir, ein Kieferorthopäde, nennt es einen ›Muttermythos‹. Trinken Sie Diätlimonade, wenn Sie etwas zum Naschen wollen. Statt Süßigkeiten Karotten und Sellerie zur Hand haben.

F: *Sollte ich »Bier« lieber meiden, wenn ich versuche abzunehmen?*
A: Ja, während Sie Diät halten – befolgen Sie die Grundregeln der Scarsdale-Diät. Wenn Sie wieder normal essen und sich nach der Trimm-Dich-Ernährung richten, daran denken, daß Bier einen hohen Joulegehalt hat; den Konsum daher kontrollieren. Wie Sie bei den J-E-F-KH-Tabellen in Kapitel XIV entdecken werden, hat ›kohlenhydratarmes‹ Bier sehr viel weniger Joule – pro 360 ccm-Dose unter 419 Joule (100 Kalorien), verglichen mit etwa 628 Joule (150 Kalorien) für Normalbier.

F: *Muß ich meine Scheibe proteinreiches Brot bei der Diät ganz essen oder kann ich es zerkrümeln und über die übrigen Nahrungsmittel streuen, sofern ich möchte?*
A: Verwenden Sie das Brot in jeder von Ihnen gewünschten Form. Nehmen Sie beispielsweise das köstliche Rezept für Protein-Croûtons bei der Vegetarischen Diät zur Kenntnis.

F: *Ich fühle mich schrecklich schuldig – beim Frühstück mit der Familie habe ich mich gehenlassen und drei süße Hefebrötchen und sechs Scheiben gebutterten Toast gegessen; was soll ich tun – einige Tage hungern?*

A: Wir haben alle unsere Fehler. Zum Glück ist Ihre Nachlässigkeit keine Katastrophe. Von vorn anfangen und fest entschlossen sein, das Ziel zu erreichen.

F: *Bei mir machten sich ›Hungerschmerzen‹ bemerkbar, worauf ich die Diät abbrechen mußte; wie kann ich den Schmerzen vorbeugen und dennoch abnehmen?*

A: Es ist nicht ungewöhnlich, Hungerschmerzen zu empfinden, wenn man alte schlechte Gewohnheiten durch eine disziplinierte Lebensweise und Diät ersetzt. Es mag vielleicht einige Tage dauern, dieses Symptom auszuschalten, doch letzten Endes wird Ihr Stoffwechsel die bessere Art und Weise der Ernährung akzeptieren. Wenn Sie sich in der Zwischenzeit zu unwohl fühlen, etwas Obst der Saison essen – eine Birne, einen Pfirsich oder sonstiges.

F: *Ich mußte eine Kundin zu einem Geschäftsessen ausführen, mußte mit einem Martini und einem Dessert einverstanden sein und nahm ein paar Pfund zu. Wie kann ich dies verhindern?*

A: Ihre Kundin ist wahrscheinlich eine vernünftige, intelligente Person. Alles, was Sie tun müssen, ist, sie zu bitten, das zu wählen, was sie möchte, und ihr zu erklären, warum Sie Sodawasser trinken und eine etwas einfachere Kost bestellen.

F: *Meine beste Freundin ist eine exquisite Köchin, die mir den Teller mit Essen vollhäuft; wir essen oft dort, und ich kann es nicht übers Herz bringen, sie zu kränken, indem ich nicht esse; was kann ich tun?*

A: Wir alle lassen hin und wieder in unserer Willenskraft nach. Ich würde vorschlagen, Sie erklären Ihrer Freundin, daß Sie wegen des Ziels, das Sie vor Augen haben, lieber kleine Portionen möchten. Vor vielen Jahren unternahm ich mit einem bekannten Verleger, der sich von einer Krankheit erholte, eine Reise durch Frankreich. Eine der Regeln, die ich für ihn aufstellte, war, daß er alles kosten und fast nichts essen durfte. Mein Rat für Sie ist: alles essen, aber nur sehr wenig von allem nehmen.

F: *Ich habe mit Ihrer Diät herrlich abgenommen, aber nun bin ich im Klimakterium und entschädige mich mit Essen; kann ich irgend etwas tun?*
A: Das Klimakterium kann für manche Frauen eine kritische Periode darstellen. Wegen der Menopause oder des Klimakteriums brauchen Sie nicht unbedingt zuzunehmen – passen Sie auf Ihre Diät auf.

F: *Seitdem ich angefangen habe, Antibabypillen einzunehmen, ist mein Appetit rapide angestiegen, desgleichen mein Gewicht; wie kann ich meine Gelüste unter Kontrolle bringen?*
A: Es ist höchst unwahrscheinlich, daß Antibabypillen irgendeine nennenswerte Wirkung auf Ihren Appetit haben. Sie benutzen sie vielleicht unbewußt als Entschuldigung.

F: *Jedesmal wenn ich eine Diät mache, werde ich reizbar und bekomme schlechte Laune; mein Mann sagt: »Ich mag dich lieber dick als schlecht gelaunt.« Haben Sie irgendwelche Vorschläge?*
A: Sie sollten fähig sein, Diät zu halten, ohne reizbar zu werden. Ihr Mann hätte Sie gewiß lieber attraktiv, schlank und vergnügt. Die Diäten, die wir aufgeführt haben, sollten Ihnen eigentlich helfen.

F: *Nach einigen Tagen Diät fange ich an, mich schlapp und schwindlig zu fühlen; bilde ich mir das vielleicht nur ein?*
A: Gelegentlich, nicht sehr häufig, haben Patienten über die Symptome geklagt, die Sie beschreiben. Diese Symptome klingen allmählich ab. Inzwischen dürfen Sie ruhig etwas Obst essen, das Ihnen helfen wird, Ihren Blutzuckerspiegel zu erhöhen und Ihre Beschwerden zu lindern.

F: *Meine Kehle hat sich kalt und trocken angefühlt; um dem abzuhelfen, habe ich Eiscreme gegessen und Bonbons gelutscht; welche anderen Möglichkeiten habe ich?*
A: Ich würde vorschlagen, daß Sie statt dessen mit Süßstoff gesüßten Tee mit Zitrone und Minze versuchen.

F: *Ich halte Diät und nehme von Montag bis Donnerstag täglich ein Pfund ab, setze die verlorenen Pfunde und mehr über unser geselliges Wochenende aber wieder an; irgendeine Lösung?*

A: Ihr Dilemma kommt öfter vor. Wenn es für Sie unmöglich ist, die Scarsdale-Diät an Wochenenden zu befolgen, würde ich vorschlagen, daß Sie sich an diesen Tagen an die Richtlinien der Trimm-Dich-Ernährung halten.

F: *Mit Ihrer Diät habe ich eine Menge abgenommen; meine Mutter meinte daraufhin: »Du bist so dünn, du wirst noch krank.« Wie kann ich ihr antworten?*
A: Ihre Mutter hat einen üblichen mütterlichen Fehler. Viele Mütter setzen Liebe damit gleich, ihre Kinder zu füttern. Wenn Sie bei Ihrem Normalgewicht angelangt sind, so ist sie vielleicht einfach nicht daran gewöhnt, Sie in dieser Weise zu sehen.

F: *Seit der Geburt meines Babys habe ich eine Menge zugenommen, und vielleicht hat sich mein Stoffwechsel oder irgend etwas verändert, da ich bei der Diät immer wieder schwach werde; hat sich in meinem Körper tatsächlich etwas geändert?*
A: Es ist durchaus möglich, aber nicht üblich, daß sich der Stoffwechsel einer Frau nach der Entbindung verändert. Sie sollten Ihren Arzt aufsuchen, um sich Gewißheit zu verschaffen, ob das bei Ihnen der Fall ist oder nicht.

F: *Ich habe bei der Diät in zwei Wochen 8 kg verloren, muß noch weitere 9 kg abnehmen, fühle mich aber schwach und matt; was empfehlen Sie?*
A: Mäßige körperliche Bewegung wie Spazierengehen, Schwimmen, Tennis und andere Sportarten werden Ihnen helfen, die Schwäche und die Mattigkeit, die Sie empfinden, zu überwinden.

F: *Wenn ich am Morgen auf der Waage als erstes feststelle, daß ich ein oder zwei Pfund abgenommen habe, esse ich an jenem Tag mehr; wie kann ich mich selbst unter Kontrolle halten?*
A: Ich persönlich wiege mich jeden Tag, um zu sehen, wieviel ich ›mogeln‹ kann. Ich habe keine Einwendungen, wenn Sie sich nicht genau an die Richtlinien der Trimm-Dich-Ernährung halten, solange Sie bei einem angemessenen Gewicht bleiben. Setzen Sie sich ein Ziel, das Sie glauben erreichen zu müssen, bevor Sie zu mogeln anfangen.

F: *Ich habe 10 kg abgenommen, weitere 7 kg liegen vor mir, aber meine Gesichtshaut scheint einzufallen; werden mir Gesichtsübungen oder ähnliches helfen?*

A: Die eingefallene Haut, die man gelegentlich nach einem großen Gewichtsverlust feststellt, strafft sich in praktisch jedem Fall innerhalb eines angemessenen Zeitraums.

F: *In der zweiten Woche meiner Diät ist seit den letzten drei Tagen kein Fortschritt bei der Gewichtsabnahme zu verzeichnen, obwohl ich in der ersten Woche täglich über ein Pfund verloren und mich an die Diät gehalten habe; woher kommt das?*

A: Dies passiert bei einem kleinen Prozentsatz von Diätpatienten. Dieser Punkt läßt sich überwinden, indem man bei der Diät bleibt und sich genau an die Grundregeln der Scarsdale-Diät hält. Kontrollieren Sie sich, um absolut sicher zu sein, daß Sie nicht mogeln und vielleicht Nahrungsmittel essen und zwischendurch knabbern, die bei der Diät verboten sind, oder Ihren Magen mit übermäßigen Portionen überladen – die Hauptgründe für einen Stillstand bei der Gewichtsabnahme.

Geduld und Ausdauer haben – die vollen zwei Wochen bei der Diät bleiben, dann zwei Wochen zur Trimm-Dich-Ernährung übergehen, anschließend wieder eine der Scarsdale-Diäten aufnehmen. Mit dem Zwei-Plus-Zwei-Minus-Programm weitermachen, bis Sie bei Ihrem Idealgewicht angelangt sind.

F: *Ich nehme harntreibende Pillen gegen hohen Blutdruck, und mein Arzt hat mir geraten, täglich Orangensaft zu trinken; verdirbt das nicht meinen Diäterfolg?*

A: Der Kaliumverlust, der hin und wieder als Folge der Einnahme von Diuretika oder harntreibenden Mitteln auftritt, läßt sich leicht durch viele kaliumreiche Nahrungsmittel ausgleichen, die wir aufgeführt haben. Für Sie ist es vollkommen ungefährlich und richtig, etwas Orangensaft zu trinken, falls wirklich nötig.

F: *Ich habe das Rauchen aufgegeben und stelle nun fest, daß ich andauernd am Knabbern bin; ich kann mich einfach nicht bremsen. Sollte ich wieder anfangen zu rauchen?*

A: Nicht wieder anfangen zu rauchen. Ich würde vorschlagen, Sie verwenden eine falsche Zigarette als Beruhigungsmittel, bis Sie die Gewohnheit losgeworden sind, etwas im Mund zu haben. Auch das Knabbern von Karotten und Sellerie kann helfen.

F: *Ich sollte aufhören zu rauchen, aber stimmt es nicht, daß jeder, der aufhört zu rauchen, eine Menge zunimmt?*
A: Nein, es stimmt nicht, daß jeder, der aufhört zu rauchen, zunimmt. Wenn man der Meinung ist, aus Nervosität zu knabbern, zu den empfohlenen Imbissen greifen, die stets parat sein sollten, um dieser Gewohnheit Herr zu werden.

F: *Ich verbringe viel Zeit in der Küche, um für meine große Familie zahlreiche schwere und fette Gerichte zu kochen; wie kann ich mich vom Probieren abhalten und mich damit davor schützen, meine Diät zu verderben?*
A: Alles kosten, aber nichts essen, wie ich dem bereits erwähnten Verleger geraten habe.

F: *Meine einzige Entspannung vom Streß im Geschäftsleben finde ich durch fettes Essen; was kann ich dagegen tun?*
A: Versuchen Sie die Liste der Scarsdale-Feinschmeckerdiät oder der internationalen Scarsdale-Diät, um zu sehen, ob Ihnen dies hilft. Es gibt keinen Grund, warum Sie auf exotisches, schmackhaftes Essen verzichten sollten. Es darf nur einfach nicht joulereich sein.

F: *Wenn Mitglieder meiner Familie Essen auf ihren Tellern lassen, kann ich nicht widerstehen: Ich muß einfach ihre Reste aufessen, da ich Gutes nicht umkommen lassen möchte; irgendeinen Rat, um mir zu helfen?*
A: Der Zwang, einen Teller völlig leerzuessen, ist ein häufiges Übel. Es ist wirklich eine sehr schlechte Angewohnheit, die man sich nur mit enormer Willenskraft abgewöhnen kann. Ich würde jeden auffordern, immer etwas auf dem Teller zu lassen.

F: *Tagsüber befolge ich die Diät ohne große Schwierigkeiten, doch beim Abendessen tischt mir meine Frau eine schwere, selbstge-*

machte Nachspeise auf, und ich kann nicht widerstehen. Wie kann ich ›Nein‹ zu ihr sagen, ohne sie zu verletzten?

A: Es ist keine einfache Sache, eine schwere, selbstgemachte Nachspeise zu bereiten. Versuchen Sie Ihrer Frau zu erklären, warum Sie es vorziehen würden, wenn sie eines der schmackhaften, joulearmen Desserts zubereitete, die wir bei den verschiedenen Scarsdale-Diäten angegeben haben (nach Ihren zwei Wochen der Scarsdale-Grunddiät).

F: *Nach einer Woche Diät und Gewichtsverlust entdecke ich kleine Flecke und Risse auf der Zunge – sind sie darauf zurückzuführen, daß ich Diät halte?*

A: Es ist ohne weiteres möglich, daß Risse und Flecke auf Ihrer Zunge die Folge einer Allergie gegen eines der Nahrungsmittel sind, die Sie essen. Finden Sie dies heraus. Sind Sie im übrigen auch sicher, daß diese ›kleinen Flecke und Risse‹ nicht schon da waren, bevor Sie mit der Diät angefangen haben, und daß Sie sie nicht nur als Einbildung zitieren?

F: *Mindestens einmal am Tag habe ich das Gefühl, daß ich zusammenbreche, wenn ich nicht etwas mit richtigem Zucker esse; können Sie einen Ersatz vorschlagen, der mich zufriedenstellt?*

A: Es ist tatsächlich möglich, daß Sie Ihren Körper an den Bedarf von Zucker gewöhnt haben. Ich bin sicher, daß dieses unerfreuliche Symptom abklingt, wenn Sie etwas Obst der Saison essen – es enthält eine Zuckerform namens Fructose.

F: *In den drei Wochen Rekonvaleszenz nach einer schweren Krankheit habe ich viel gegessen und zugenommen – ist es für mich ungefährlich, Ihre Diät zu machen, um mein Gewicht zu reduzieren?*

A: Es ist nicht nur ungefährlich, wieder zu Ihrer Diät zurückzukehren – es ist höchst wünschenswert!

F: *Ich bin mit Ihrer Diät gut vorangekommen, habe aber Verstopfung bekommen; um dem abzuhelfen, habe ich sehr viel ballaststoffreiche Nahrung gegessen, wodurch ich allerdings auch zugenommen habe; wie kann ich mit diesem Problem fertigwerden?*

A: Wegen faserstoffreicher Nahrung, die Sie benötigen, um Verstopfung entgegenzuwirken, müssen Sie nicht unbedingt zunehmen. Sehen Sie sich im Medizinischen Anhang die Liste empfohlener Nahrungsmittel für dieses Leiden an. Wenn man älter wird, ist das Bedürfnis nach einem täglichen Abführmittel nicht ungewöhnlich. Ich habe Patienten, die über 30 Jahre lang jeden Tag eine Sennaaufbereitung eingenommen haben, dies mit sehr befriedigenden Ergebnissen.

F: *Gewichtstabellen zufolge habe ich 14 kg Übergewicht, aber ich fühle mich phantastisch – warum sollte ich also mein Gewicht reduzieren?*
A: 14 kg Übergewicht – das ist ein enormes Risiko. Ich habe nicht die geringsten Zweifel, daß Sie sich noch ›phantastischer‹ fühlen werden, wenn Sie bis zu einem angemessenen Gewicht abnehmen.

F: *Mein Mann warnt mich, daß ich durch Abnehmen geschwächt würde und daß ich bei einem Haus voller Kinder bei Kräften bleiben müsse; hat er recht?*
A: Durch Fettleibigkeit ist es noch nie einfacher gewesen, sich um einen Haushalt und um einen Haufen schreiender Kinder zu kümmern. Schlank und in Form bleiben Sie länger kräftig.

F: *Ich wollte Diät halten, aber mein Chef meint: »Lassen Sie das lieber, einen Dicken mag jeder.« Sind Sie auch dieser Ansicht?*
A: Ich würde mich vor dem Rat Ihres Chefs in acht nehmen. Hoffentlich ist sein Urteil in geschäftlichen Angelegenheiten besser. Was man heutzutage bewundert, ist der schlanke, kräftige, gutgekleidete Mensch.

F: *Ich habe die Diät angefangen, als ich 64 kg wog, und als Ziel 54 kg angestrebt. Ich freue mich sehr, daß ich nun bei 57 kg bin, aber nachdem ich nun vier Tage wieder die Scarsdale-Diät mache, hat sich mein Gewicht bei 56 kg stabilisiert. Eine Freundin meint, dies käme von ›Flüssigkeitsverhaltung‹. Was soll ich tun, um mein Ziel zu erreichen?*
A: Es ist durchaus möglich, daß bei Ihnen eine leichte Flüssigkeitsverhaltung vorliegt, was nicht ungewöhnlich ist. Besprechen Sie dies mit Ihrem Arzt, der wahrscheinlich ein Diuretikum (harntreiben-

des Mittel) verschreibt, durch das dieses Problem sofort gelöst wird. Vermutlich werden Sie die restlichen 2 kg Übergewicht durch ein Diuretikum oder dadurch verlieren, daß Sie noch eine Woche bei der Scarsdale-Diät bleiben.

F: *Ich bin 46 Jahre alt, und einige meiner Freunde joggen und laufen täglich zur körperlichen Bewegung. Ist es in Ordnung, wenn ich mich ihnen anschließe?*

A: Bei Ihrem Alter rate ich von täglichem Jogging nachdrücklich ab. Bei Menschen über 40 ist es nicht ungewöhnlich, wenn als Folge dieser Tätigkeit Knie- und sonstige Fuß- und Beinbeschwerden entstehen. Außerdem müßten Sie eine Stunde lang joggen, um 2512 Joule (600 Kalorien) zu verbrauchen. Es ist viel einfacher, durch eine richtige Diät abzunehmen. Eingehende Untersuchungen haben ergeben, daß pro Tag annähernd 1256 Joule (300 Kalorien) durch irgendeine Form körperlicher Aktivität verbraucht werden sollten. Spaziergehen, Schwimmen, Golf und Tennis sind gute Möglichkeiten.

F: *Ich bin sehr dick und nehme nun endlich mit Freuden ab. Ich schlafe nachts etwa 10 Stunden und halte jeden Nachmittag ein Nickerchen. Man hat mir nahegelegt, daß ich schneller abnehme, wenn ich weniger schlafe. Sind Sie der gleichen Meinung?*

A: Ich habe nicht genügend Informationen über Ihr Alter, Ihre Beschäftigung und sonstige Dinge, um Ihre Frage vernünftig zu beantworten. Ich empfehle häufig ein Nachmittagsschläfchen für sehr beschäftigte, über 60 Jahre alte Beamte, Direktoren usw. 10 Stunden Schlaf sind ziemlich viel, aber es gibt Menschen, die soviel brauchen. Die erforderliche Menge Schlaf ist eine sehr individuelle Angelegenheit, aber es steht außer Frage, daß Sie mehr Joule verbrauchen, wenn Sie auf und aktiv sind, als wenn Sie schlafen.

F: *Ich nehme mit Ihrer guten Diät ab, aber nicht so schnell, wie ich gern möchte. Vielleicht arbeitet mein Stoffwechsel fehlerhaft. Könnte das den raschen Gewichtsverlust verhindern, an dem meine Freunde sich bei Ihrer Diät erfreuen?*

A: Es ist durchaus möglich, daß bei Ihnen eine Stoffwechsel- oder Drüsenerkrankung vorliegt (befällt nur etwa 5%). Ihr Hausarzt kann Ihnen bei der Lösung dieses Problems sehr leicht helfen.

F: *Mit Ihrer großartigen Diät verliere ich Pfunde und Zentimeter. Würde ich durch täglichen anstrengenden Sport rascher abnehmen?*
A: Für die jungen Leute ist anstrengende körperliche Bewegung in Ordnung. Für jemanden im Alter von 40 und darüber empfehle ich es nur dann, wenn der Betreffende in guter Form und an diese Art von Aktivität gewöhnt ist. Ich glaube auch, daß es wichtig ist, Sportarten zu vermeiden, die riesige Muskelmassen aufbauen, es sei denn, man übt eine Tätigkeit aus, die eine ungewöhnliche Muskelkraft erfordert. Genießen Sie Ihre sportlichen Übungen, aber gehen Sie jenen Sportarten nach, die Ihnen Erfüllung verleihen.

F: *Haben Sie persönlich je ein Gewichtsproblem gehabt, und wenn ja, wie sind Sie damit fertiggeworden?*
A: Ich habe nie ein ernsthaftes Gewichtsproblem gehabt. Aber ich weiß, daß ich leicht zunehmen kann, wenn ich mich nicht an die Richtlinien der Trimm-Dich-Ernährung halte. Ich wiege mich täglich, um zu sehen, wieviel ich mogeln kann. Praktisch jeden Tag lasse ich mir das Alternativ-Mittagessen der Scarsdale-Diät schmecken.

F: *Wenn ich bei meiner zweiten Runde der Scarsdale-Diät die Feinschmecker- und Spardiät oder die vegetarische und internationale Diät einsetze, kann ich die Diäten dann jeden Tag abwechselnd machen, sofern ich möchte?*
A: Ja, aber setzen Sie stets denselben Tag ein – zum Beispiel Vegetarischer Montag für Feinschmecker-Montag usw.

F: *Zum Frühstück habe ich nie viel essen können; kann ich meine zum Frühstück vorgesehene Scheibe Proteinbrot auch zwischen den Mahlzeiten oder zu einer anderen Mahlzeit essen?*
A: Durchaus in Ordnung.

F: *Mit Ihrer Diät habe ich 10 kg abgenommen; auch eine sehr schlimme Schuppenflechte, an der ich 16 Jahre lang litt, bin ich während der Diät losgeworden; ist dies üblich?*
A: Diätpatienten haben berichtet, daß Hautprobleme verschwunden sind, während sie eine Menge überflüssige Pfunde abgenommen haben; es kann – muß aber nicht unbedingt – an der Diät gelegen haben.

F: *Ich war ein dicker Säugling, und ich habe gelesen, daß Menschen ›Fettzellen‹ ansammeln und ihr Gewicht nicht reduzieren können; läßt sich dieses Problem mit der Scarsdale-Diät lösen?*

A: Vielen fettleibigen Menschen – ob sie nun übermäßige ›Fettzellen‹ haben oder nicht – ist es gelungen, ihr Übergewicht mit der Diät zu verlieren.

F: *Mein Mann sagt, er sei ›von Natur aus dick‹ und könne daher nicht abnehmen; stimmt das?*

A: Ich hege bei jedem Zweifel, der ›von Natur aus dick‹ ist, da ich so viele Menschen gesehen habe, die ihr Leben lang dick gewesen sind und die sich dann mit den Scarsdale-Diäten in Form gebracht haben. Wenn das Übergewicht bei Ihrem Mann durch eine Stoffwechselstörung oder ein anderes Problem bedingt ist, sollte sein Arzt in der Lage sein, dies unter Kontrolle zu bringen.

F: *Heißen Sie es gut, faserstoffreiche Nahrungsmittel zu essen?*

A: Faserstoffreiche Nahrungsmittel sind ausgezeichnet, aber einige haben einen hohen Joulegehalt; sie besitzen keine magischen Eigenschaften. Siehe ›Faserstoffreiche Nahrungsmittel und Ballaststoffe – Richtlinien für gute Verdauung‹ in Zusammenhang mit ›Obstipation‹ im Medizinischen Anhang.

F: *Meine heranwachsende Jüngste ist 14 und ziemlich übergewichtig; ist es in Ordnung, wenn sie die Scarsdale-Diät macht?*

A: Ich sehe es lieber, daß Kinder und Heranwachsende unter der persönlichen Aufsicht ihres Arztes Diät halten.

F: *Während ich heranwuchs, war meine ganze Familie stets übergewichtig; wie kann ich verhindern, daß meine Kinder diesem Muster folgen?*

A: Indem Sie ein gutes Beispiel sind. Vernünftige Mahlzeiten zubereiten. Sich schlank und fit halten. Nicht darauf bestehen, daß die Teller leergegessen werden müssen.

F: *Wenn ich in zwei Wochen bei der Scarsdale-Diät 10 kg abnehme, werde ich dadurch nicht schwach und müde?*

A: Nein, ganz im Gegenteil. 10 kg Übergewicht zu verlieren, erhöht

Energie und Ausdauer – so, als würden Sie eine 10 kg schwere Einkaufstasche absetzen, die Sie einen langen Weg getragen haben.

F: *Ich habe gehört, daß man durch Sex mehr Joule als durch sonst irgend etwas verbraucht; stimmt das?*
A: Amüsieren Sie sich, aber erwarten Sie nicht, durch Sex dünn zu werden, wenn Sie übergewichtig sind. Sex ist prima, aber wenn Sie hinterher einen kleinen Apfel essen, sind alle Joule wieder zurück!

F: *Ich habe meine überflüssigen Pfunde mit der Scarsdale-Diät verloren, aber ich bin jetzt gerade von einem wunderbaren Urlaub zurückgekommen, in dem ich 5 kg zugenommen habe; was tue ich nun?*
A: Ich freue mich, daß Sie Ihren Urlaub genossen haben. Nun machen Sie sofort wieder die Scarsdale-Diät.

F: *Können Sie eine Diät empfehlen, die gegen Krebs vorbeugt?*
A: Kurz gesagt: Unter Ärzten wird zunehmend die Meinung vertreten, daß verschiedene Arten von Krebs sich möglicherweise mit schlechten Ernährungsgewohnheiten in Verbindung bringen lassen. Ein Wissenschaftler des National Cancer Institute (Nationales Krebs-Institut) erklärte, daß annähernd 100 000 durch Krebs verursachte Todesfälle in Amerika, 30 bis 40 % der jährlichen Gesamtsumme, durch Gewohnheitsänderungen in bezug auf Rauchen, Trinken und Essen hätten verhindert werden können... desgleichen 5000 Todesfälle durch Brustkrebs jährlich, wenn Amerikanerinnen weniger gesättigte Fette essen würden. Es ist die übereinstimmende Meinung vieler Spezialisten auf dem Gebiet der Krebsforschung, daß ein fett-, kohlenhydrat- und cholesterinarmes Ernährungsschema die Krebsgefahr für den Menschen senken kann. Das ist die Art von Ernährung, die in diesem Buch durchweg empfohlen wird; allerdings machen wir nicht geltend, daß man mit dieser Ernährung Krebs verhindert. Intensive vom National Cancer Institute und vielen anderen durchgeführte Forschungsarbeit läßt darauf hoffen, daß die Verbindung zwischen Krebs, Ernährung und speziellen Ernährungsrichtlinien aufgedeckt werden. Doch momentan kenne ich keine wirksame Diät zur Verhütung von Krebs.

F: *Ist es schwieriger, abzunehmen, nachdem man ein Baby bekommen hat?*
A: Nicht unbedingt, aber manche Frauen meinen, es sei schwieriger. Sie können sich wieder in Form bringen, indem Sie sich an die Diät halten – als Beispiel dieser Brief einer mir unbekannten Dame: »Nachdem ich vor einem Jahr mein Baby bekam, war ich entsetzt, daß mein Gewicht 68 kg betrug... Ich hatte nie mehr als 54 kg gewogen. Ich probierte andere Diäten, war ständig hungrig und nach acht Monaten erst bei 61 kg angelangt. Ich entdeckte die Scarsdale-Diät. In zwei Wochen war ich auf 54 kg – und da bleibe ich auch!«

F: *Ist es für mich in Ordnung, auch in Zukunft jederzeit wieder die Scarsdale-Diät zu machen, wenn ich Übergewicht bekomme?*
A: Auf jeden Fall (beraten Sie sich aber stets mit Ihrem Arzt, um sich zu vergewissern, daß sich in Ihrem Gesundheitszustand nichts verändert hat). Ich habe Patienten gehabt, die, wenn es nötig gewesen ist, fast 20 Jahre lang immer wieder zur Diät zurückgekehrt sind, dies mit erfreulichem Erfolg.

XIV Besondere Informationen zu Ihrer Hilfe

Während Sie Ihr Ziel ›Schlankheit auf Lebenszeit‹ verfolgen, werden Sie einige der Tabellen und speziellen Informationen in diesem Kapitel als nützlich empfinden.

Die folgende Tabelle gibt *ungefähr* an, wieviel Joule (Kalorien) – Energieeinheiten – vom Körper während *einer halben Stunde Grundaktivität* verbraucht werden. Wegen der vielen individuellen Unterschiede können die Zahlen nicht genau sein, aber als allgemeine Richtlinien dienen.

Man hat festgelegt, daß der Durchschnittsmensch mindestens 1256 Joule (300 Kalorien) pro Tag bei einer Tätigkeit wie Spazierengehen, Golf oder Tennis verbrauchen sollte, um sich fit zu halten. Es ist außerordentlich schwierig, durch Sport und körperliche Bewegung bedeutend abzunehmen. Durch eine halbe Stunde schnelles Radfahren verbraucht man zum Beispiel 837–1172 Joule (200–280 Kalorien), die Sie sofort wieder aufnehmen, wenn Sie eine Portion Eis oder ein Stück Eistorte essen.

Tabelle 2. **Jouleverbrauch (Kalorienverbrauch)**
bei verschiedenen Tätigkeiten und Sportarten

TÄTIGKEIT/ KÖRPERLICHE BEWEGUNG	FRAU, 54 kg Joule	(Kalorien)	MANN, 73 kg Joule	(Kalorien)
Anstreichen (Wände, Möbel)	544– 628	(130–150)	628– 753	(150–180)
Anziehen, Ausziehen	126– 209	(30– 50)	147– 251	(35– 60)
Autofahren	209– 251	(50– 60)	251– 314	(60– 75)
Badminton	753– 921	(180–220)	921–1088	(220–260)
Baseball	670– 837	(160–200)	837–1005	(200–240)
Basketball	1256–1674	(300–400)	1674–2512	(400–600)
Bodenkehren	335– 419	(80–100)	377– 460	(90–110)
Bowling	335– 502	(80–120)	502– 586	(100–140)
Bügeln	251– 335	(60– 80)	293– 377	(70– 90)
Büroarbeit, aktiv	293– 544	(70–130)	377– 628	(90–150)
Eislaufen, kraftvoll	837–1256	(200–300)	1047–1465	(250–350)
Fußball	1047–1465	(250–350)	1465–1674	(350–400)
Gartenarbeit, aktiv	502– 586	(120–140)	586– 753	(140–180)
Geigespielen	293– 419	(70–100)	377– 544	(90–130)

TÄTIGKEIT/ KÖRPERLICHE BEWEGUNG	FRAU, 54 kg Joule	(Kalorien)	MANN, 73 kg Joule	(Kalorien)
Geschirrspülen (mit der Hand)	251– 377	(60– 90)	335– 460	(80–110)
Golf, ohne Wagen	419– 586	(100–140)	544– 712	(130–170)
Golf, mit Wagen	293– 377	(70– 90)	335– 460	(80–110)
Gymnastik, gemäßigt	586– 712	(140–170)	753– 921	(180–220)
Gymnastik, kraftvoll	837–1047	(200–250)	1047–1465	(250–350)
Handball	837–1465	(200–350)	1256–1674	(300–400)
Hausarbeit, aktiv	335– 544	(80–130)	460– 670	(110–160)
Hockey (Rasen- und Eishockey)	1047–1465	(250–350)	1256–1674	(300–400)
Jogging (leichtes Laufen)	837–1047	(200–250)	1047–1256	(250–300)
Kanufahren	419– 628	(100–150)	544– 753	(130–180)
Klavierspielen	335– 544	(80–130)	419– 628	(100–150)
Kochen, aktiv	251– 377	(60– 90)	335– 460	(80–110)
Lesen	63– 84	(15– 20)	84– 105	(20– 25)
Liegen, Sitzen, Ruhen	63– 84	(15– 20)	84– 105	(20– 25)
Maschineschreiben	335– 419	(80–100)	377– 460	(90–110)
Nähen	105– 126	(25– 30)	126– 147	(30– 35)
Polieren (Möbel, Auto)	335– 502	(80–120)	377– 628	(90–150)
Radfahren, langsam	419– 502	(100–120)	502– 586	(120–140)
Radfahren, schnell	837– 963	(200–230)	1172–1340	(280–320)
Reiten	586– 670	(140–160)	670– 837	(160–200)
Rennen	1256–1674	(300–400)	1674–2093	(400–500)
Rudern, kräftig	1256–1674	(300–400)	1674–2093	(400–500)
Sägen (Holz)	1047–1256	(250–300)	1256–1674	(300–400)
Schreiben	105– 335	(25– 80)	126– 419	(30–100)
Schwimmen, gleichmäßig	827–1256	(200–300)	1256–1647	(300–400)
Singen	147– 167	(35– 40)	167– 251	(40– 60)
Skilaufen, kraftvoll	837–1256	(200–300)	1047–1465	(250–350)
Spazierengehen, langsam	335– 419	(80–100)	377– 502	(90–120)
Spazierengehen, schnell	586– 670	(140–160)	670– 753	(160–180)
Squash	753–1005	(180–240)	1047–1674	(250–400)
Staubwischen, kraftvoll	335– 419	(80–100)	335– 460	(80–110)
Stehen, entspannt	84– 105	(20– 25)	105– 126	(25– 30)
Tanzen, langsam	419– 544	(100–130)	544– 712	(130–170)
Tanzen, schnell (Rock 'n' Roll, Disco)	837–1674	(200–400)	1047–2093	(250–500)

TÄTIGKEIT/ KÖRPERLICHE BEWEGUNG	FRAU, 54 kg Joule	(Kalorien)	MANN, 73 kg Joule	(Kalorien)
Tennis, Amateur	753– 921	(180–220)	1047–1172	(250–280)
Tischtennis	628– 753	(150–180)	837–1047	(200–250)
Treppensteigen	544– 670	(130–160)	670– 795	(160–190)
Volleyball	753– 921	(180–220)	921–1172	(220–280)
Zimmern, ähnliche Handwerksarbeiten an der Werkbank	502– 586	(120–140)	586– 753	(140–180)

Wenn Sie sich mit Tätigkeiten befassen, die in der Tabelle nicht genannt sind, können Sie den etwaigen Jouleverbrauch dadurch ausrechnen, daß Sie sich die Zahlen einer vergleichbaren Tätigkeit anschauen. Wie kraftvoll Sie persönlich eine Tätigkeit ausüben, steht in engem Zusammenhang damit, wieviel Joule Sie verbrauchen.

Es folgt eine Tabelle, die Ihnen die Joulemenge anzeigt, die Sie täglich verbrauchen können, um Ihr Gewicht zu halten, ausgehend von der Normalstufe für Ihre Körpergröße und Ihr Geschlecht (natürlich spielen auch Ihr Körperbau und die Menge und Art der körperlichen Bewegung eine Rolle dabei, wieviel Sie verbrauchen können, ohne zuzunehmen).

Tabelle 3. **Idealgewicht** und entsprechende Joulezufuhr (Kalorienzufuhr) zur Stabilisierung des Gewichts (in bezug auf die Körpergröße; unbekleidet)

Größe in cm	FRAUEN Gewicht in kg	Tägliche Joule (Kalorien)	MÄNNER Gewicht in kg	Tägliche Joule (Kalorien)
147	41–44	4521–4898 (1080–1170)	43–48	5170–5718 (1235–1365)
150	42–46	4667–5128 (1115–1225)	44–49	5337–5881 (1275–1405)
153	43–48	4772–5274 (1140–1260)	45–50	5442–6049 (1300–1445)
156	44–49	4877–5421 (1165–1295)	48–53	5714–6363 (1365–1520)

Größe in cm	FRAUEN Gewicht in kg	FRAUEN Tägliche Joule (Kalorien)	MÄNNER Gewicht in kg	MÄNNER Tägliche Joule (Kalorien)
158	45–50	5023–5588 (1200–1335)	50–56	5986–6530 (1430–1560)
160	48–54	5233–5923 (1250–1415)	52–58	6258–6970 (1495–1665)
163	50–56	5526–6174 (1320–1475)	54–60	6530–7242 (1560–1730)
166	51–58	5630–6342 (1345–1515)	57–63	6802–7514 (1625–1795)
168	53–59	5881–6530 (1405–1560)	59–65	7074–7786 (1690–1860)
170	54–61	6028–6739 (1440–1610)	60–68	7242–8058 (1730–1925)
173	57–63	6279–6991 (1500–1670)	62–69	7451–8330 (1780–1990)
176	59–65	6530–7242 (1560–1730)	65–72	7786–8644 (1860–2065)
178	61–68	6781–7493 (1620–1790)	67–74	8058–8916 (1925–2130)
180	64–70	7032–7744 (1680–1850)	69–76	8267–9146 (1975–2185)
183	65–72	7242–7932 (1730–1895)	70–78	8435–9314 (2015–2225)
186			74–81	8874–9733 (2120–2325)
188			76–83	9084–9963 (2170–2380)
190			77–85	9251–10235 (2210–2445)
193			78–88	9356–10612 (2235–2535)
196			81–90	9691–10779 (2315–2575)
198			84–93	10067–11218 (2405–2680)

Notieren Sie hier Ihr angestrebtes Idealgewicht: _____ kg
Notieren Sie hier Ihre erlaubte tägliche Joulemenge (Kalorienmenge)
_____ Joule (Kalorien)

Nährwertzusammensetzung bei Nahrungsmitteln – Joule – Eiweiß – Fett – Kohlenhydrate

Die folgenden Tabellen sind eine zuverlässige allgemeine Richtschnur für das, woraus sich die meisten der von Zeit zu Zeit von vielen Menschen verbrauchten Nahrungsmittel zusammensetzen. Da Nahrungsmittel sich in mancher Hinsicht voneinander unterscheiden und abweichen, stimmen die Angaben bei jedem Beispiel nur ungefähr, sind also nicht hundertprozentig genau. Die Zahlen sind in erster Linie von Tabellen des U. S. Department of Agriculture (Landwirtschaftsministerium) übernommen und eher der Klarheit halber auf- bzw. abgerundet worden, als bis auf die Kommastelle genau angegeben.

Bei der Scarsdale-Diät und den Nachfolgeprogrammen zählen Sie keine Joule, da Sie sich nach den einfachen Menüs richten (für die man täglich in etwa unter 4186 Joule – 1000 Kalorien – veranschlagt). Anhand dieser Tabellen können jedoch diejenigen von Ihnen, die interessiert oder neugierig sind, die Joule der meisten Nahrungsmittel und Getränke nachprüfen. Ihre beste Richtschnur ist Ihr tägliches Gewicht auf der Waage.

Tabelle 4. **Nährwerttabellen**

Nahrungsmittel: Portion	Joule	(Kalorien)	Eiweiß in g	Fett in g	Kohlenhydrate in g
FLEISCH UND GEFLÜGEL					
Bacon (Frühstücksspeck), knusprig gebraten und abgetropft: 2 dünne Scheiben	398	(95)	5	8	1
Brieschen:					
Kalb, gekocht: 100 g	703	(168)	32,5	3	0
Lamm, gekocht: 100 g	733	(175)	28	6	0
Rind, gekocht: 100 g	1340	(320)	26	23	0

Nahrungsmittel: Portion	Joule	(Kalorien)	Eiweiß in g	Fett in g	Kohlenhydrate in g
Fleischwaren:					
Cervelat: 100 g	1285	(307)	18,5	24,5	1,5
Kalbsleberwurst: 100 g	1335	(319)	15	27,5	2,5
Leberwurst, grob: 100 g	1335	(319)	15	27,5	2,5
Luncheon Meat (Fleischpastete), gekochter Schinken: 100 g	980	(234)	19	17	0
Mettwurst: 100 g	1160	(277)	13,5	23,5	3,5
Salami: 100 g	1883	(450)	24	38	1
Schweinswürstchen, gekocht: 100 g	1993	(476)	18	44	Spuren
Frankfurter Würstchen, gekocht: 100 g	1273	(304)	12,5	27	1,5
Hähnchen:					
Brathähnchen (Poulet): Fleisch und Haut, gegrillt, ohne Knochen: 100 g	904	(216)	28	11	0
Helles Fleisch, ohne Haut: 100 g	695	(166)	31,5	3,5	0
Dunkles Fleisch, ohne Haut: 100 g	737	(176)	28	6	0
Poularden und Junghühner: Fleisch und Haut, gebraten: 100 g	1038	(248)	27	14,5	0
Nur Fleisch, gebraten: 100 g	766	(183)	29,5	6	0
Hähnchenfleisch aus der Dose, ohne Knochen: 100 g	712	(170)	25	7	0
Geflügellebern, in Wasser gedünstet: 100 g	691	(165)	26,5	4,5	3
Kalbfleisch:					
Stück aus Keule, Rücken, Schulter, mittelfest, gesäubert, gebraten (86% Mageres, 14% Fett): 100 g	904	(216)	28,5	10,5	0
Kalbskotelett ohne Knochen, gegrillt: 100 g	774	(185)	23	9	4
Kaninchen, gekocht, gedämpft: 100 g	904	(216)	29	10	0

Nahrungsmittel: Portion	Joule	(Kalorien)	Eiweiß in g	Fett in g	Kohlenhydrate in g
Lammfleisch:					
Keule: gekocht, gebraten (83% Mageres, 17% Fett): 100 g	1168	(279)	25	19	0
Ausgelöstes mageres Fleisch, gebraten: 100 g	779	(186)	28,5	7	0
Rücken: mit gegrillten Koteletts (72% Mageres, 25% Fett): 100 g	1226	(293)	16,5	25	0
Ausgelöste magere Koteletts, gegrillt: 100 g	787	(188)	28	7,5	0
Schulter: gekocht, gebraten (74% Mageres, 26% Fett): 100 g	1415	(338)	21,5	27	0
Ausgelöstes mageres Fleisch: 100 g	858	(205)	27	10	0
Rindfleisch:					
Rindfleisch vom Bug usw. zum Kochen und Schmoren, mit Fettanteil: 100 g	1197	(286)	27	19	0
Mageres: 100 g	820	(196)	31	7	0
Rindfleisch aus der Hohen Rippe und von der Schulter, ohne Zugabe von Flüssigkeit geschmort, mit Fettanteil: 100 g	1905	(455)	19	42	0
Mageres: 100 g	975	(233)	27	14	0
Rindfleisch aus der Ober- und Unterschale und aus der Kluft, mit geringem Fettanteil: 100 g	1072	(256)	27	16	0
Mageres: 100 g	762	(182)	29	5,5	0
Steak, gegrillt, relativ fett wie z. B. Sirloin, mit Fettanteil: 100 g	1612	(385)	23	31,5	0
Ausgelöstes mageres Fleisch: 100 g	841	(201)	31,5	7	0
Porterhouse: 57% Mageres, 43% Fett: 100 g	1946	(465)	19,5	42	0
Ausgelöstes mageres Fleisch: 100 g	938	(224)	30	10,5	0

Nahrungsmittel: Portion	Joule	(Kalorien)	Eiweiß in g	Fett in g	Kohlenhydrate in g
T-Bone-Steak: 56% Mageres, 44% Fett: 100 g	1980	(473)	19,5	43	0
Ausgelöstes mageres Fleisch: 100 g	933	(223)	30	10	0
Club Steak (aus der Hochrippe): 58% Mageres, 42% Fett: 100 g	1900	(454)	20,5	40,5	0
Ausgelöstes mageres Fleisch: 100 g	1021	(244)	29,5	13	0
Corned Beef: gekocht, mittelfett: 100 g	1557	(372)	23	30	0
Aus der Dose, mager: 100 g	774	(185)	26	8	0
Hamburger aus normalem Rinderhackfleisch, fettfrei gebraten oder gegrillt: 100 g	1197	(286)	24,5	20	0
Hamburger aus Tatar, fettfrei gebraten oder gegrillt: 100 g	904	(216)	27	11,5	0
Rinderleber, gebraten: 100 g	959	(229)	26	10,5	5,5
Ohne Fett zubereitet oder roh: 100 g	586	(140)	20	4	5,5
Rinderzunge: gekocht, gedünstet: 100 g	1021	(244)	21,5	17	0
Aus der Dose oder in Essig eingelegt: 100 g	1118	(267)	19	20	Spuren
Schweinefleisch: frisch:					
Relativ fettfreie Stücke aus Keule (Schinken), Schulter, Karbonade oder Kotelettstrang, gekocht, gebraten (77% Mageres, 23% Fett): 100 g	1561	(373)	22,5	30,5	0
Ausgelöstes Mageres: 100 g	988	(236)	28	13	0
Schweinebraten, ohne Zugabe von Flüssigkeit im Ofen geschmort, mit Fettanteil: 100 g	1298	(310)	21	22	0
Mageres: 100 g	733	(175)	20	10	0
Schweinekotelett mit Knochen: 100 g	1088	(260)	16	21	0

Nahrungsmittel: Portion	Joule	(Kalorien)	Eiweiß in g	Fett in g	Kohlenhydrate in g
Schweinekotelett, nur das Magere: 50 g	544	(130)	15	7	0
Schweinefleisch, behandelt:					
Gekochter Schinken, relativ mager: gekocht, gebraten (84% Mageres, 16% Fett): 100 g	1210	(289)	21	22	0
Ausgelöstes Mageres: 100 g	783	(187)	25	9	0
Gekochter Schinken aus der Dose: 100 g	1201	(287)	18	12	1
Geräucherter Schinken: gekocht, gebraten (82% Mageres, 18% Fett): 100 g	1352	(323)	22,5	25	0
Ausgelöstes Mageres: 100 g	883	(211)	28,5	10	0
Truthahn:					
Gekocht, gebraten: 100 g	1110	(263)	27	16,5	0
Fleisch und Haut, gebraten: 100 g	933	(223)	32	9,5	0
Nur Fleisch, gekocht, gebraten: 100 g	795	(190)	31,5	6	0
Helles Fleisch, gekocht, gebraten: 100 g	737	(176)	33	4	0
Dunkles Fleisch, gekocht, gebraten: 100 g	850	(203)	30	8,5	0

FISCH UND SCHAL- UND KRUSTENTIERE

Alse, roh: 100 g	712	(170)	18,5	10	0
Austern, roh:					
Ostküste: 100 g	276	(66)	8,5	2	3,5
Westküste: 100 g	381	(91)	10,5	2	6,5
Gebraten: 100 g	1000	(239)	8,5	14	18,5
Barsch (Flußbarsch): 100 g	373	(89)	18	1	0
Blaufisch, roh: 100 g	490	(117)	20,5	3,5	0
Fischstäbchen, tiefgekühlt, gebraten: 100 g	737	(176)	16,5	9	6,5
Flunder, roh: 100 g	331	(79)	16,5	1	0
Forelle:					
Bachforelle, roh: 100 g	423	(101)	19	2	0
Regenbogenforelle, roh: 100 g	816	(195)	21,5	11,5	0

Nahrungsmittel: Portion	Joule	(Kalorien)	Eiweiß in g	Fett in g	Kohlenhydrate in g
Garnelen, aus der Dose, nur					
das Fleisch: 100 g	486	(116)	24	1	1
Fritiert: 100 g	942	(225)	20,5	11	10
Hecht, roh: 100 g	377	(90)	19	1	0
Heilbutt, Atlantik und Pazifik,					
gekocht, gegrillt: 100 g	716	(171)	25	7	0
Hering, roh:					
Atlantik: 100 g	737	(176)	17,5	11,5	0
Pazifik: 100 g	410	(98)	17,5	2,5	0
Aus der Dose, Tomatensauce: 100 g	737	(176)	16	10,5	3,5
Rollmops: 100 g	933	(223)	20,5	15	0
Salzhering: 100 g	913	(218)	19	15	0
Brathering: 100 g	883	(211)	22	13	0
Hummer, aus der Dose oder					
gekocht: 100 g	398	(95)	19	1,5	0,5
Kabeljau (Dorsch), gekocht					
oder gegrillt: 100 g	712	(170)	28,5	5,5	0
Stockfisch: 100 g	544	(130)	29	1	0
Kammuscheln (Jakobsmuscheln):					
Gekocht, gedämpft: 100 g	469	(112)	23	1,5	0
Tiefgekühlt, entbartet,					
gebraten, erhitzt: 100 g	812	(194)	18	8,5	10,5
Kamtschatka-Krabbe,					
Dungeness, Alaska King Crab,					
gekocht, gedämpft: 100 g	390	(93)	17,5	2	0,5
Krebs (Taschenkrebs): 100 g	297	(91)	15	0	0
Lachs (Salm):					
Atlantik, roh: 100 g	908	(217)	22,5	13,5	0
Aus der Dose, Fleisch und					
Flüssigkeit: 100 g	850	(203)	21,5	12	0
King oder Chinook aus Alaska					
und den Flüssen von					
Columbia, roh: 100 g	929	(222)	19	15,5	0
Aus der Dose, Fleisch und					
Flüssigkeit: 100 g	879	(210)	19,5	14	0
Coho, aus der Dose, Fleisch					
und Flüssigkeit: 100 g	640	(153)	21	7	0
Gekocht, gegrillt oder					
gebacken: 100 g	762	(182)	27	7,5	0
Geräuchert: 100 g	732	(176)	21,5	9,5	0

Nahrungsmittel: Portion	Joule	(Kalorien)	Eiweiß in g	Fett in g	Kohlenhydrate in g
Makrele, aus der Dose: 100 g	766	(183)	19,5	11	0
Gesalzen: 100 g	1277	(305)	18,5	25	0
Geräuchert: 100 g	917	(219)	24	13	0
Muscheln (Mies- oder Pfahlmuscheln), nur das Fleisch: 100 g	398	(95)	14,5	2	3,5
Pompano, roh: 100 g	695	(166)	19	9,5	0
Red Snapper, Gray Snapper, roh: 100 g	389	(93)	20	1	0
Rotfisch (Huchen), roh: 100 g	368	(88)	18	1	0
Sardellen, aus der Dose: 3 Filets	88	(21)	2,5	1	Spuren
Schellfisch, roh: 100 g	331	(79)	18,5	Spuren	0
Scholle, roh: 100 g	347	(83)	17	1	0
Schwertfisch, roh: 100 g	494	(118)	19	4	0
Seebarsch, schwarzer: Pochiert, ohne Fett gegrillt oder gebacken: 100 g	389	(93)	19	2,5	0
Seebarsch, weißer, roh: 100 g	402	(96)	21,5	0,5	0
Seezunge, roh: 100 g	331	(79)	16,5	1	0
Streifenbarsch, roh: 100 g	440	(105)	19	2,5	0
Thunfisch, in Öl eingelegt: Fleisch und Flüssigkeit: 100 g	1206	(288)	24	20,5	0
Abgetropftes Fleisch: 100 g	825	(197)	29	8	0
In Wasser eingelegt: 100 g	532	(127)	28	1	0
Tintenfisch, roh: 100 g	306	(73)	15,5	1	0
Venusmuscheln, roh, nur das Fleisch: 100 g	318	(76)	12,5	1,5	2
Aus der Dose, abgetropft: 100 g	410	(98)	16	2,5	2
Muschelsaft: 100 g	80	(19)	2,5	Spuren	2
Weißfisch, amerikanischer, roh: 100 g	649	(155)	19	8	0
Geräuchert: 100 g	649	(155)	20	7,5	0

Nahrungsmittel: Portion	Joule	(Kalorien)	Eiweiß in g	Fett in g	Kohlenhydrate in g

OBST UND OBSTPRODUKTE

Nahrungsmittel: Portion	Joule	(Kalorien)	Eiweiß in g	Fett in g	Kohlenhydrate in g
Ananas:					
Roh, gewürfelt: 1 Tasse	314	(75)	1	Spuren	19
Aus der Dose, in Sirup, zerdrückt: 1 Tasse	858	(205)	1	Spuren	50
In Scheiben geschnitten (Scheiben und Saft): 2	398	(95)	Spuren	Spuren	25
Aus der Dose, in eigenem Saft konserviert: 100 g	243	(58)	Spuren	Spuren	15
Ananassaft, aus der Dose: 1/4 l	502	(120)	1	Spuren	31
Apfel, roh: 1 mittelgroßer	293	(70)	Spuren	Spuren	18
Apfelmus, frisch: 1 Tasse	523	(125)	Spuren	0	32
Apfelmus, aus Dose oder Glas:					
Gezuckert: 1 Tasse	774	(185)	Spuren	Spuren	47
Ungezuckert: 1 Tasse	419	(100)	Spuren	Spuren	25
Aprikosen, roh: 125 g	251	(60)	1	Spuren	14
Aus der Dose, in sehr süßem Sirup konserviert: 1 Tasse	913	(218)	1,5	Spuren	53
Getrocknet, ungekocht; 40 kleine Hälften: 1 Tasse	1633	(390)	7,5	1	89
Gekocht, ungesüßt, Obst und Flüssigkeit: 1 Tasse	1088	(260)	5	1	62
Aprikosennektar: 1/4 l	599	(143)	1	Spuren	34
Backpflaumen:					
4 Stück à 10 g:	335	(80)	1	Spuren	10
Gekocht, ungesüßt, 17–18 Pflaumen und 5 Eßl. Flüssigkeit: 1 Tasse	1381	(330)	3	1	80
Bananen, roh: 150 g	544	(130)	2	Spuren	30,5
Birnen, roh: 1 mittelgroße	419	(100)	1	1	24
Aus der Dose, in sehr süßem Sirup konserviert, Hälften oder Scheiben: 1 Tasse	837	(200)	1	Spuren	50
Aus der Dose, in Wasser eingelegt: 1 Tasse	335	(80)	Spuren	Spuren	20
Birnennektar: 1/4 l	544	(130)	1	Spuren	33
Brombeeren, roh: 1 Tasse	356	(85)	2	1	17
Cantaloupe, roh: 1/2 Melone	167	(40)	1	Spuren	9
Datteln, getrocknet, entkernt:					
1 mittelgroße	113	(27)	Spuren	Spuren	6,5
1 Tasse	2198	(525)	4	1	120

Nahrungsmittel: Portion	Joule	(Kalorien)	Eiweiß in g	Fett in g	Kohlenhydrate in g
Erdbeeren, roh: 1 Tasse	230	(55)	1	1	11
Tiefgekühlt, in Scheiben, geschnitten, gezuckert:					
1 Tasse	1034	(247)	1	Spuren	60
Feigen, getrocknet: 1 mittelgroße	251	(60)	1	Spuren	15
Fruchtcocktail, aus der Dose, in sehr süßem Sirup konserviert, mit Flüssigkeit;					
1 Tasse	816	(195)	1	Spuren	47
Grapefruit, roh, mittelgroß:					
1 Hälfte	209	(50)	1	Spuren	12
Rohe Segmente: 1 Tasse	314	(75)	1	Spuren	18
Aus der Dose, in Wasser eingelegt: 1 Tasse	293	(70)	1	Spuren	17
Grapefruitsaft, frisch: 1/4 l	398	(95)	1	Spuren	23
Grapefruitsaft, aus der Dose:					
Ungesüßt: 1/4 l	419	(100)	1	Spuren	24
Gesüßt: 1/4 l	544	(130)	1	Spuren	32
Gefrorenes Konzentrat, mit Wasser verdünnt: 1/4 l	481	(115)	1	Spuren	28
Heidelbeeren, roh: 1 Tasse	373	(89)	1	1	19
Himbeeren, roh: 1 Tasse	293	(70)	1	0,5	16
Tiefgekühlt, gezuckert:					
1 Tasse	820	(196)	1,5	Spuren	47
Kaki (Kakipflaumen oder japanische Aprikosen), roh:					
1 mittelgroße	335	(80)	1	Spuren	20
Kirschen:					
Sauerkirschen, roh: 1 Tasse	486	(116)	2	0,5	25
Süßkirschen, roh: 1 Tasse	586	(140)	2,5	0,5	32
Limonensaft, frisch: 1 Teel.	17	(4)	Spuren	Spuren	1
Limonenkonzentrat, mit Wasser verdünnt: 1/4 l	431	(103)	Spuren	Spuren	26
Mandarinen, roh: 125 g	167	(40)	1	Spuren	10
Mandarinensaft, ungesüßt:					
1/4 l	440	(105)	1	Spuren	25
Gefrorenes Konzentrat, mit Wasser verdünnt: 1/4 l	481	(115)	1	Spuren	27
Mandarinenorangen, aus der Dose, mit Sirup: 1 Tasse	523	(125)	1	0,5	30

Nahrungsmittel: Portion	Joule	(Kalorien)	Eiweiß in g	Fett in g	Kohlenhydrate in g
Mango, roh, eßbarer Teil: 250 g	649	(155)	1,5	1	35
In Scheiben geschnitten:					
1/2 Tasse	222	(53)	0,5	0,3	12
Nektarine, roh: 1 mittelgroße	209	(50)	0,5	Spuren	12
Orangen, roh:					
Navel, Kalifornien:					
1 mittelgroße	251	(60)	2	Spuren	13
Andere Sorten: 1 mittelgr.	293	(70)	1	Spuren	17
Orangensaft, frisch:					
Kalifornien: 1/4 l	502	(120)	2	1	26
Florida: 1/4 l	419	(100)	1	Spuren	23
Ungesüßt: 1/4 l	502	(120)	2	Spuren	28
Gefrorenes Konzentrat, mit					
Wasser verdünnt: 1/4 l	460	(110)	2	Spuren	26
Papaya, roh, gewürfelt: 1 Tasse	297	(71)	1	Spuren	17
1 große	653	(156)	2	Spuren	38
Pfirsiche, roh:					
1 mittelgroßer (125 g)	138	(33)	0,5	Spuren	8
In Scheiben geschnitten:					
1 Tasse	272	(65)	1	Spuren	16
Aus der Dose, in sehr süßem					
Sirup konserviert:					
2 Hälften, 2 Teel. Sirup	402	(96)	Spuren	Spuren	24
Aus der Dose, in Wasser					
eingelegt: 1 Tasse	314	(75)	1	Spuren	19
Pfirsichnektar: 1/4 l	519	(124)	Spuren	Spuren	31
Pflaumen, roh: 60 g	126	(30)	Spuren	Spuren	7
Aus der Dose, in Sirup:					
3 Pflaumen, 2 Teel. Saft	377	(90)	Spuren	Spuren	23
Pflaumensaft: 1/4 l	774	(185)	1	Spuren	42
Preiselbeeren aus der Dose,					
gezuckert, durchgesiebt:					
1/4 l	1647	(400)	Spuren	0,5	99
Preiselbeersaft: 1/4 l	544	(130)	Spuren	Spuren	32
Rhabarber, gekocht, gezuckert: 1 Tasse	1612	(385)	1	Spuren	98
Rosinen: 1 Tasse	1934	(462)	4	Spuren	111
Traubensaft: 1/4 l	691	(165)	1	Spuren	42
Wassermelone, roh: 1 Spalte	1005	(240)	4,5	2	52
Bällchen oder Würfel:					
1 Tasse	234	(56)	1	Spuren	12

Nahrungsmittel: Portion	Joule	(Kalorien)	Eiweiß in g	Fett in g	Kohlenhydrate in g
Weintrauben, roh, grün:					
Entkernt: 1 Tasse	427	(102)	1	Spuren	27
Andere Sorten: 1 Tasse	419	(100)	1	Spuren	26
Zitronen, roh: 1 mittelgroße	84	(20)	1	Spuren	6
Zitronensaft: 1 Teel.	21	(5)	Spuren	Spuren	1
Gefrorenes Konzentrat, mit Wasser verdünnt: 1/4 l	460	(110)	Spuren	Spuren	28

GEMÜSE

Artischocken, gekocht: 100 g	184	(44)	3	Spuren	10
Artischockenherzen: 100 g	92	(22)	1	Spuren	4
Auberginen, gekocht: 1 Tasse	142	(34)	2	Spuren	7
Avocado, groß: 1 Hälfte	753	(180)	2	16,5	6
Bambussprossen, roh: 100 g	113	(27)	2,5	Spuren	5
Beete, rote (rote Rüben), gewürfelt: 1 Tasse	293	(70)	2	Spuren	16
Blumenkohl, gekocht, Röschen: 1 Tasse	126	(30)	3	Spuren	6
Bohnen, grüne (Brechbohnen): Gekocht: 1 Tasse	105	(25)	2	Spuren	6
Wachsbohnen, gekocht: 1 Tasse	92	(22)	1,5	Spuren	4,5
Limabohnen, frisch, gekocht: 1 Tasse	825	(197)	13	1	35
Limabohnen, getrocknet, gekocht: 1 Tasse	1109	(265)	15,5	1	49
Rote Kidneybohnen, gekocht: 1 Tasse	980	(234)	15	1	42,5
Bohnensprossen (Mungobohnen): Gekocht: 1 Tasse	117	(28)	3	Spuren	5
Roh: 1 Tasse	110	(26)	3	Spuren	4
Bohnensprossen (Sojabohnen): 1 Tasse	209	(50)	7	1	5
Broccoli: 1 Tasse	209	(50)	5	Spuren	8
Chicorée: 1 mittelgroße Staude	21	(5)	Spuren	Spuren	1
Chinakohl:					
Roh: 1 Tasse	63	(15)	1	Spuren	2
Gekocht: 1 Tasse	105	(25)	2	1	4
Endivie (Eskariol): 1 Tasse	42	(10)	1	Spuren	2

Nahrungsmittel: Portion	Joule	(Kalorien)	Eiweiß in g	Fett in g	Kohlenhydrate in g
Erbsen, grüne:					
Gekocht: 1 Tasse	460	(110)	8	1	19
Aus der Dose, mit Flüssigkeit: 1 Tasse	712	(170)	8	1	32
Gemüsesaft, -cocktail, aus Dose oder Flasche: 180 ccm	130	(31)	1,5	Spuren	6,5
Grünkohl, gekocht: 1 Tasse	188	(45)	4	1	8
Gurke (Salatgurke), roh:					
1 mittelgroße	67	(16)	1	Spuren	3
6 Scheiben aus der Mitte	21	(5)	Spuren	Spuren	1
Essiggurke, süß: 1 mittelgr.	611	(146)	0,5	Spuren	36,5
Essiggurke oder Dillgurke, salzig: 1 große	46	(11)	0,5	Spuren	22
Karotten, roh: 1 Tasse	84	(20)	1	Spuren	5
Gewürfelt: 1 Tasse	188	(45)	1	1	9
Kartoffeln:					
Gebacken, geschält: 1 mittelgroße	377	(90)	3	Spuren	21
Gekocht, geschält: 1 mittelgroße	440	(105)	3	Spuren	23
Pommes frites: 10 Stück	649	(155)	2	7	20
Kartoffelbrei (mit Milch): 1 Tasse	607	(145)	4	1	30
Kartoffelchips: 10 Stück	460	(110)	1	7	10
Kohl, roh, geschnetzelt: 1 Tasse	105	(25)	1	Spuren	5
Gekocht: 1 Tasse	167	(40)	2	Spuren	9
Kohlrabi, gekocht: 1 Tasse	151	(36)	2,5	Spuren	8
Kopfsalat, roh:					
Lose Blätter: 1 Kopf	126	(30)	3	Spuren	6
Fest: 1 Kopf	293	(70)	4	0,5	12,5
2 große oder 4 kleine Blätter	21	(5)	1	Spuren	Spuren
Kresse: 1 Tasse	42	(10)	1	Spuren	1,5
Kürbis:					
Aus der Dose: 1 Tasse	347	(83)	2	1	18
Sommerkürbis, gekocht:					
Gewürfelt: 1 Tasse	147	(35)	1	Spuren	8
Roh: 1 Tasse	159	(38)	2	Spuren	8
Winterkürbis, gebacken, püriert: 1 Tasse	527	(126)	3	0,5	30
Lauch, roh: 1 Tasse	435	(104)	4	0,5	22
Linsen, gekocht: 1 Tasse	887	(212)	15,5	Spuren	39,5

Nahrungsmittel: Portion	Joule	(Kalorien)	Eiweiß in g	Fett in g	Kohlenhydrate in g
Mais, gekocht: 1 mittelgroßer Kolben	272	(65)	2	1	16
Aus der Dose, mit Flüssigkeit: 1 Tasse	712	(170)	5	1	41
Okra, gekocht: 8 Schoten	126	(30)	2	Spuren	6
Oliven, grüne: 1 große	38	(9)	Spuren	1	Spuren
Reif: 1 große	54	(13)	Spuren	1,5	Spuren
Paprika, grüne: 1 mittelgroße Schote	63	(15)	1	Spuren	3
Pastinaken, gekocht: 1 Tasse	398	(95)	2	1	22
Petersilie, roh, gehackt: 1 Teel.	4	(1)	Spuren	Spuren	Spuren
Pilze, gekocht oder aus der Dose: 1 Tasse	172	(41)	4,5	Spuren	5,5
Pimiento: 1 Schote	84	(20)	1	Spuren	3
Radieschen, kleine: 4	42	(10)	Spuren	Spuren	2
Rettich: 1 mittelgroßer (100 g)	84	(20)	1	0	4
Rüben, weiße, gekocht, gewürfelt: 1 Tasse	167	(40)	1	Spuren	9
Sauerkraut, aus der Dose, abgetropft: 1 Tasse	126	(30)	2	Spuren	6
Sellerie:					
Stangensellerie, roh: 1 Stiel	21	(5)	1	Spuren	1
Gewürfelt, gekocht: 1 Tasse	84	(20)	1	Spuren	4
Sojabohnen, reif, gekocht: 1 Tasse	1160	(277)	22	11,5	21,5
Unreif, roh: 1 Tasse	1189	(284)	22	10	26
Spargel, mittelgroß, aus der Dose: 1 Stange	13	(3)	Spuren	Spuren	0,5
6 Stangen	84	(20)	2	Spuren	3
Spinat, gekocht: 1 Tasse	188	(45)	6	1	6
Süßkartoffeln (Bataten):					
Gebacken: 1 mittelgroße	649	(155)	2	1	36
Gekocht: 1 mittelgroße	712	(170)	2	1	39
Kandiert: 1 kleine	1235	(295)	2	6	60
Tomaten:					
Roh: 1 mittelgroße	126	(30)	2	Spuren	6
Gekocht oder aus der Dose: 1 Tasse	188	(45)	2	Spuren	9
Tomatensaft: ¼ l	209	(50)	2	Spuren	9
Tomatenketchup: 1 Teel.	63	(15)	Spuren	Spuren	4
Wasserkastanien, roh: 4 mittelgroße	84	(20)	Spuren	Spuren	4,5

Nahrungsmittel: Portion	Joule	(Kalorien)	Eiweiß in g	Fett in g	Kohlenhydrate in g
Zwiebeln, roh: 1 mittelgroße	209	(50)	2	Spuren	11
Gekocht: 1 Tasse	335	(80)	2	Spuren	18
Frühlingszwiebeln, ohne Röhren: 6 Stück	105	(25)	Spuren	Spuren	5

KÄSE, SAHNE, MILCH, EIER UND VERWANDTE PRODUKTE

Käse (sofern nicht anders angegeben, jeweils 30 g)					
Blue	419	(100)	6	8	0,5
Brie	398	(95)	6	8	Spuren
Camembert	356	(85)	6	7	Spuren
Cheddar	477	(114)	7	9,5	0,5
Edamer	423	(101)	7	8	0,5
Emmentaler, naturgereift, aus Rohmilch hergestellt	448	(107)	8	7,5	4
Aus pasteurisierter Milch hergestellt	398	(95)	7	7	0,5
Fontina	460	(110)	7	9	0,5
Gouda	423	(101)	7	8	0,5
Hüttenkäse: 20% Fett: 100 g	396	(94)	13,5	3,4	1,9
Limburger	389	(93)	6	8	Spuren
Monterey	444	(106)	7	8,5	Spuren
Mozzarella	335	(80)	5,5	6	0,5
Aus Magermilch hergestellt	301	(72)	7	4,5	1
Munster	435	(104)	6,5	8,5	0,5
Neufchâtel	310	(74)	3	6,5	1
Parmesan, gerieben	465	(111)	10	7,5	1
1 Teel.	96	(23)	2	1,5	Spuren
Port-Salut	419	(100)	6,5	8	Spuren
Ricotta: 1/2 Tasse	904	(216)	14	16	4
Aus Magermilch hergestellt: 1/2 Tasse	716	(171)	14	10	6,5
Romano	460	(110)	9	7,5	1
Roquefort	440	(105)	6	8,5	0,5
Schafskäse	314	(75)	4	6	1
Schichtkäse:					
10% Fett: 100 g	414	(99)	13	2	5
20% Fett: 100 g	481	(115)	12	5	4

Nahrungsmittel: Portion	Joule	(Kalorien)	Eiweiß in g	Fett in g	Kohlenhydrate in g
Speisequark:					
Magerstufe: 100 g	368	(88)	17	1	2
20% Fett: 100 g					
(2 Eßl. = 50 g)	519	(124)	13	5	6
40% Fett: 100 g					
(2 Eßl. = 50 g)	749	(179)	12	12	3
Streichschmelzkäse	343	(82)	4,5	6	2,5
Sahne:					
Saure Sahne: 1 Teel.					
saure Sahne: 10% Fett:	109	(26)	0,5	2,5	0,5
100 g	532	(127)	3	11	4
Süße Sahne: 30% Fett:					
100 g	1264	(302)	2	30	3
1 Eßl. = 15 g	188	(45)	0	5	0
Kaffeesahne: 1 Teel.	121	(29)	0,5	1,5	0,5
Coffee-mate: 1 Teel.	46	(11)	Spuren	1	1
Milch:					
Frischmilch ($^1/_4$ l):					
Buttermilch	414	(99)	8	2	12
Magermilch	360	(86)	8,7	0,2	12
1,5% Fett	523	(125)	8,2	4,0	11,7
Vollmilch, 3,7% Fett	657	(157)	8	0,9	11,5
Kondensmilch, unverdünnt,					
gesüßt: 30 ccm	515	(123)	3	3,5	21
7,5% Fett, ungesüßt:					
30 ccm	105	(25)	2,5	Spuren	3,5
10% Fett, ungesüßt:					
30 ccm	176	(42)	2	2,5	3
Magermilchpulver, fettfreie					
Bestandteile: $^1/_4$ Tasse	456	(109)	11	Spuren	15,5
Joghurt:					
Magermilchjoghurt: $^1/_4$ l	502	(120)	8	4	13
Vollmilchjoghurt: $^1/_4$ l	582	(139)	8	7,5	10,5
Eier (Hühnereier), roh oder ohne Fett gekocht und gebraten: 1 großes Ei	331	(79)	6	5,5	0,5
Eigelb von 1 großen Ei	264	(63)	3	5,5	Spuren
Eiweiß von 1 großen Ei	67	(16)	3,5	Spuren	0,5
Eipulver: 2 Teel.	251	(60)	4,5	4	0,5

Nahrungsmittel: Portion	Joule	(Kalorien)	Eiweiß in g	Fett in g	Kohlenhydrate in g
GETREIDEPRODUKTE: BROT, ZEREALIEN, KUCHEN UND GEBÄCK					
Backpulverbrötchen:					
1 mittelgroßes	578	(138)	3	6,5	17
Bran Flakes (Kleie-Frühstücksflocken, 40% Kleieanteil): 30 g	364	(87)	3	0,5	18
Brötchen: 1 normalgroßes (40–60 g)	670	(160)	5	2	31
Brot (jeweils 1 Scheibe à 25 g):					
Grahambrot	230	(55)	2	1	11
Proteinbrot (Sojabrot, Milcheiweißbrot u. ä.)	188	(45)	2,5	0	8,5
Pumpernickel	234	(56)	2	Spuren	12
Roggenbrot, hell	230	(55)	2	Spuren	12
Rosinenstuten	251	(60)	2	1	12
Vollkornbrot	230	(55)	2	1	11
Weißbrot	251	(60)	2	1	12
Französisches	243	(58)	2	0,5	11
Weizenvollkornbrot	230	(55)	2	1	11
Corn Flakes (Mais-Frühstücksflocken), angereichert:					
1 Tasse	389	(93)	2	Spuren	21
Einfach: 30 g	460	(110)	2	Spuren	24
Vorgesüßt: 30 g	481	(115)	1	Spuren	26
Cracker:					
Clubcracker: 2 Stück	188	(45)	1	1	8
Grahamcracker: 2 kleine oder 4 mittelgroße	230	(55)	1	1	10
Sesamcracker o. ä.: 2 Stück	147	(35)	1	1	6
Eiernudeln, gekocht: 1 Tasse	837	(200)	7	2	37
Graupen (Perlgraupen), ungekocht: 1 Tasse	3273	(782)	18	2	173
Hafermehl oder Haferflocken, gekocht: 1 Tasse	628	(150)	5	3	26
Hefebrötchen: 1 normalgr.	565	(135)	4	5	19
Kekse (Butter-, Mürbeteigkekse usw.): 100 g	1938	(463)	15	11	70
1 Keks	129	(31)	1	0,7	5

Nahrungsmittel: Portion	Joule	(Kalorien)	Eiweiß in g	Fett in g	Kohlenhydrate in g
Krapfen: 1 Stück	565	(135)	2	7	17
Kuchen:					
Biskuit: 1 Stück	481	(115)	3	2	22
Fruchtkuchen, dunkel:					
1 Scheibe	440	(105)	2	4	17
Hefeteig, gebacken: 100 g	1298	(310)	7	8	41
Lebkuchen: 1 Stück	753	(180)	2	7	28
Mürbeteig, gebacken: 100 g	2186	(522)	8	26	60
Napfkuchen: 1 Scheibe	670	(130)	2	7	16
Schokoladenkuchen: 1 St.	1758	(420)	5	14	70
Maisbrötchen: 1 normalgr.	649	(155)	4	5	22
Maismehl: 1 Tasse	1758	(420)	11	5	87
Makkaroni, gekocht: 1 Tasse	649	(155)	5	1	32
Melba-Toast (hauchdünner Toast): 1 Scheibe	63	(15)	0,5	Spuren	2,5
Paniermehl (Semmelbrösel): 1 Tasse	1444	(345)	11	4	65
Pfannkuchen: 1 mittelgroßer (10 cm Durchmesser)	251	(60)	2	2	8
Buchweizenpfannkuchen: 1 mittelgroßer	188	(45)	2	2	6
Pie (Auflauf):					
Apfel-, Kirschauflauf: 1 St.	1381	(330)	3	13	53
Auflauf mit Vanilleeiercreme: 1 Stück	1109	(265)	7	11	34
Kürbisauflauf: 1 Stück	1109	(265)	5	12	34
Zitronenauflauf: 1 Stück	1256	(300)	4	12	45
Pizza (Käse und Tomaten): 1/8 einer normalgroßen Pizza	753	(180)	8	6	23
Popcorn (Puffmais): 1 Tasse	230	(55)	2	1	11
Reis, gekocht:					
vorbehandelt (parboiled): 1 Tasse	858	(205)	4	Spuren	45
weißer: 1 Tasse	837	(200)	4	Spuren	44
Reisflocken, Reiscrispies, angereichert: 1 Tasse	481	(115)	2	Spuren	26
Roggenkeime: 100 g	1691	(404)	44	11	26
1 Eßl. = 8 g	134	(32)	1	1	2
Roggenknäckebrot: 1 Scheibe	159	(38)	1	0	8
Roggenmehl, Typ 815: 100 g	1524	(364)	7	1	77
Spaghetti, gekocht: 1 Tasse	649	(155)	5	1	32

Nahrungsmittel: Portion	Joule	(Kalorien)	Eiweiß in g	Fett in g	Kohlenhydrate in g
Speisestärke: 100 g	1537	(367)	0	1	87
Weizenflocken: 30 g	419	(100)	3	Spuren	23
Weizenkeime: 1 Teel.	100	(24)	12	0,5	2,5
Weizenmehl, Typ 405: 100 g	1541	(368)	11	1	74
Typ 1050: 100 g	1549	(370)	12	2	71

ZUCKER, SÜSSIGKEITEN, NÜSSE

Cashewnüsse, geröstet:					
1 Tasse	2386	(570)	15	45	26
Erdnüsse, geröstet, geschält:					
Nußkerne: 1 Tasse	3705	(885)	37	69	29
Gehackt: 1 Teel.	218	(52)	2	4	2
Erdnußbutter: 1 Teel.	389	(93)	4	8	3
Gelatinepulver: 1 Teel.	147	(35)	9	Spuren	0
Gelatinedessert:					
Einfach: 1 Tasse	649	(155)	4	Spuren	36
Mit Früchten: 1 Tasse	753	(180)	3	Spuren	42
Kokosraspeln, gesüßt: 30 g	653	(156)	1	11	15
Mandeln, geschält: 1 Tasse	3767	(900)	26	77	28
Paranüsse, geschält: 1 Tasse	4060	(970)	20	92	15
Pekannüsse, geröstet, geschält:					
Nußkerne: 1 Tasse	3181	(760)	10	74	15
Gehackt: 1 Teel.	209	(50)	1	5	1
Sorbet: 1 Tasse	984	(235)	3	Spuren	58
Süßigkeiten:					
Bonbons: 30 g	460	(110)	0	0	28
Karamellen: 30 g	502	(120)	1	3	22
Marshmellows: 30 g	398	(95)	1	0	23
Schokoladenbonbons: 30 g	607	(145)	2	9	16
Toffees: 30 g	481	(115)	Spuren	3	23
Walnüsse, geschält:					
Nußkerne: 1 Tasse	3307	(790)	17	73	18
Gehackt: 1 Teel.	209	(50)	1	4,5	1
Zucker: 30 g	460	(110)	0	0	28

Nahrungsmittel: Portion	Joule	(Kalorien)	Eiweiß in g	Fett in g	Kohlenhydrate in g

GETRÄNKE

Alkoholische Getränke:
Bier, aus Dose oder Flasche:

Normalbier: 360 ccm	628	(150)	1	0	12,5
Joulearmes Bier:	unter				
360 ccm	419	(100)	1	0	3

Branntwein: Bourbon, Brandy, Gin, irischer Whiskey, kanadischer Whisky, schottischer Whisky, Rum, Rye, Tequila, Wodka: 30 ccm, je nach Alkoholgehalt

	272– 343	(65–82)	0	0	Spuren

Weine:
Süßwein (18,8 Vol.%):

90 ccm	490	(117)	Spuren	0	6,5
Trockener Weiß- oder Rotwein (12,2 Vol.%):					
90 ccm	314	(75)	Spuren	0	3,5

Nichtalkoholische, kohlensäurehaltige Getränke:

Tonic, gesüßt: 1/4 l	297	(71)	0	0	18
Mineralwasser, ungesüßt:	0	(0)	0	0	0
Cola-Getränke: 1/4 l	373	(89)	0	0	23
Ginger Ale: 1/4 l	279	(71)	0	0	18

Sodawasser und Limonaden mit Geschmack:

Gesüßt: 1/4 l	440	(105)	0	0	27
Ungesüßt (Diätlimonaden): 1/4 l	8	(2)	0	0	Spuren
Kaffee: 1 Tasse	8	(2)	Spuren	Spuren	0,5
Tee: 1 Tasse	8	(2)	Spuren	Spuren	0,5

FETTE UND ÖLE

Butter:

250 g	6806	(1626)	2	184	Spuren
1 Eßl. = 15 g	473	(113)	0	12	0
1 Teel. = 5 g	159	(38)	0	4	0

Nahrungsmittel: Portion	Joule	(Kalorien)	Eiweiß in g	Fett in g	Kohlenhydrate in g
Fette zum Kochen:					
Margarine (Pflanzen):					
250 g	6836	(1633)	1,5	183	1
1 Eßl. = 15 g	473	(113)	0	12	0
1 Teel. = 5 g	159	(38)	0	4	0
Hühnerfett, Schinkenfett:					
1 Teel.	527	(126)	0	14	0
Schweineschmalz:					
250 g	8309	(1985)	1	220	0
1 Teel. = 5 g	519	(124)	0	14	0
Öle (Salat- oder Kochöle):					
Baumwollsamenöl,					
Distelöl (Safloröl),					
Erdnußöl, Maiskeimöl,					
Olivenöl, Sojaöl: 1 Teel.	523	(125)	0	14	0
Salatsaucen:					
Mayonnaise: 1 Teel.	460	(110)	Spuren	12	Spuren
Joulearme: 1 Teel.	251	(60)	Spuren	6	2
Roquefort-Dressing: 1 Teel.	377	(90)	1	10	0,5
Thousand Island-Dressing:					
1 Teel.	314	(75)	Spuren	8	1
Vinaigrette: 1 Teel.	251	(60)	Spuren	6	2
VERSCHIEDENES					
Bouillonwürfel: 1 Stück	21	(5)	2	Spuren	Spuren
Chilisauce: 1 Teel.	63	(15)	Spuren	Spuren	4,5
Essig: 1 Teel.	8	(2)	0	0	1
Gelees: 1 Teel.	209	(50)	0	0	13
Holländische Sauce: 1 Teel.	201	(48)	1	4	2
Honig: 1 Teel.	268	(64)	Spuren	0	17
Ketchup, Tomaten-: 1 Teel.	80	(19)	Spuren	Spuren	4
Konfitüren, Marmeladen,					
Eingemachtes: 1 Teel.	230	(55)	Spuren	Spuren	14
Schokolade:					
Bitter oder ungesüßt: 30 g	603	(144)	3	17,5	8
Gesüßt: 30 g	632	(151)	1	10	16,5
Schokoladensirup: 1 Teel.	167	(40)	Spuren	Spuren	11
Sirup: 1 Teel.	230	(55)	0	0	15

Nahrungsmittel: Portion	Joule	(Kalorien)	Eiweiß in g	Fett in g	Kohlenhydrate in g
Suppen, aus der Dose, servierbereit:					
Bohnensuppe: ¼ l	795	(190)	8	5	30
Bouillon, Kraftbrühe: ¼ l	42	(10)	2	0	0
Cremesuppe (Spargel, Sellerie, Pilz): ¼ l	837	(200)	7	12	18
Erbsensuppe: ¼ l	586	(140)	6	2	25
Gemüsesuppe: ¼ l	335	(80)	5	2	10
Nudelsuppe: ¼ l	481	(115)	6	4	13
Reissuppe: ¼ l	481	(115)	6	4	13
Rinderbrühe: ¼ l	419	(100)	6	4	11
Weiße Sauce:					
¼ l Fertigsauce	105	(25)	0,7	0,9	3,4
Zucker, Kristallzucker, Rohr- oder Rübenzucker:					
1 Tasse	3223	(770)	0	0	199
1 Teel.	201	(48)	0	0	12
Würfelzucker: 1 Stück	105	(25)	0	0	7
Puderzucker: 1 Tasse	2072	(495)	0	0	127
Brauner Zucker: 1 Tasse	3433	(820)	0	0	210
1 Teel.	213	(51)	0	0	13

XV Bringen Sie sich in Form und seien Sie dafür dankbar

Wir haben das Glück in einem, wie ich es empfinde, goldenen Zeitalter zu leben – mit nahezu unbegrenzten Möglichkeiten. Nahrung gibt es reichlich. Die Bevölkerungsstatistik sagt ein langes Leben voraus. Wir müssen vernünftig genug sein, all unser Glück zu genießen und das beste daraus zu machen. Dabei spielt es für Sie eine große Rolle, sich in Form zu halten – fit, aktiv und von ausgezeichneter Gesundheit.

Die Veränderungen, die auf dem Gebiet der Medizin stattgefunden haben, seit ich 1933 promovierte, sind unglaublich. Sie halten sehr gut einen Vergleich mit den modernen ›Wundern‹ aus – Radio, Farbfernsehen, Laser, Atomkraft, Weltraumfahrt und Flugreisen –, Wunder, die die jungen Menschen so sehr als selbstverständlich betrachten.

In meinen Tagen an der medizinischen Fakultät gab es ein dünnes Buch mit dem Titel *Useful Drugs*, das etwa zwanzig Medikationen enthielt, die bestimmte und nützliche therapeutische Wirkungen hatten. Heute gibt es buchstäblich Hunderte. Als Beispiele, mit Ausnahme von Insulin, Thyroxin und Adrenalin, hatten wir damals wenige der heute zur Verfügung stehenden Wunderhormone.

Zusammen mit Sulfonamiden kamen 1936 die Antibiotika auf, 1941, dann Penicillin. Heutzutage gibt es genug verschiedene Antibiotika, unter denen man wählen kann, um eine Unterteilung in das Spezialgebiet der ›Infektionskrankheiten‹ zu rechtfertigen. Impfstoffe unterschiedlicher Arten haben das Schreckgespenst Kinderlähmung und eine Unmenge anderer Viren- und Bakterienerkrankungen verscheucht.

Durch Fortschritte bei der Diagnose (Isotopendiagnostik, Laminographie, arterielle Katheteruntersuchung, Arteriographie usw.), Anästhesie, Antikoagulantien und Antibiotika sind komplizierte chirurgische Verfahren zur Routine geworden. Dazu gehören Lungenresektionen, schwierige Gehirnoperationen, Nierendialyse, Gelenkplastik, Herzklappenersetzungen, Koronararterienumleitung bei Angina pectoris, viele andere mehr.

Diuretika und unser Wissen um die Bedeutung von Natrium haben bei der Behandung von Hyperämie oder Herzinfarkt zu ausgezeichneten Erfolgen geführt – so daß wir nun das Wort ›Wassersucht‹ aus dem medizinischen Lexikon streichen können. Herzvorsorgeaggregate, Elektroschock, Kardioversionsmaschinen und Schrittmacher sind Wunder, die sich vor dreißig Jahren keiner hätte vorstellen können. Diese unzähligen Medikamente und Operationsverfahren ermöglichen es heute, über 95% der Patienten, die in die Praxis kommen, zu heilen und ihre Beschwerden zu lindern.

Vor nicht allzu langer Zeit ermutigte Osler, einer der größten Internisten aller Zeiten, den Arzt, geduldig, verständnisvoll und sanft zu sein, da dies in etwa alles sei, was er als therapeutische Hilfe anbieten könne. Das große Problem damals hieß ›Krankenbett-Diagnose‹.

Im allgemeinen ist man sich nicht im klaren darüber, wie wichtig die Pharmaziegesellschaften bei der fortschreitenden Entwicklung der Medizin gewesen sind. Häufig werden sie beschuldigt, unmäßige Gewinne zu machen, ohne sich groß um die Belange der Öffentlichkeit zu kümmern. Wenn auch die Kosten, die bei der Behandlung einer akuten Krankheit entstehen, gewaltig erscheinen mögen, so kann man sie nicht mit dem Aufwand an Zeit und Krankenhausunterbringung vergleichen, den man sich dadurch *erspart* hat. Die chronische Krankheit ist es, die – trotz der geleisteten Hilfe – bedauerlicherweise zur Last wird.

Sowohl Regierung als auch Öffentlichkeit haben es, so glaube ich, versäumt, Anerkennung und Dankbarkeit für die großen Fortschritte auszudrücken, die diese Industrie in den vergangenen vierzig Jahren in der westlichen Welt gemacht hat. Das aufregende Privileg, die unglaubliche Entwicklung auf dem Gebiet der Medizin und Chirurgie über die Jahre hinweg mitzuerleben, hat es mir ermöglicht, viele Probleme auf einfache, elementare Art und Weise anzugehen.

Ich hoffe, daß die Erörterung medizinischer Probleme und die verschiedenen in diesem Buch vorgestellten Diäten für viele von Ihnen Erleichterung und Hilfe bieten. Ich wünsche Ihnen gute Gesundheit und ein langes, glückliches und erfülltes Leben.

Dr. med. Herman Tarnower

Medizinischer Anhang

Sie und Ihr Arzt – Einige Probleme medizinischer Art, auf die sich Ernährung und Diät auswirken

Herzinfarkt – Lebensmittelallergien – Diabetes – Arteriosklerose – Divertikulose und Divertikulitis – Hypertonie (erhöhter Blutdruck) – Magengeschwür – Pyrosis (Verdauungsstörungen, Sodbrennen) – Gallenblase – Obstipation (Verstopfung)

An den Leser
Dieses Kapitel richtet sich in erster Linie an den Arzt, aber wenn Sie über ›des Doktors Schulter‹ lesen möchten, mag dieses Material für Sie vielleicht von Interesse sein. Ich muß betonen, daß alle Krankheiten, jede Abweichung vom Normalen, jedes Problem außerhalb des Bereichs normaler Gesundheit, einschließlich Gewichtsproblemen, *von Ihrem Arzt behandelt und überwacht werden müssen* – vermeiden Sie Selbstbehandlung oder Selbstmedikation.

An den Arzt

Fünfundvierzig Jahre Praxis sind arbeitsreich, erfüllend und aufregend gewesen. Die großen Fortschritte in Medizin und Chirurgie ermöglichen es heute, 95 % der Patienten, die in die Praxis kommen, zu heilen oder ihre Beschwerden zu lindern. Einer der entmutigenden Aspekte der fortschreitenden Entwicklung ist, daß man einfache Probleme zu oft unnötig kompliziert. Vertrauen auf klinisches Urteil in einer ziemlich einfachen Situation wird durch vielfache Laborverfahren häufig erschüttert – ein Versuch, das Offensichtliche zu bestätigen (auch sehr teuer und zeitraubend).
Der gutausgebildete Arzt findet es schwierig, die akademische, wirklichkeitsfremde Methode bei der praktischen Sorge und Pflege des Patienten aufzugeben. Diese Methode zeigt sich vor allem auch dann, wenn Diät und Ernährung ein wichtiger Bestandteil bei der Krankheitsdiagnose und -behandlung sind. Ich glaube an die empirische Me-

thode. Über die Jahre hinweg habe ich dadurch mehrere Diäten und Verfahren zusammengetragen, die nach Ansicht von Patienten mit bestimmten Problemen unter meiner Aufsicht mühelos und nutzbringend befolgt werden konnten.
Dieses Buch gibt nicht vor, eine akademische oder wissenschaftliche Dokumentation über Krankheitsdiagnose und -behandlung zu sein. Es beschreibt die praktische Methode, einige allgemeine medizinische Probleme anzugehen, dies in dem Versuch, die Öffentlichkeit zu unterrichten und die Ärzteschaft anzuspornen, wo immer möglich, einfache medizinische Verfahren anzuwenden.

Herzinfarkt

Als Folge verschiedener Arten von ›Überanstrengung oder Streß‹ ist der Herzmuskel manchmal nicht in der Lage, einen zufriedenstellenden Kreislauf aufrechtzuerhalten. Dies kann zum Anschwellen der Füße und zur Ansammlung von Flüssigkeit in der Lunge (Kurzatmigkeit) oder in anderen Körperteilen (Anschwellen der Leber usw.) führen. Diesen Zustand nennt man kongestives Herzversagen; die Behandlungsmethode ist relativ einheitlich, gleich welche Art Herzkrankheit die Ursache dafür ist.
Es ist unbedingt erforderlich, daß jeder Herzkranke darüber unterrichtet wird, wie er *akutes Herzversagen*, das heißt den heftigen plötzlichen Anfall von Kurzatmigkeit, vermeiden kann. Dies läßt sich ohne weiteres bewerkstelligen, und zwar ungeachtet der Art der Herzkrankheit, sei es nun ein kongenitaler oder valvulärer Infarkt, ein hypertonischer oder Myokardinfarkt (Erkrankung der Herzkranzgefäße). Ich gebe jedem meiner Herzpatienten einen Überblick, bei dem ich mit allgemeinverständlichen Begriffen das Wesen seiner Krankheit beschreibe, welche Symptome er zu erwarten hat und wie er dabei mithelfen kann und muß, seiner Krankheit Herr zu werden.
Dies sind die Punkte, auf die ich besonderen Nachdruck lege:

1. Tägliche Gewichtskontrolle
Das nützlichste Instrument bei der Diagnose, Pflege und Behandlung eines Herzinfarkts ist eine *gute Waage*. Der Patient muß sich täglich vor dem Frühstück wiegen und einen peinlich genauen Gewichtska-

lender führen. Beim Herzkranken zeigt eine Gewichtszunahme normalerweise eine übermäßige Flüssigkeitsansammlung an. Jeder Halbliter Wasser wiegt ungefähr 500 g. Eine Gewichtszunahme von zwei Pfund könnte somit die Ansammlung von nahezu einem Liter Flüssigkeit andeuten. Da sich nicht auf bestimmte Art und Weise erkennen läßt, ob das angesetzte Gewicht Fett oder Flüssigkeit ist, sollte der Patient darüber unterrichtet sein, wie er zur Feststellung dessen ein Diuretikum einnehmen muß. Wo eine rasche Lösung angezeigt ist, kann ein Diuretikum durch Injektion verabreicht werden. Ist die Gewichtszunahme auf Flüssigkeit zurückzuführen, so wird diese als Harn ausgeschieden.

2. Salze bei der Ernährung
Wenn der Kranke geschwächt ist, können die Nieren Salz und Flüssigkeit nicht richtig ausscheiden. Es ist unmöglich, durch irgendeine wissenschaftliche Untersuchung einfacher oder komplizierter Art präzise zu bestimmen, wieviel Kochsalz (Natrium) ein einzelner Herzpatient vertragen kann. Wir wissen nur, daß das Natriumion Wasser in den Körperflüssigkeiten und -geweben bindet.

Kein Patient, bei dem akutes Herzversagen entstehen kann, sollte bei Tisch nachsalzen. Die empirische Methode durch Gewichtsvariationen und sorgfältige Beobachtung wird entscheiden, ob und bis zu welchem Grad das Kochsalz beim Kochen eingeschränkt werden sollte. Für diejenigen mit Herzkrankheiten der Klasse III und IV (sehr schwere Krankheiten) sollte so salzlos wie möglich gekocht werden. (Siehe Liste ›erlaubter‹ und ›verbotener‹ Nahrungsmittel.) Salzaustauschstoffe ohne Natrium dürfen verwendet werden.

Bevor wir die Bedeutung von Kochsalz (Natrium) begriffen hatten und bevor wir mit wirksamen Diurektika arbeiten konnten, bestand die einzige Möglichkeit, die uns zur Ausscheidung übermäßiger Körperflüssigkeit blieb, um Kurzatmigkeit zu erleichtern, darin, die Flüssigkeit zu punktieren, während sie sich in der Brust ansammelte. Zu meinem täglichen Dienst als Internist im Bellevue-Krankenhaus in New York im Jahre 1933 gehörten Punktionen von vier bis acht Brustkörben.

Ich hatte das Privileg, dabei anwesend zu sein, als Dr. H. A. Schroeder vom Rockefeller-Institut bei der Vereinigung amerikanischer Ärzte 1939 in Atlantic-City die erste wissenschaftliche Abhandlung über die

Bedeutung von Natrium vortrug. Es war eine aufregende, revolutionäre Auffassung. Vor dieser Ansprache beschränkten wir die Flüssigkeitszufuhr bei Herzkranken auf 800 ccm pro Tag, ungeachtet der dadurch verursachten Nöte. Heute muß kein Herzkranker, wie krank er auch sein mag, unbedingt Ödeme (Ansammlungen übermäßiger Flüssigkeit) haben oder kurzatmig sein.

3. Diuretika

Durch die richtige Anwendung moderner Diuretika ist es bei einem Kranken – selbst mit schwerem Herzschaden – nunmehr sehr selten der Fall, daß er nur salzfreie Nahrung zu sich nehmen muß, und zwar so salzfrei, daß sie praktisch geschmacklos und ungenießbar ist. Die hier angegebene Liste akzeptabler Kräuter kann ebenfalls dabei nützlich sein, den Speisen mehr Geschmack zu verleihen.

Eine Reihe ungefährlicher oraler Diuretika kann täglich oder mehrmals wöchentlich verabreicht werden, um es der Niere zu erleichtern, Salz und Wasser auszuscheiden. Diese Medikamente ermöglichen es den Herzkranken häufig, fast eine Normalmenge Salz mit ihrer Nahrung aufzunehmen. Die Dosierung von Diuretika wechselt mit der kardialen Leistungsfähigkeit und der aufgenommenen Salzmenge.

Als Richtschnur für die Einnahme von Diuretika dient die täglich aufgezeichnete Gewichtskurve des Kranken. Ein Diuretikum wird eingenommen, sobald das Gewicht um mehr als zwei Pfund ansteigt. *Nicht auf Kurzatmigkeit oder geschwollene Knöchel warten.* Die Dosierung von Diuretika zur Stabilisierung läßt sich durch dieses Verfahren mühelos bestimmen.

4. Digitalis (Fingerhut)

Diese Arznei erhöht die Leistungsfähigkeit des Herzmuskels. Ohne Zustimmung des Arztes darf sie nie abgesetzt oder in der Dosis erhöht werden.

5. Kaliumchlorat

Ein niedriger Kaliumspiegel im Körper verursacht Muskelschwäche und gelegentliche Übelkeit. Kaliumverlust tritt leicht dann auf, wenn Diuretika über einen längeren Zeitraum hinweg eingenommen werden. Ist dies der Fall, so verabreicht man Kaliumchlorat auf orale Weise – selten durch Injektion. (Siehe Liste der kaliumreichen Nahrungsmittel am Ende dieses Abschnitts.) Wenn kongestives Herzversagen auf diese Maßnahmen angesprochen hat, kann der Herzmuskel einen zufriedenstellenden Kreislauf aufrechterhalten, und der Patient ist vielleicht in der Lage, die meisten seiner normalen Tätigkeiten wieder aufzunehmen. Bei richtiger Behandlung und Pflege wird sich die kardiale Leistungsfähigkeit sehr oft verbessern.

Bei unserem gegenwärtigen Wissensstand und den verfügbaren therapeutischen Mitteln ist es möglich, Kranke beschwerdefrei zu halten – von sehr seltenen Ausnahmen einmal abgesehen – gleich wie schwer das Herzleiden ist.

6. Ruhe und Aktivität

Infarktkranke benötigen Ruhe, das heißt Einschränkung bei körperlicher Bewegung. Dies bedeutet nicht, daß sie sich ins Bett legen müssen. Die meisten Kranken können in der Tat bequem aufrecht in einem Sessel sitzen, und in der Mehrheit der Fälle ist eigentlich nur eine mäßige Einschränkung der körperlichen Aktivität erforderlich.

Die vom Patienten am häufigsten gestellte Frage ist: »*Wieviel und was kann ich machen?*« Wie Ihr Arzt Ihnen sagen wird, ist die Antwort einfach und leicht verständlich. Alles, was Sie bequem, das heißt ohne Kurzatmigkeit, Schmerzen oder übertriebene Erschöpfung, tun können, dürfen Sie gefahrlos betreiben; je mehr Sie machen, desto besser. Wettkampfsport vermeiden, desgleichen jede Situation, über die Sie keine vollständige Kontrolle haben. Keine Belastungsprobe ist so einfach – oder so nützlich – wie die vernünftige Anwendung dieses Ratschlags – das gilt für jeden Herzkranken.

Bei natriumarmen Diäten erlaubte Nahrungsmittel

Frisches Gemüse, gekocht oder roh.

Frisches Fleisch, Geflügel oder Wild. Auch Fisch, obwohl frischer Fisch vor dem Kochen 30 Minuten in Eiswasser gelegt werden sollte, da man ihn oft in Salz eingepackt transportiert.

Sämtliches Obst, roh oder gekocht, einschließlich Dosenobst, Gelees, Marmeladen und Konfitüren.

Knäckebrot und ungesäuertes jüdisches Brot (Matzen).

Selbstgebackene Pasteten, Aufläufe und Kuchen. Beim Backen nur Kalziumphosphat-Backpulver verwenden.

Rohe Venusmuscheln und Austern; Krebse, Hummer, Garnelen, Kammuscheln.

Ginger Ale (Ingwerbier und -limonade).

Milch, auf ein Glas pro Tag beschränkt.

Was *Würzzutaten* anbelangt, siehe die folgende Liste.

Beispiel für ein im Restaurant gewähltes Menü: erster Gang rohe Austern oder Venusmuscheln mit Zitronensaft; Fruchtbecher oder Melone (ohne Prosciutto oder rohen Schinken). Das Hauptgericht sollte Fisch, Geflügel oder Fleich sein, das Sie ohne Salz zubereitet bestellen; dazu eine gebackene Kartoffel und eine Gemüsesorte, die wahrscheinlich etwas gesalzen sein wird. Dessert – Sorbet, frisches oder gedünstetes Obst. Falls überhaupt, nur süße Butter nehmen.

Nahrungsmittel, die im Falle einer Einschränkung von Natrium verboten sind

Beim Koch nur eine minimale Menge Salz verwenden; bei Tisch nicht nachsalzen.

Keine Gewürze und Würzzutaten, die Natrium enthalten, wie Zwiebel-, Knoblauch- und Selleriesalz; kein Monosodiumglutamat (MSG).

Keine salzige Butter oder Margarine.

Kein gepökeltes, getrocknetes, geräuchertes, konserviertes oder in Essig eingelegtes Fleisch, desgleichen Fisch; kein Corned beef, Schinken, Frühstücksspeck, gepökeltes Schweinefleisch, geräucherter Lachs; keine Wurst, Mettwurst, Salami, Zunge, Wiener Würstchen.

Kein Dosengemüse, es sei denn, es trägt den Aufdruck ›ohne Salz konserviert‹.

Keine Fertigmahlzeiten, weder aus der Dose noch tiefgekühlt; keine Teigwarenmischungen mit Saucen.

Keine Vorspeisen oder belegte Brote.

Kein Käse, ausgenommen einfacher ungesalzener Weichkäse oder Hüttenkäse.

Keine Oliven, grün oder reif.

Kein eingelegtes Essiggemüse, Relish, Sauerkraut.

Keine gesalzenen Nüsse, Cracker, Brezeln, Kartoffelchips, gesalzene Imbisse; kein gesalzenes Popcorn. In der Tat sollten alle Cracker und Kekse tabu sein, da in vielen Natriumbikarbonat enthalten ist.

Keine Erdnußbutter (ausgenommen diätetische natriumarme).

Keine Zerealien und Müslimischungen.

Kein normales Brot, desgleichen Brötchen.

Keine abgepackten, handelsüblichen Cocktailsaucen, Mayonnaise, Salatsaucen, Sojasauce, Worcestershiresauce und sonstigen pikanten Saucen; kein Ketchup, Senf und Meerrettich; keine Fleischzartmacher, -extrakte und -saucen; keine handelsüblichen Sirupe oder Melassen.

Kein Natriumbikarbonat; keine nichtrezeptpflichtigen Medikamente, die Salz als Zutat enthalten (die Packungsaufschriften beachten).

Die meisten Limonaden und Brausegetränke enthalten Natrium und sind verboten, besonders Mineralwasser – es sei denn, es trägt die Aufschrift ›salzlos‹.

Keine abgepackten, handelsüblichen Kuchen-, Pfannkuchen-, Keks- und Brot- und Brötchenmischungen.

Würzzutaten, Gewürze, Kräuter, die bei natriumarmen Diäten erlaubt sind

Ahornextrakt
Anis
Basilikum
Bohnenkraut
Bouillonwürfel, natriumarmer Diät-, wenn weniger als 5 mg Natrium pro Würfel
Cayenne
Chili
Curry
Dill
Essig
Estragon
Fenchel
Fleischextrakt, nur natriumarmer Diät-
Fleischzartmacher, nur natriumarmer Diät-
Honig
Ingwer
Kakao (1 bis 2 Teelöffel)
Kerbel
Ketchup, nur Diät-
Knoblauch
Koriandersamen
Kreuzkümmel
Kümmel
Kurkuma
Limonensaft
Lorbeer
Macis
Majoran
Mandelextrakt
Meerrettichwurzel oder Meerrettich, ohne Salz hergestellt
Minze
Mohnsamen
Muskat
Nelken
Orangenextrakt
Oregano
Paprika
Petersilie
Pfeffer, frisch – grün
Pfeffer, schwarz, weiß
Pfefferminzextrakt
Pimiento
Portulak
Rosmarin
Safran
Salbei
Sauerampfer
Schnittlauch
Senfpulver
Sesamsamen
Thymian
Vanilleextrakt
Wacholderbeeren
Walnußextrakt
Wein, als Würzessenz
Zimt
Zitronensaft
Zuckeraustauschstoffe
Zwiebel, frisch, in jeder Form

Kaliumreiche Nahrungsmittel

Aprikosen
Backpflaumen, ungekocht
Bananen
Broccoli
Cantaloupe
Feigen
Fisch
Grapefruits
Grapefruitsaft
Hähnchen
Kartoffeln
Lammfleisch
Milch, Voll- und Magermilch
Nüsse, ungesalzen
Orangen
Orangensaft
Pflaumensaft
Rindfleisch
Rosenkohl
Rosinen
Spargel
Süßkartoffeln
Thunfisch, aus der Dose
Tomaten
Truthahn

Ich kann nicht nachdrücklich genug betonen – und Ihr Arzt wird dies bestätigen –, daß man nur durch die empirische Methode bestimmen kann, wie streng die Kochsalzeinschränkung sein muß.

Lebensmittelallergien

Allergien sind faszinierend zu behandeln. Manche lassen sich ohne Schwierigkeiten erkennen und behandeln; andere erfordern äußerst diffizile ärztliche Detektivarbeit. Beim Beobachten und Erleben von Allergien kann sich selbst der Laie eine Vorstellung davon machen, wie kompliziert und unberechenbar das Wesen unseres Körpers sein kann.
Eine hohe Verdachtsziffer ist der wichtigste Bestandteil für die Diagnose von Allergien. Ein juckendes Auge könnte bedeuten, daß Sie es gerieben haben und daß das Jucken nun durch irgendeinen Stoff an Ihrer Hand, vielleicht Nagellack, verursacht wird. Ein chronischer Hautausschlag an den Händen könnte auf Empfindlichkeit gegen ein Waschmittel zurückzuführen sein.
Doch dies sind die leichten Fälle. Die Möglichkeiten sind nahezu unbegrenzt. Fachärzte können aufgrund ihrer breiten Erfahrung den

Auslöser der Allergie oft an Stellen entdecken, an denen man sie nie vermutet hätte.
Chronische Kopfschmerzen, periodisch auftretende Magenschmerzen, episodische und gelegentlich chronische Diarrhöe, Urticaria (Nesselausschlag) und zahllose andere Krankheiten sind oft Symptome für Lebensmittelallergien. Hauttests, um die Quelle der Allergie festzustellen, fallen häufig enttäuschend aus.
Die nachfolgende Allergen-Test-Diät ist einfach und sehr hilfreich. Das Konzept für diese diätetische Kost wurde vor zwanzig Jahren von Dr. Walter C. Alvarez gestaltet, einem bekannten und ausgezeichneten Internisten der Mayo-Klinik. Seine diagnostische und therapeutische Methode bei allen Krankheiten war einfach, aufregend und sehr oft dann wirksam, wenn viele andere hochberühmte Ärzte keinen Erfolg hatten.
Wenn man den Verdacht hat, daß eine Lebensmittelallergie die Ursache für die Symptome eines Kranken ist, sollte man sich für drei Tage streng an die Allergen-Test-Diät halten. Tritt am Ende der drei Tage keine Erleichterung ein, so wird man in den meisten Fällen *Nahrung* als Ursache der Symptome ausschließen können. Wenn Kopfschmerzen, Nesselausschlag und andere Symptome während der drei Tage abklingen, sollte der Kranke nach und nach jeden Tag verschiedene Nahrungsmittel zur Kost hinzufügen, dies in dem Versuch, den Störungsfaktor zu entdecken. Natürlich nehme ich an, daß Sie unter ärztlicher Aufsicht stehen.
Eine allergische Reaktion auf ein Nahrungsmittel, das man nur hin und wieder ißt, läßt sich ohne weiteres feststellen – wie Nesselausschlag infolge von Hummer. Auf Nahrungsüberempfindlichkeit zurückzuführende Symptome treten innerhalb von drei bis vier Stunden nach der Nahrungsaufnahme ein. Eine Allergie gegen häufiger verwendete Nahrungsmittel ist nicht so einfach zu erkennen. Wer zum Beispiel gegen Hähnchen allergisch ist, kann von einer Gemüsesuppe krank werden, weil er nicht gewußt hat, daß bei der Zubereitung der Suppe Hühnerbrühe verwendet worden ist. Jemand, der auf Milch empfindlich reagiert, kann einfach nur dadurch Ärger bekommen, daß er etwas Roquefort in einer Salatsauce ißt.
Die erfolgreiche Beendigung guter ernährungsbezogener Detektivarbeit kann für den Internisten höchst befriedigend und für den Patienten eine unbeschreibliche Erleichterung sein. Nicht selten hat man Al-

lergiekranke als psychoneurotisch angesehen, ihr Kopfschmerzproblem als ›Migräne‹ bezeichnet. Derartige Fehldiagnosen sind oft Tarnungen für eine Unfähigkeit, eine medizinische Ursache für die Beschwerden des Kranken zu finden.

Ich denke da an einen Fall, bei dem einer Patientin der Blindarm entfernt wurde. Es war eine unkomplizierte Operation, aber die Genesung der Patientin ging nur langsam voran. Sie litt an periodisch auftretenden Anfällen von Erbrechen und Magenschmerzen. Man hatte ihr Eggnogs – Mixgetränke, die Milch und Eier enthalten – verschrieben, um sie ›aufzubauen‹. Als man schließlich entdeckte, daß ihre Symptome sich jeden Tag eine halbe Stunde, nachdem sie ihren Eggnog getrunken hatte, zeigten, war ihr Problem gelöst. Bezeichnenderweise hatte man sie für psychiatrische Hilfe vorgesehen, und zwar in der Annahme, daß ihr Problem seelischer Art sein könne, da für ihre körperlichen Beschwerden keine klinische Basis gefunden werden konnte.

Allergenfreie Kost

Die folgende Test-Diät ist eine einfache Methode, Lebensmittelallergien als Ursache der Beschwerden auszuschließen. Die Diät muß drei volle Tage mit äußerster Genauigkeit eingehalten werden.

Tägliches Frühstück:

Haferflocken mit ein wenig Butter oder Zucker.

Tägliches Mittag- und Abendessen:

Lammkotelett oder Lammlendchen, entweder gegrillt oder mit Butter gebraten. Karotten und Reis mit Butter.

Erlaubte Getränke:

Nur Wasser; keine Milch, Limonaden, kein Kaffee, Tee.

Dessert:

Gedünstete Birnen oder Pfirsiche.
Keine Abführmittel anwenden, keinen Kaugummi kauen.

Daran denken, daß es bei dieser Kost nicht darauf ankommt, daß die Patientin abnimmt, sondern darauf, daß man entdeckt, wodurch sie krank wird. Zeigen sich die Allergiesymptome am Ende der dreitägigen Eliminationskost noch immer, so können Sie Nahrung als Ursache der Allergie zweifellos ausschließen. Wenn die Symptome während der drei Tage abgeklungen sind, ganz allmählich neue Nahrungsmittel dazugeben. Milch, Eier, Weizen, Schaltiere und Schokolade gehören mit zu den häufigsten Allergieursachen; daher ist es sinnvoll, sie früh zu testen. Um die Dinge zu komplizieren, kann bisweilen mehr als ein Nahrungsmittel die Probleme hervorrufen.

Anamnesen zum Thema Test-Diät bei Allergien

An dieser Stelle füge ich konkrete Anamnesen von einigen meiner Allergiepatienten ein, um Ihnen eine anschaulichere Darstellung der Variationsbreite von Problemen und Lösungen in Allergiefällen zu geben.

Fall A: »Unmittelbar nach der Geburt meines ersten Kindes begann ich Kopfschmerzen zu bekommen. Diese traten zu jeder Zeit auf. Dr. T. wies darauf hin, daß die Kopfschmerzen mit dem, was ich aß, in Zusammenhang stehen könnten. Ich hielt mich drei Tage an seine Allergenfreie Kost – und hatte keine Kopfschmerzen.
»Täglich gab ich neue Nahrungsmittel dazu, und noch immer ging es mir prima. Als ich Eier mit aufnahm, kehrten die Kopfschmerzen zurück. Dies machte ich dreimal, um mich zu vergewissern. Sechs Monate lang schloß ich Eier aus meiner Ernährung aus. Dann schlug Dr. T. vor, ich solle eine sehr kleine Menge Eier probieren. Nach einer Weile konnte ich sie wieder vertragen. »Fünf Jahre später brachte ich mein zweites Kind zur Welt und entwickelte wieder die gleiche Allergie gegen Eier. Erneut schloß ich Eier und Eiprodukte aus meiner Ernährung aus. Dies funktionierte. Später konnte ich auf dieselbe Art und Weise Eier wieder in meine Ernährung einbauen.«

Fall B: »Vor fast 20 Jahren hatte ich häufige Anfälle von Erbrechen und Durchfall. Ein Arzt setzte mich auf eine milde Diät - Eggnogs und ähnliche Dinge. Keine Hilfe. Ein totaler Wasserverlust trat ein. Ich ging ins Krankenhaus und wurde dort mit Flüssigkeiten vollgepumpt. Dann milde Diät – Eier und Milch. Mehr Erbrechen und Durchfall, dazu heftige Magenkrämpfe. Verschiedene Male machte der Diätassistent Fehler und gab mir ein Sandwich zu essen (ich erinnere mich an Truthahn). Man ließ mich nach Hause gehen – sehr schwach und dünn...
Ich fuhr zu meinen Eltern nach Hause, um mich zu erholen. Milde Diät – mehr der gleichen Symptome. Nach einigen Tagen waren die Schmerzen so schlimm, daß man mich mit dem Krankenwagen in ein anderes Krankenhaus brachte. Ich wurde geröntgt, und die Diagnose lautete ›Darmverstopfung‹.
Um die Verstopfung zu beheben, wurde ich operiert, anschließend auf eine milde Diät gesetzt – und wieder Erbrechen, Durchfall und Magenkrämpfe. Dr. T. suchte mich auf, stellte eingehende Fragen und entdeckte, daß meine Symptome eindeutig mit den Eggnogs, die ich trank, in Verbindung standen. Sie wurden sofort verboten.
Seit dieser Zeit habe ich Milch und Eier vermieden. Manchmal wenn ich Dinge esse, die ich nicht essen sollte, wie Pfannkuchen oder Napfkuchen, treten die Symptome wieder auf. Einmal probierte ich Milch, 30 ccm, aber mein Herz klopfte so fürchterlich, daß ich es nie wieder versucht habe.«

Fall C: »Über die Jahre hinweg litt ich in verschiedenen Abständen an akuten magengeschwürartigen Symptomen, starken Kopfschmerzen, Krämpfen, Übelkeit, Durchfall und allgemeinem Unwohlsein. Weder eine Untersuchung der Gallenblase noch eine neurologische Untersuchung ergab irgendeinen wesentlichen Befund.
Man riet mir, eine milde Diät zu machen. Diese Diät bestand aus solchen Molkereiprodukten wie Käse, Eiercremes und Milch. Meine Mutter bestand darauf, mich täglich mit einem Eggnog zu ›kräftigen‹. Meine Symptome traten auch weiterhin auf.
Jahre später zeigten sich bei meinen beiden Töchtern dieselben Symptome. Vorsichtig schränkte ich ihre Ernährung auf milde Molkereiprodukte ein. In Intervallen auftretende Kopfschmerzen und Durchfall verstärkten sich. Eltern können sich meine Verzweiflung vorstellen. Eines Tages erwähnte ich meine Situation Dr. T. gegenüber.

Er befürchtete eine Lebensmittelallergie. Meine Töchter und ich probierten die Allergenfreie Kost aus. Morgendliches Kopfweh, Übelkeit und Magenschmerzen hörten auf. Innerhalb von vierundzwanzig Stunden waren bei uns allen die Symptome verschwunden. Mit dieser einfachen Detektivarbeit wurden Milch und Molkereiprodukte als Quelle der Beschwerden ermittelt.
Dr. T. wies darauf hin, daß es nach sechs Monaten möglich sein könnte, kleine Mengen Molkereiprodukte in die Ernährung einzubauen. Ich bin glücklich, berichten zu können, daß wir uns alle guter Gesundheit erfreuen. Jedesmal wenn die alten bekannten Symptome wieder aufzutreten beginnen, überprüfe ich rasch unsere Ernährung und stelle sie entsprechend um.«

Fall D: »Mein Ausschlag fing im Mai 1976 an. Er begann immer unter dem linken Arm oder an den Oberschenkeln. Zuerst zeigte sich eine Reihe kleiner roter Flecken – wie der Buchstabe C geformt. Als der Ausschlag sich ausbreitete, bildete er einen Kreis oder eine Art Kranz. Und während er sich von der Mitte nach außen zog, breitete er sich in dem gleichen kreisförmigen Muster aus, wobei die Flecken in der Mitte langsam verblaßten. Unter der Haut waren neue Flecken sichtbar, bevor sie sich auch auf der Hautoberfläche selbst zeigten. Manchmal juckte der Ausschlag.
Ich konsultierte einen Dermatologen, der mich über zwei Monate ohne Erfolg behandelte. Er verschrieb Antihistamine, Kortisonsalben und Kortisonspritzen. Durch die Pillen fühlte ich mich müde, trübselig und nervös. Die Spritzen halfen insofern, als sie den Ausschlag zum Verschwinden brachten – aber nur, um einige Tage später erneut aufzutreten, wenn die Spritzen nicht wiederholt wurden. Man machte eine Biopsie, um festzustellen, ob der Ausschlag eine Brutstätte für Allergien verursachende Pilze sei. Die Gewebeprobe wurde in ein Labor geschickt, wo man entdeckte, daß das Gewebe voller Histamine war.
Ich wurde auch von einem anderen Dermatologen untersucht, der mir eine Art Pillen gab, durch die ich mich ziemlich krank fühlte. (Ich war nervös, sehr ängstlich und wurde leicht kurzatmig.) Er versuchte eine kleine Dosis, aber das half weder mir noch dem Ausschlag. Beide Dermatologen machten auch Blutuntersuchungen.

Im August zeigte sich der Ausschlag sehr stark und hatte sich unter beiden Armen, Beinen, Oberschenkeln und über das ganze Gesäß ausgebreitet.

Mein Hausarzt schlug vor, daß ich, um den Ausschlag loszuwerden, jeden zweiten Tag 8 mg eines Kortisonpräparats schlucken sollte, dazu jeden Tag Antihistamine; außerdem meinte er, ich solle mir diesmal über die Ursache des Ausschlags nicht den Kopf zerbrechen. Durch diese Behandlung besserte sich der Ausschlag bis zum folgenden Februar, als es von neuem losging. Ein Bekannter, ein auf Allergien spezialisierter Kinderarzt, war der Ansicht, daß es sich bei dem Ausschlag um eine Kontaktdermatitis handeln könne. Er schlug vor, ich solle nur Baumwollkleidung tragen und zum Wäschewaschen und für persönliche Zwecke nur eine milde Seife verwenden. Dies änderte nichts an der Sache, also nahm ich die Kortisonpillen wieder ein.

Im März suchte ich eine weitere Dermatologin auf, die der Meinung war, ich würde eine Reaktion auf eine Chemikalie zeigen. Sie empfahl eine besondere Zahnpasta und riet, Nahrungsmittel mit künstlichem Farbstoff oder künstlichen Zusätzen zu meiden. Sie verschrieb ein Medikament, das ein wenig half. Es schien eine Ausbreitung des Ausschlags zu verhindern, brachte ihn aber nicht vollends zum Verschwinden. Sie schickte mich dann zu einem Facharzt für Allergien, der ebenfalls der Ansicht war, daß der Ausschlag durch eine Chemikalie verursacht würde. Während dieser Zeit machte man alle Arten von Blutuntersuchungen, Labortests, selbst eine parasitäre Stuhluntersuchung. Sämtliche Tests und Untersuchungen waren negativ. Ich wurde wieder auf Kortison gesetzt – pro Tag sechs Tabletten zu 5 mg. Alle paar Tage sollte ich die Dosis verringern und die übrigen Medikamente weiternehmen. Im September verschwand der Ausschlag schließlich.

Im April 1978 trat der Ausschlag erneut auf. Ich begann wieder mit der Einnahme der Tabletten, was auch half. Wenn aber die sechs Tabletten zu 5 mg nach und nach auf zwei Tabletten zu 5 mg reduziert wurden, zeigte sich der Ausschlag erneut.

Im Mai nahm sich Dr. T. meines Problems an (er war der Arzt meines Mannes und ist nun auch meiner); er schlug vor, einen abschließenden Test machen zu lassen, um ein für allemal zu ermitteln, ob der Ausschlag mit einer Lebensmittelallergie zusammenhing. Er empfahl eine auf drei Tage begrenzte spezielle Diätkost aus: Haferflocken, Zucker,

Butter, Reis, Lammfleisch, Karotten und Dosenbirnen (kein Kaffee, kein Tee); außerdem riet er, weiterhin gleichzeitig zwei Tabletten zu 5 mg einzunehmen. Nach drei Tagen begann der Ausschlag zu verblassen, nach zwei Tagen war er völlig verschwunden.
Dr. Ts. Anweisungen lauteten, jeweils ein neues Nahrungsmittel in großen Mengen in die Ernährung einzubauen. Wenn das neue Nahrungsmittel nicht dazu führte, daß der Ausschlag in drei bis fünf Stunden zurückkehrte, war es ungefährlich. Alle drei bis vier Tage nahm ich ein neues Nahrungsmittel auf. Nach kurzer Zeit konnte ich mit der medikamentösen Behandlung aufhören. Nach drei Monaten entdeckte ich, daß jede größere Menge Nahrung mit weißem Mehl, Weizenmehl oder Kleie den Ausschlag wieder hervorrief. Ich entdeckte auch, daß ich durch Kaffee unruhig wurde.
Dies ist die Geschichte über meinen Ausschlag. Ich bin überzeugt, daß wir auf der richtigen Spur sind, und ich bin äußerst dankbar.«

Zusammenfassend: Die Allergenfreie Kost ist einfach und preiswert. Sie und Ihr Arzt werden mir beipflichten, daß sie nicht nur ein zweckmäßiges diagnostisches und therapeutisches Verfahren, sondern auch die einzig mögliche realistische Methode ist, dieses spezielle Problem in den Griff zu bekommen.

Divertikulose und Divertikulitis

Divertikulose ist wahrscheinlich die am häufigsten auftretende Erkrankung des Dickdarms. Ein Dickdarmdivertikel ist eine anormale Ausstülpung oder Vorwölbung der inneren Dickdarmauskleidung durch die äußere Muskelwand des Dickdarms. Ein einzelnes Divertikel kann in der Größe zwischen einer kaum sichtbaren Delle und einem Sack von zwei oder mehr Zentimetern Durchmessern variieren. Divertikulose bezeichnet das Vorhandensein zweier oder mehrerer dieser Säcke; in vielen Fällen treten bis zu hundert dieser Säckchen auf.
Divertikulitis ist die Infektion eines oder mehrerer dieser Säckchen. Sie verursacht Schmerzen und Empfindlichkeit über die Gesamtfläche der Entzündung und kann Begleiterscheinungen wie Fieber und eine erhöhte Anzahl weißer Blutkörperchen zeigen. Das Leiden verlangt

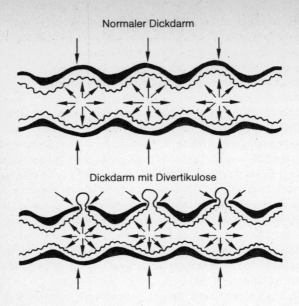

eine Sofortbehandlung. In den Frühstadien läßt es sich ohne Schwierigkeiten behandeln. Bleibt diese Behandlung untersagt, kann es zur Abszeßbildung kommen und einen umfassenden chirurgischen Eingriff erforderlich machen. Ich habe bei Divertikulitis Ernährungsmarotten gesehen, die von ballaststoffarmer bzw. -freier Diät bis hin zum beliebten, modernen Konzept ballaststoffreicher Diäten gingen. Meiner Meinung *ist Diät von geringer oder keiner Bedeutung.* Die folgende Erfahrung, die ein Sportsmann gemacht hat, ist nicht ungewöhnlich. Zu oft legt man Patienten unnötige Diäteinschränkungen auf. Wenn ein Patient allerdings das Gefühl hat, daß ein bestimmtes Nahrungsmittel einen Anfall von Divertikulitis verursacht, dann ist es unter solchen Umständen für ihn vernünftig, auf das als Störungsfaktor identifizierte Nahrungsmittel zu verzichten.

Eine nützliche Faustregel, die sich jeder merken sollte: Wenn man irgendwann Magenschmerzen in Begleitung von Empfindlichkeit bei Betasten der Bauchdecke hat, sollte man sich unmittelbar in ärztliche Behandlung begeben. In der Tat sollte man jede Druckempfindlichkeit des Bauches als ärztlichen ›Notfall‹ ansehen. Schmerz ohne Druckempfindlichkeit, selbst schwerer, ist selten ein ernster Notfall, doch um ganz sicherzugehen, den Arzt aufsuchen.

Jedesmal wenn Schmerzen mit *Druckempfindlichkeit* in der unteren Bauchgegend auftreten sowie in den seltenen Fällen, in denen die Empfindlichkeit sich auf den Oberbauch ausdehnt, ist – besonders beim älteren Patienten – der Verdacht auf Divertikulitis angezeigt.

Meinen Patienten rate ich unter diesen Umständen, auf Abführmittel zu verzichten und sofort mit der Einnahme eines Antibiotikums zu beginnen. Nach Jahren erfolgreicher Anwendung heißt meine Wahl Sulfadiazin, 1 Gramm dreimal täglich. In diesem Buch habe ich sorgfältig vermieden, bestimmte Medikamente zu empfehlen, aber hier bin ich so stark davon überzeugt, daß ich eine Ausnahme gemacht habe.

Die Möglichkeit einer Allergie gegen Sulfadiazin – wie gegen jedes andere Medikament auch – darf nicht außer acht gelassen werden. Ein Ausschlag ist das häufigste Symptom für eine Allergie. Gelegentlich kann Sulfadiazin Fieber verursachen. Alle fünf Tage sollten Blutbilder gemacht werden.

Offensichtlich stehe ich mit meiner Überzeugung allein da. Ich finde es bedauerlich, daß jüngere, gutausgebildete Fachärzte für Infektionskrankheiten kein Sulfadiazin anwenden. Sie verlassen sich auf die neueren Antibiotika, die nach meiner Meinung bei der Behandlung dieses Leidens weniger wirksam sind. Viele dieser Ärzte haben einfach aufgrund ihres Alters nicht die Erfahrung im Umgang mit den Sulfonamiden, die unseren modernen Antibiotika vorausgingen.

Überdies ist es außerordentlich schwierig, die Anfälligkeit von Organismen auf Sulfonamide zu demonstrieren, da die Nährböden, auf denen Organismen kultiviert werden, die antibiotische Funktion der Sulfonamide beeinträchtigen. Meine Überzeugung über die Anwendung von Sulfadiazin ist aus langjähriger Beobachtung seiner erfolgreichen Wirkung heraus gewachsen. Keiner meiner Patienten mußte sich wegen eines gebrochenen Divertikels jemals einer Operation unterziehen, wenn der vorhergehende Rat befolgt wurde.

Gelegentlich haben Patienten wiederkehrende Anfälle von Divertikulitis. In solchen Fällen sind häufig 0,5 g Sulfadiazin morgens und abends erforderlich, um die Divertikulitis unter Kontrolle zu halten. Ich habe Patienten gehabt, die sich über zwanzig Jahre lang routinemäßig daran gehalten haben, dies mit guten Ergebnissen.

Typische Anamnesen

In wenigen Worten ist die Geschichte einer Frau erzählt, die an Divertikulitis litt und die hier beschriebene geregelte Lebensweise und Medikamentation befolgte. Als sie und ihr Mann in Urlaub waren, schickte ihr Mann mir diese Karte: »Ann war ein braves Mädchen folgte Ihrem Rat, erholte sich und reitet nun täglich auf dieser Ferienranch.« Ann fügte ein Postskriptum hinzu: »Kein Fieber. Keine Empfindlichkeit. Fühle mich großartig. Vielen Dank.«

Ein Sportsmann berichtet: »Es gibt eine alte Redensart im Leben – ›Man bekommt das, wofür man bezahlt‹ –, aber von dieser Regel gibt es Ausnahmen. Vor zwei Jahren erhielt ich einen kostenlosen Ratschlag von Dr. T., der mir nicht nur das Leben rettete, sondern es mir ermöglichte, dieses zu genießen und mir nach acht Jahren strenger Diät und sechzehn Monaten Krankenhausaufenthalt das Essen wieder schmecken zu lassen. 1968 hatte ich drei Operationen, die mich für ein Jahr ziemlich ruhigstellten. Jede war mit drei Wochen Krankenhausaufenthalt und mit weiteren drei Wochen Erholung verbunden. Das Weitere fing 1970 an – ich hatte drei bis vier zweiwöchige Anfälle von Divertikulitis, alle sehr schmerzhaft und perforierend. Orale Antibiotika halfen nicht, also mußte ich sie intravenös bekommen. Dr. T. sagte einfach: ›Versuchen Sie Sulfadiazin – während des Krieges war es das einzige, womit wir arbeiten konnten, und bei keinem meiner Patienten kam es zu einer Perforation des Darms.‹ Mein Darm war bereits durchbrochen und hatte Peritonitis verursacht.
Über Weihnachten und Neujahr 1976 verbrachte ich drei Wochen im Krankenhaus. Im Februar '76 hatte ich einen weiteren Anfall, während ich in der Wildnis von Yucatan angelte; aber dieses Mal war ich mit 500 mg Sulfadiazin-Tabletten ausgerüstet. Nachts nahm ich sechs Tabletten, am nächsten Tag ebenfalls sechs.
Als ich zurückkam, ließ ich sofort ein Blutbild machen: Ich hatte 6500 weiße Blutkörperchen, wohingegen das Blutbild früher immer 10000 bis 15000 aufwies. Es gibt eine Redensart: ›Ärzte begraben ihre Fehler, und Architekten (das bin ich) lassen Efeu darüberwachsen.‹
Seit meinen mit Sulfadiazin behandelten Anfällen im Februar und April habe ich sämtliche gröberen Nahrungsmittel essen können: Sellerie, Erbsen, Limabohnen, Kohl und sogar Nüsse. Mein Stuhlgang,

der acht Jahre lang Schwierigkeiten verursachte, ist seitdem vollkommen normal.«

Das Erlebnis, das ich mit einem meiner engen Freunde hatte, der auch gleichzeitig mein Zahnarzt ist, illustriert ein interessantes, recht häufiges Dilemma. Dr. H. kam eines Morgens früh in die Sprechstunde und erzählte mir, daß er seit fünf Tagen Schmerzen in der rechten unteren Bauchhälfte habe. Die Untersuchung deckte Schmerzempfindlichkeit und leichten Widerstand an dieser Stelle auf. Das Blutbild zeigte mit 10000 eine erhöhte Anzahl weißer Blutkörperchen an, verglichen mit seinem normalen Blutbild von etwa 6000.

Bei einem jungen Menschen mit diesen klassischen Symptomen und Anzeichen einer Appendicitis wäre sicherlich eine Appendektomie angebracht gewesen. Ich erklärte Dr. H. die Lage und schlug vor, ihn mit Sulfadiazin zu behandeln, und zwar in der Annahme, daß er Divertikulitis haben könne, die den rechten Dickdarm in Mitleidenschaft zog. Selbst wenn es Appendicitis wäre, bestünde eine gute Chance, daß das Medikament eine Operation verhindern würde.

Wenn die Operation andererseits Divertikulitis sichbar machte, würde er vielleicht in ein kompliziertes Operationsverfahren verwickelt und müßte für einige Zeit das Bett hüten. Ein durchbrochener Appendix war ebenfalls eine ernstzunehmende Möglichkeit, doch ich glaubte, daß Sulfadiazin das Risiko bei solch einer Situation auf ein vernünftiges Maß einschränken würde. In zwei Tagen war Dr. H. frei von Symptomen. Drei Wochen später bewies ein Bariumklistier Divertikel des ansteigenden Dickdarms. Das war 1972, und seitdem ist es zu keinem Rückfall gekommen.

Ein anderer Fall, von einem Patienten berichtet: »Einen Monat nach einem Anfall von Divertikulitis zeigte die Röntenaufnahme das Vorhandensein von Divertikulose. Ich war besorgt, da ich einige Freunde mit ähnlichen Leiden hatte, die alle gelegentlich über äußerst starke Schmerzen klagten. Einer starb nach mehreren Operationen, und andere waren durch die Krankheit und die Operationen schwer mitgenommen.

Dr. T. verschrieb für den akuten Anfall, der zwei Tage dauerte, dreimal täglich zwei Sulfadiazin-Tabletten. Außerdem riet er mir – für den Fall, daß Magenschmerzen mit Druckempfindlichkeit wieder auftraten –, dreimal am Tag zwei Sulfa-Tabletten zu nehmen und mich mit

ihm oder einem anderen Arzt in Verbindung zu setzen, wenn ich auf Reisen unterwegs war.
Auf Anraten von Dr. T. trage ich bei Reisen außerhalb meines Heimatgebietes immer ein Rezept über Sulfadiazin bei mir. Als ich bei verschiedenen Gelegenheiten Ärger hatte, wendete ich das Sulfadiazin wie angegeben an. In den achtzehn Jahren hatte ich keine ernsten Probleme mehr.«

Diabetes mellitus

Untersuchungen jüngeren Datums setzen mehrere sehr komplizierte Ursachen oder Mechanismen für diese Krankheit als gegeben voraus. Noch immer besteht eine große Meinungsverschiedenheit über eine genaue Definition von Diabetes mellitus (Zuckerkrankheit). Im wesentlichen ist es eine Unfähigkeit, Glucose richtig zu verbrennen oder zu verwenden, so daß sich aufgrund dessen die Glucose im Blutkreislauf zu anormalen Spiegeln erhöht und in den Harn gerät.
Insulin ist das für einen einwandfrei funktionierenden Glucosestoffwechsel erforderliche Hormon. Bei manchen Diabetikern besteht ein totaler Insulinmangel; bei anderen variiert die vorhandene Insulinmenge.
Für Diabetiker ist Diät von grundlegender Bedeutung. Früher verschrieb man ihnen sehr komplizierte und schwierige Diäten, und leider werden diese von einigen Ärzten und Fachärzten auch heute noch angewendet. Diese Diäten erfordern das genaue Abwiegen sämtlicher Nahrungsmittel und die umständliche Berechnung des Prozentsatzes von Kohlenhydraten, Fett und Eiweiß. Eine vernünftige Diabetikerdiät verlangt diese extremen Maßnahmen nicht, ausgenommen in den ungewöhnlichsten Fällen. Die große Mehrheit erwachsener Diabetiker ist frei von Ketose und übergewichtig. Viele von ihnen wissen vielleicht noch nicht einmal, daß sie Diabetiker sind, wenn die Symptome minimal und die Schwankungen im Blutzuckerspiegel nicht gravierend sind. Möglicherweise sind sie rein zufällig auf eine sichere Diät gestoßen, da sie sich wohler fühlten, wenn sie bestimmte Nahrungsmittel aßen oder darauf verzichteten. Der sogenannte ›harte Diabetiker‹ ist außerordentlich schwierig zu kontrollieren und benötigt besonders sorgfältige Überwachung. Er bekommt leicht einen Schock, wenn zu-

viel Insulin aufgenommen wird, und fällt in ein Koma, wenn die Insulinzufuhr unzureichend ist. Ein Schock ist auf den sehr niedrigen Glucosegehalt im Blut zurückzuführen; ein Koma resultiert aus einer zu hohen Fett›verbrennung‹, da Glucose nicht richtig verbrannt wird und Acidose zur Folge hat. Der Körper kann eine bestimmte Grammenge Fett gründlich verbrennen oder umwandeln. Das über dieser Menge liegende umgewandelte Fett führt zu einer Anhäufung von Ketonen, wodurch Acidose und Koma verursacht werden.

Die Anzeichen für einen niedrigen Blutzuckerspiegel sind Schweißausbrüche, Beklemmungsgefühl, Zittern, Hunger und schließlich Schock. Ein Stück Schokolade oder Zucker, ein Glas Orangensaft oder irgendein gesüßtes Getränk bieten bei rechtzeitiger Einnahme sofortige Erleichterung.

Ein Koma kündigt sich häufig durch allgemeines Unwohlsein, Schwäche, Ermüdung und überstarke Atmung an. Es kann ein sehr ernstes Problem sein und Krankenhausaufenthalt sowie fachärztliche Behandlung erforderlich machen. Ein hypoglykämischer Schock tritt oft sehr rasch ein und läßt sich leicht behandeln. Bis sich ein Koma entwickelt, vergehen gewöhnlich Tage. Die Glucosemenge im Blut eines normalen Menschen ist erstaunlich gering – 6 bis 8 Gramm (1 $^{1}/_{2}$ bis 2 Teelöffel Zucker). Wie erwähnt, ist Insulin das für eine hinreichende Verwertung von Kohlenhydraten erforderliche Hormon. Wenn die Glucose im Blut durch die Nahrungsaufnahme ansteigt (dies geht sehr rasch – oft in wenigen Minuten – von Magen und Dünndarm aus), reagiert die Bauchspeicheldrüse durch die Ausschüttung von Insulin in den Blutkreislauf, so daß die Glucose in den verschiedenen Gewebezellen verbrannt oder in Fett oder sonstige Körperbestandteile umgewandelt werden kann. Beim Diabetiker steigt der Blutzuckerspiegel an, da die Glucose nicht angemessen umgewandelt wird.

Die durchschnittliche Kohlenhydrataufnahme beträgt 300 g in 24 Stunden. Merken Sie sich, daß 2 Teelöffel Zucker, 2 Gramm, in einer Tasse Kaffee oder Tee der Gesamtmenge der im Blut zirkulierenden Glucose entsprechen. Wie sollte also ein Diabetiker seine Ernährung handhaben? Meinen Patienten empfehle ich, nach der Diät zu leben, die ihnen gefällt und bekommt, wobei sie reinen Zucker und auch Nahrungsmittel und Getränke, die einen hohen Zuckergehalt haben, allerdings meiden müssen. Die Aufnahme folgender kohlenhydratreicher Nahrungsmittel sollten sie einschränken:

Kuchen, Kuchenmischungen, Kekse, Pasteten oder Aufläufe, fetthaltige Backwaren.
Bonbons, Schokolade, Marshmellows und sonstige Süßigkeiten, Kaugummi (ausgenommen zuckerfreies).
Gelatinedesserts, handelsübliche Puddings und sonstige gesüßte Desserts, die Zucker enthalten.
Marmeladen, Konfitüren, Gelees, Eingemachtes.
›Soft drinks‹ oder nichtalkoholische Getränke, Instantkakaomischungen und sonstige gesüßte Getränke. Kondensmilch.
Zucker, Honig, Melassen.

Viele ›leichte‹ Diabetiker können einfach durch richtige Ernährung kontrolliert werden – das heißt, ihr Blutzuckerspiegel kann auf einem relativ normalen Stand unter der Nierenschwelle gehalten werden, wobei auch kein Zucker im Harn auftritt. Diabetikerkranken zeigt man, wie sie ihren Harn mit einem Teststreifen überprüfen können, der gleichzeitig angibt, ob Ketone vorhanden sind.
Wenn der Harn eines Patienten während einer vernünftigen Diät Zucker aufweist, wendet man eines der oralen Antidiabetika zur Behandlung an. Kann man den Zustand nicht durch orale Antidiabetika normalisieren, unterweist man einen Patienten darin, sich selbst Insulin zu spritzen.
Der entscheidende Punkt hier ist, daß im allgemeinen keine komplizierte Diät notwendig ist. Ärzte zeigen ihren Patienten, wie sie ihre Medikamentation hinsichtlich einer vernünftigen Diät nach ihrem Geschmack anwenden. Die Patienten lernen, wie man mit gelegentlichen Abweichungen von der entsprechenden Diät fertig wird und wie verschiedene Sportarten und Tätigkeiten die Bedingungen medikamentöser Behandlung ändern. Ein informierter, einsichtiger Patient ist für den Arzt immer eine große Hilfe.
Die Ausschüttung von Zucker in den Harn kann Gewichtsabnahme und ungewöhnlichen Durst verursachen. Gewichtsverlust tritt ein, weil es gleichzeitig zu Diurese und Dehydratation kommt. Eine Infektion wird stets eine eingehendere Überwachung von Diät und Medikamentation erfordern.

Ich muß noch eine Bemerkung zum Glucose-Verträglichkeitstest machen. Dies ist ein zu häufig angewendetes Verfahren zur Ermittlung des sehr leichten Diabetes. Ich habe den Test hin und wieder gemacht, wenn ein Patient oder ein Arzt darauf bestanden hat. Genaugenommen hat er einen sehr begrenzten Wert. Bei diesem Test erhält der Patient eine abgemessene Menge Zucker zu trinken; anschließend überprüft man zwei bis drei Stunden alle dreißig Minuten Blutzucker und Harn. Durch eine ärztliche Routineuntersuchung, die die üblichen Labortests einschließt, läßt sich leichter wie auch schwerer Diabetes mühelos erkennen.

Wo ein gestörter Fettstoffwechsel besteht, können eine entsprechende Diät und, falls nötig, Medikamente angewendet werden, um den Zustand zu ändern und zu bessern. Ein gestörter Fettstoffwechsel kann angeboren sein oder durch schlechte Ernährungsgewohnheiten entstehen. Mit einer auf Medikamenten beruhenden Therapie sollte nur dann eingesetzt werden, wenn die Diät unwirksam ist. (Siehe Material über Cholesterin und Lipide im Abschnitt über Arteriosklerose.)

Hypertonie (erhöhter Blutdruck)

Es gibt verschiedene Ursachen für erhöhten Blutdruck, die einem chirurgischen Eingriff unterliegen – zum einen das *Phäochromocytom* (Tumor des Nebennierenmarks), zum anderen die *Coarctatio aortae* (Aortenisthmusstenose). Sehr selten wird der Verschluß einer Renalarterie Hypertonie verursachen und einen operativen Eingriff erforderlich machen.

Die meisten anderen Ursachen für erhöhten Blutdruck sind nicht genau bekannt und werden unter dem Begriff ›essentielle Hypertonie‹ zusammengefaßt. In der Medizin bedeutet der Ausdruck ›essentiell‹ gewöhnlich, daß wir die Ätiologie, das heißt die Ursache, nicht kennen.

Glücklicherweise gibt es heutzutage sehr viele wirksame Medikamente zur Behandlung von Hypertonie. Es kommt außerordenltich selten vor, daß man keine wirkungsvolle Kombination finden kann. Das einzig wichtige Element in der Ernährung ist das *Natriumion des Salzes*. Bei Tisch sollte nie mit Kochsalz nachgewürzt werden. Auf Nahrungsmittel mit einem hohen Kochsalzgehalt sollte man überhaupt gänzlich verzichten. Fettleibige müssen ein Idealgewicht halten. (Siehe Liste der ›natriumarmen Nahrungsmittel‹ im Abschnitt über Kongestives Herzversagen.)

Vor dem Aufkommen erfolgreicher Behandlung durch Medikamente waren Reisdiäten populär und häufig wirkungsvoll. Für jene Menschen, die die Einnahme von Medikamenten ablehnen, habe ich eine typische Reisdiät mit aufgenommen. Da die zur Verfügung stehenden Arzneimittel allerdings überaus wirksam sind, würde ich von der Anwendung einer Reisdiät nachdrücklich abraten. Machen Sie die Diät in jedem Fall unter Aufsicht Ihres Arztes.

Typische Reisdiät

Zu meidende Nahrungsmittel:
Alle Arten proteinhaltiger Nahrungsmittel, Fette, alle Arten von Kohlenhydraten mit Ausnahme der erlaubten; Salz, Gewürze und alle Gemüse.

Erlaubte Nahrungsmittel:
Reis: Reis und Reisprodukte... Reisflocken, gekochter Reis, Puffreis.
Obst: alle Sorten... frisch, aus der Dose, tiefgekühlt, ausgenommen Datteln und Avocados.
Zucker: weißer oder brauner Zucker, Honig.
Fruchtsäfte: aller Arten... frisch oder aus der Dose, auf etwa 1/4 l täglich begrenzt; kein Tomatensaft.

Beispiel für ein Tagesmenü:

Frühstück:

1/4 l Fruchtsaft mit 2 Teel. Zucker
1/2 Tasse Reis – 2 Teel. Zucker
2 Portionen Obst
4 Teel. Gelee

Mittagessen:

1/2 Tasse Reis
2 Portionen Obst
1/4 l Fruchtsaft mit 2 Teel. Zucker
4 Teel. Gelee

Abendessen:

1/2 Tasse Reis
2 Portionen Obst
1/4 l Fruchtsaft mit 2 Teel. Zucker
4 Teel. Gelee

Arteriosklerose – Cholesterin und Triglyceride

Arteriosklerose bezeichnet man gemeinhin als ›eine durch die Erhärtung und Verdickung der Gefäßwände charakterisierte Arterienerkrankung mit verminderter Durchblutung‹. Sie tritt vorwiegend bei Männern nach dem 40. Lebensjahr auf, doch Obduktionsbefunde bei Kriegsopfern haben gezeigt, daß auch junge Leute frühe Anzeichen dieser Krankheit aufweisen können. Hypertonie, Diabetes, ererbte Fettstoffwechselstörung und schlechte Ernährungsgewohnheiten sind die häufigsten Ursachen. (Siehe Material über Hypertonie und Diabetes.)
Cholesterin und Triglyceride sind in den letzten Jahren vertraute Begriffe geworden. Fachärzte sind darüber geteilter Meinung, welcher der beiden bei der Entstehung von Arteriosklerose der wichtigere ist. Internationale Untersuchungen verschiedener Bevölkerungsgruppen haben bestätigt, daß die Ernährung den Blutspiegel von Cholesterin und Triglyceriden beeinflußt.
Diagnose und Behandlung der sogenannten Hyperlipoproteinämie sind außerordentlich kompliziert und müssen durch einen Facharzt vorgenommen werden. Absicht dieser kurzen Beschreibung ist, Sie auf sehr einfache Weise über die Nahrungsmittel zu informieren, die man essen bzw. meiden sollte, um die Cholesterin- und Triglyceridwerte im Blut zu senken. Für den Fall, daß vernünftige Ernährung allein unwirksam ist, stehen verschiedene Arzneimittel zur Verfügung. Die Scarsdale-Diät in ihrer Grundform ist fettarm und folglich cholesterinarm. Außerdem ist sie relativ arm an Nahrungsmitteln, die Triglyceride produzieren. Wichtig bei allen Lipoproteinstörungen ist, daß Fettleibige ein Idealgewicht erreichen und dieses halten. Die Scarsdale-Diät kann eine große Hilfe sein. Auch hier wird Ihr Arzt Ihren Fortschritt überwachen.

Auf folgende cholesterinreiche Nahrungsmittel sollte weitgehend verzichtet werden:

Fette, Öle – Butter, Schinken-, Fleisch- und Geflügelfett, Schweineschmalz; gesättigte (gehärtete) Öle wie Kokos-, Oliven-, Palmkernöl; feste Backfette.

Molkereiprodukte – Vollmilch und Vollmilchprodukte, süße und saure Sahne, mit Sahne oder Vollmilch hergestellte Käse, mit Kokos- oder Palmkernöl oder gesättigten Fetten hergestellte Nahrungsmittel (Zutaten auf den Etiketten überprüfen).

Fleisch – fette Fleischstücke jeder Art (von jedem Fleisch sichtbares Fett entfernen), Frühstücksspeck, gepökeltes Schweinefleisch, Spareribs (Schweinerippchen); Innereien wie Leber, Nieren, Hirn, Bries; fetthaltige Wiener Würstchen, geräuchertes Fleisch, geräucherte Wurst, Luncheon Meat (Fleischpastete).

Geflügel – Ente, Gans. Von Hähnchen und Truthahn stets Haut und sichtbares Fett entfernen.

Schaltiere – übermäßigen Verzehr meiden.

Eier – Aufnahme auf drei große Eier pro Woche begrenzt; Eiweiß ohne Einschränkung erlaubt.

Gemüse – Avocados meiden; alle anderen Sorten erlaubt.

Brot, Kuchen, Desserts, Süssigkeiten – mit Butter, sonstigen Fetten, frischen Eiern oder Eipulver hergestellten Backwaren wie Butterbrötchen, Hefestückchen, Krapfen, Cracker mit hohem Backfettanteil; Kuchen, Feingebäck, Pies oder Aufläufe, schwere Puddings, Eiscreme, Milchschokolade.

Verschiedenes – in Butter und anderen tierischen Fetten Gebratenes, mit Sahne Verfeinertes meiden, desgleichen mit Butter, Backfetten oder sonstigen tierischen Fetten konservierte, tiefgekühlte und abgepackte Nahrungsmittel.

Werden Fette und Öle verwendet, so sollten sie *mehrfach ungesättigt* sein wie beispielsweise Maiskeim-, Baumwollsamen-, Saflor-, Sesam-, Soja- und Sonnenblumenöl sowie Margarine. Fette und Öle (die mehrfach ungesättigten wie auch die gesättigten) sind alle joulereich – aus diesem Grund werden sie bei den verschiedenen Scarsdale-Diäten nicht verwendet.

Die Leber wandelt Kohlenhydrate in Triglyceride um. Um den Bluttriglyceridspiegel zu senken, sind die in den vorhergehenden Listen angegebenen Nahrungsmittel zu meiden, *ebenso die folgenden kohlenhydratreichen Nahrungsmittel:*

- Kuchen, Kuchenmischungen, Kekse, Pasteten oder Aufläufe, fetthaltige Backwaren.
- Bonbons, Schokolade, Marshmellows und sonstige Süßigkeiten, Kaugummi.
- Gelatinedesserts, handelsübliche Puddings, sonstige gesüßte Desserts, die Zucker enthalten.
- Marmeladen, Konfitüren, Gelees, Eingemachtes.
- ›Soft drinks‹ oder nichtalkoholische Getränke, die Zucker enthalten.
- Zucker, Honig, Melassen.

Ich muß betonen, daß Menschen, die Hyperlipoproteinämie haben, unter der strengen Aufsicht eines Arztes stehen sollten. Sehr oft sind vielleicht Medikamente notwendig, um die diätetische Lebensweise zu ergänzen.

Diese beiden Sätze fassen die für Patienten wesentlichen Diätvorschriften zusammen:

1. *Fettreiche Nahrungsmittel meiden, um den Cholesterinspiegel* kontrollieren zu können.
2. *Kohlenhydratreiche Nahrungsmittel meiden, um den Triglyceridspiegel* kontrollieren zu können.

Magengeschwür (Ventriculus – Duodenum)

Aufregung und Ärger sind häufig ein zu einem Magengeschwür beitragender Faktor. Dafür gibt es keine Ernährungshilfen. Niemand außer Ihnen kann mit Ihren persönlichen Problemen fertig werden. Als Arzt erlebe ich unzählige Tragödien. Die Folge ist, daß ich jeden ermutige, das beste aus jedem Tag zu machen. Gute Gesundheit ist solch ein herrliches Geschenk, die Fähigkeit, morgens aufzuwachen, auf sich aufzupassen, Neues zu unternehmen, neue Menschen kennenzulernen, sich an den geliebten und vertrauten Menschen zu freuen – all dies macht mich viel zu dankbar, um mich über die meisten ande-

ren Dinge aufzuregen. Ich teile meine Probleme gern in ›gute‹ und ›schlechte‹ auf. Wenn Sie es einmal philosophisch betrachten, sind viele unserer Alltagsprobleme ›gute‹ Probleme.
Selbst Erschöpfung und Ärger eines sehr arbeitsreichen Tages sind bis zu einem gewissen Grad Anzeichen eines produktiven, nützlichen, interessanten Lebens, ob es nun ein hektischer Tag im Büro oder in der Praxis oder ein Tag zu Hause mit lebendigen, lärmenden, gesunden Kindern ist.
Gewöhnlich sind die Dinge, über die wir uns Sorgen machen, nicht so schlimm wie die Krankheit, die wir damit schaffen. Die Diagnose Magengeschwür ist normalerweise ungewöhnlich einfach, da die Symptome so charakteristisch sind – Schmerzen in der Mitte des Oberbauchs, die im allgemeinen eine Stunde nach dem Essen auftreten. Nachts wird der Kranke häufig durch Schmerzen geweckt, die meist mit Empfindlichkeit in der Mitte des Oberbauchs einhergehen. Magenbeschwerden erleichtert man durch gegen Magensäure wirkende Mittel oder durch Essen.
Die Symptome werden normalerweise durch Kaffee, Alkohol und Gewürze verschlimmert.
Ein ›therapeutischer Test‹ ist häufig nützlicher als eine Röntgenuntersuchung, da sich bei letzterer nur 70% der Geschwüre erfassen lassen. In der Praxis ziehe ich für die Diagnose eine Behandlung einer Röntgenuntersuchung vor.

Diät bei Magengeschwüren

Zu meidende Nahrungsmittel:

- Kaffee und Tee.
- Alle fetthaltigen und gebratenen Nahrungsmittel einschließlich Saucen und Bratensäften.
- Geräuchertes und konserviertes Fleisch, desgleichen Fisch.
- Schweinefleisch.
- Gewürze und Würzzutaten.
- Fleischsuppen
- Tomaten, Tomatensaft, Tomatensuppe.
- Gebäck, Eingemachtes, Nüsse, Süßigkeiten.

- Genußmittel und kohlensäurehaltiges Wasser.
- Alkohol.

Antacida werden zwischen den Mahlzeiten und vor dem Zubettgehen eingenommen. Man verabreicht sie auch jederzeit zur Linderung von Schmerzen und Unwohlsein.
Auch sehr viele pharmazeutische Präparate stehen zur Verfügung – einige der neueren sind besonders wirksam. Fragen Sie Ihren Arzt.
Zwar dauert es gewöhnlich sechs Wochen, um ein Geschwür zu heilen, aber die Symptome bessern sich in wenigen Tagen. Geschwüre kehren häufig wieder, besonders im Frühling und im Herbst. *Ein altes Geschwür* mit fibrösen Rändern und mit fibröser Basis kann behandlungsresistent sein.
Die Diätbehandlung für *Hiatus hernia* und *Ösophagitis* ähnelt der für Magengeschwüre.

Pyrosis (Verdauungsstörung, Sodbrennen)

Dies ist das am dritthäufigsten auftretende Darmleiden. Es ist außerordentlich unangenehm, aber, wie Ihr Arzt Ihnen versichern wird, selten, falls überhaupt, ernst und gefährlich. Das Unbehagen wird normalerweise als ›brennendes, in etwa hinter der Brustmitte sitzendes‹ Gefühl beschrieben.
Die häufigste Ursache sind Kaffee und in benzoesaurem Salz oder in Benzoesäure konservierte Nahrungsmittel. Im Gegensatz zu anderen Zubereitungen mit Orangen werden Orangen selbst und Orangensaft seltsamerweise gut vertragen. Andere Nahrungsmittel, die dieses Symptom hervorrufen können, sind Gewürze, Gebratenes, Schokolade, Zwiebeln und Gurken.
Man muß die eineinhalb bis zwei Stunden vor Auftreten der Symptome gegessene Nahrung überprüfen, um zu ermitteln, was man nicht vertragen kann – dann die Beschwerden verursachenden Nahrungsmittel meiden oder die Zufuhr einschränken.
Bei mir persönlich habe ich festgestellt, daß ich leichter an diesem Problem leide, wenn ich unter starkem Streß stehe. Zur Selbsthilfe daran denken, ein Problem als ›gut‹ oder ›schlecht‹ anzusehen.
Es gibt unzählige zur Verfügung stehende Antacida. Man sollte meh-

rere ausprobieren und dann das anwenden, das am besten schmeckt und vollständige Erleichterung verschafft. Es ist völlig unnötig, diese Beschwerde länger zu ertragen als man braucht, um ein Antacidum hinunterzuschlucken.

Da es so einfach ist, sich vollständige Erleichterung zu verschaffen, sind die meisten Menschen bereit, sich eher mit dem Unbehagen abzufinden, als auf ein Nahrungsmittel oder Getränk, das sie mögen, zu verzichten. Offensichtlich eine individuelle Wahl.

Gallenblase (Gallensteine – Gallenkolik)

Eine Gallenblase ohne Steine verursacht selten die für Gallenkolik typischen Symptome – Verdauungstörungen, Völlegefühl, Aufstoßen, Blähungen und/oder Schmerzen. Akuter, gewöhnlich starker Schmerz im Oberbauch mit Empfindlichkeit im rechten Oberbauch oder in der Bauchmitte ist nahezu ein charakteristisches Symptom. Der Schmerz strahlt häufig in das rechte Schulterblatt aus.

Die Symptome treten im allgemeinen mehrere Stunden nach einer schweren Mahlzeit auf, sehr oft mitten in der Nacht. Der Harn ist häufig dunkel, der Stuhl hell, da keine Gallenflüssigkeit in den Dünndarm gelangt.

Die meisten Chirurgen bestehen auf einer operativen Entfernung einer Gallensteine enthaltenen Gallenblase; ich muß sagen, daß sie dies bei der modernen Chirurgie und ihren ausgezeichneten Ergebnissen mit gutem Recht vertreten. Beim älteren Kranken rate ich meinen Patienten allerdings, sich nur dann einem operativen Eingriff zu unterziehen, wenn man ihre Symptome nicht durch den Verzicht auf gebratene und fettreiche Nahrungsmittel unter Kontrolle bringen kann. In einigen Forschungszentren experimentiert man mit einer Substanz, die Gallensteine auflöst, doch zum jetzigen Zeitpunkt kennen wir noch keine ungefährliche Methode, sie ohne chirurgischen Eingriff zu entfernen.

Grundlegende Diätvorschriften

MOLKEREIPRODUKTE: *keine* Vollmilch oder Sahne. Erlaubt – Magermilch, fettfreie Buttermilch, Kondensmagermilch.
kein Käse außer Hüttenkäse mit niedrigem Fettgehalt, Ricotta.
FLEISCH, GEFLÜGEL: *kein* Schweinefleisch, keine Schweinefleischprodukte, Ente, Gans. Erlaubt – mageres Fleisch, Hähnchen, Truthahn – Haut und alles sichtbare Fett vor dem Essen entfernen.
FISCH: *kein* fetter Fisch wie Makrele, Hering, Räucherlachs. Erlaubt – magerer Fisch wie Barsch, Blaufisch, Flunder, Kabeljau, Karpfen, Schellfisch, Weißfisch; Schaltiere – frisch, tiefgekühlt, aus der Dose (Öl abtropfen lassen).
GEMÜSE: Gemüse, die Ihnen bekommen, sind erlaubt – roh, gekocht, aus der Dose, tiefgekühlt.
OBST: Obst (ohne Schale und Kerngehäuse) und Fruchtsäfte, die Sie vertragen, sind erlaubt.
EIER: nur *ein* Ei täglich, falls verträglich – gekocht, pochiert, im Wasserbad gestockt, aber nicht gebraten. Eiweiß erlaubt wie gewünscht.
BROT, ZEREALIEN: *Kein* warmes Brot, keine Brötchen, Waffeln, Hefebrötchen.
DESSERTS: *kein* Gebäck, keine Pasteten oder Aufläufe, Schokolade, Eiscreme; keine mit Butter, Backfett, Margarine, Vollmilch zubereiteten Desserts. Erlaubt – Magermilchdesserts, sonstige mit Eiweiß zubereitete Desserts wie Baisers, Vanillemakronen.
SUPPEN: *keine* Cremesuppen; Fleisch- oder Hühnersuppen, die nicht entfettet sind. Erlaubt – Bouillon, Brühe, Kraftbrühe; entfettete Fleisch-, Geflügel-, Fischsuppen; Gemüsesuppen, mit Gemüsen zubereitet, die Ihnen bekommen.
FETTE: *keine* Fette wie süße und saure Sahne, Salatöl, Pflanzenfette, Schweineschmalz, Mayonnaise. Erlaubt – maximal 3 Teelöffel Butter oder Magarine täglich, falls verträglich.
WÜRZZUTATEN: Salz, Pfeffer, Gewürze und Kräuter dürfen mit Maß verwendet werden.
ZUCKER, Gelee, Sirup, Honig mit Maß erlaubt.
Keine NÜSSE, Erdnußbutter, Oliven.
Keine BRATENSÄFTE, Fleischsaucen, Sahnesaucen, ›weiße‹ Saucen.

Obstipation (Verstopfung)

Der hektische Lebensrhythmus heutzutage läßt ungenügend Zeit für richtige Verdauung und Ausscheidung. Der Darm muß buchstäblich schreien, damit man dieser lebensnotwendigen Funktion Aufmerksamkeit schenkt.

Für jeden einzelnen ist es außerordentlich wichtig, den Verdauungstrakt an eine gleichmäßige ›Pflichtübung‹ zu gewöhnen – versuchen Sie, sich nach dem Frühstück Zeit zu lassen. Bei ehrlicher Anstrengung sind die meisten Menschen in der Lage, einen bedingten Reflex zu entwickeln.

Backpflaumen, Pflaumensaft, verschiedene Kompotte, faserstoffreiche Zerealien und eine Reihe sogenannter ›Ballaststoffe‹ dürften dem Geschmack und den Bedürfnissen des einzelnen Genüge leisten. Seit vielen Jahrzehnten hat man ohne Schaden und mit gutem Erfolg *Senna- und Lakritzerzeugnisse* eingenommen – sie lassen sich den jeweiligen Bedürfnissen mühelos anpassen. Bei Übelkeit, Erbrechen oder Magenschmerzen sollte niemals gleichzeitig ein Abführmittel genommen werden. Wenn echte Beschwerden entstehen, den Arzt aufsuchen.

Die folgenden Informationen über eine faserstoff- und ballaststoffreiche Ernährung können nützlich sein:

Faserstoffreiche Nahrungsmittel und Ballaststoffe – Richtlinien für gute Verdauung

Faserstoff- und ballaststoffreiche Nahrungsmittel helfen den ›Verdauungsmechanismen‹ und bekämpfen dadurch Obstipation, daß sie die Ausscheidung von Schlackenstoffen unterstützen. Eine Ernährung, die faserstoffreiche Nahrungsmittel und Ballaststoffe enthält, würde im wesentlichen folgendes einschließen:

OBST – vorzugsweise roh verzehrt (mit Schalen und Kerngehäusen, wo möglich); Trockenobst, Backpflaumen, Pflaumensaft.
GEMÜSE – vorzugsweise roh verzehrt oder minimal gegart und gedünstet.
SALATE – reichlich gemischte grüne Salate aller Sorten (Kopfsalat, Endivie usw.), Karotten, Sellerie, Gurken, Tomaten, roher Spinat, Broccoli, Blumenkohl.

ZEREALIEN – reine Kleie- und Vollkornsorten, trocken und gekocht, haben den höchsten Gehalt an Faserstoffen; die meisten anderen trokkenen Zerealien (vorzugsweise ohne Zucker) haben einen ansehnlichen Gehalt an Faserstoffen.

BROT – Vollkorn- und Kleiebrot haben einen höheren Gehalt an Faserstoffen als verfeinertes Weißbrot und ähnliche Produkte, die sehr wenig Faserstoffe besitzen.

Wichtig – um die beste Wirkung zu erzielen, große Mengen Wasser trinken, 8 bis 10 Gläser täglich, besonders zu den Mahlzeiten. Faserstoffe quellen auf, wenn sie Wasser absorbieren, liefern mehr Ballast.

Wenn auch faserstoff- und ballaststoffreiche Nahrungsmittel bei der Kontrolle von Obstipation wirkungsvoll sind, so muß doch betont werden, daß ›Fasern‹ in Nahrungsmitteln nur ein Bestandteil von vielen sind. Sie sind nicht ›magisch‹, kein Allheilmittel und für Übergewichtige zweifellos keine große Hilfe bei der Gewichtsreduzierung, da faserhaltige Nahrungsmittel wie Zerealien und Brot einen relativ hohen Joulegehalt haben. Daher sollte man derartige Nahrungsmittel mit Maß essen und dabei diese allgemeinen Richtlinien beachten:

- Um dem Körper Eiweiß und andere Stoffe zuzuführen, mäßige Mengen von fettarmem Fleisch, Geflügel, Fisch in die Ernährung einbauen.
- Süßigkeiten, schwere Desserts, Kuchen, Feingebäck, Zucker und stärkehaltige Nahrungsmittel meiden – sie alle sind praktisch arm an Faserstoffen und reich an Joule.
- Eier, Milch, Käse haben ihren eigenen Nährwert, enthalten aber wenig oder gar keine Faserstoffe.

Gesunder Menschenverstand ist eine entscheidende Richtschnur bei faserstoffreicher Ernährung. Die Auswirkungen sind bei jedem einzelnen verschieden. Es ist sinnvoll, Ballaststoffe mit aufzunehmen, wenn man diese für eine regelmäßige Darmtätigkeit benötigt. Dann hängt es wiederum vom einzelnen ab, den Konsum ›grober‹ Nahrungsmittel nach Bedarf zu erhöhen oder zu verringern. Ein Besuch bei Ihrem Arzt ist unumgänglich, wenn Sie bei Ihren die Darmtätigkeit betreffenden Gewohnheiten eine Veränderung feststellen.

Register

Abendessen. Siehe Menüs, tägliche
Ahornsirup 52
Aktivität. Siehe Bewegung, körperliche
    Tätigkeit
Alkoholische Getränke
    bei der Scarsdale-Feinschmecker-
      diät 72
    beim Fitness-Programm 59
    Siehe auch Wein
Alkoholismus, Ketosis und 29
Allergien, Lebensmittel- 43–44, 164
    206–213
    Allergenfreie Kost 208–209
American Way of Life, The (Farquhar)
    155
Anamnesen (Krankengeschichten) 67–70,
    208–213, 216–218
Ananas, Überraschungs-, Aloha 144–145
Antibabypillen 160
Antibiotika 196
Äpfel:
    Bratapfel Oscar 65, 86
    Kürbis mit Apfel-Nuß-Füllung 115
Arteriosklerose 223–225
Artischocke Provençale 134
Arzt:
    Medizinischer Anhang für den 198–231
    Überwachung durch den Arzt bei einer
      Diät 15, 29, 35, 42, 152, 161, 165, 166,
      170
Ärztliche Untersuchungen, regelmäßige
    157
Aubergine:
    Essig-Aubergine und Käsestäbchen
      135–136
    Italiano 83–84
    Parmesan-Aubergine 117–118
Auflauf, Gemüse-Käse- 119
Aufschnitt:
    erlaubte Menge 50
    Prozeßfleischwaren 50
Aufstriche 58, 59, 60
Avocado 58, 107

Backfett 59
Beach Point Club, Mamaroneck 11
Beard, James 157
Belohnung am Ende der Diät 152

Bewegung, körperliche 28–29, 161, 166
    Tabelle über den Jouleverbrauch
      (Kalorienverbrauch) bei verschiede-
      nen Tätigkeiten und Sportarten
      171–173
Bier 158
Birnen:
    Glasierte Birne 135
    Meringen-Birne 142
Blue, Anthony Dias 12
Blumenkohl gratiniert 116–117
Bocuse, Paul 149
Bohnen 50, 58, 107
Bohnensprossensalat 144
Bohnensprossen-Paprika-Salat 132
Borschtsch 59
    Suzanne 78
Broccoli gratiniert 116–117
Brot:
    bei der vegetarischen Scarsdale-Diät
      107
    beim Fitness-Programm 58, 59, 60
    Brötchen 147
    Kleberbrot 48, 107
    proteinreiches Brot 158
      als Zwischenmahlzeit 167
      beim Fitness-Programm 58, 59, 60
      Definition 44
      Ersatz für 48
      Frischhalten von proteinreichem
        Brot 48
      Scarsdale-Proteinbrot, selbst-
        gebackenes 55
    Vollkornbrot 48, 107
Brühe:
    Instanthühner- oder Instantrinder-
      brühe 63
    Kochen mit 151
Butter 59, 107

Chilisauce 51
China-Art, Gerichte auf:
    Chow Mein 119–120
    Salat nach China-Art 88
Cholesterin 223–225
Cocktailsauce 51, 61
Coffee-mate 52
Court Bouillon für kalten gedünsteten

Fisch Natalia 84–85
Croûtons, Protein- 120

Desserts 58, 59, 60, 106, 151
    Meiden schwerer 58, 106, 163–164
    zuckerfreie Gelatinedesserts 58, 60
    Siehe auch einzelne Rezepte; Obst
Diabetes 158, 218–221
    Ketosis und 28–29
    Übergewicht und 21
Diätlimonaden 35, 45, 61
Diät-Pflanzencreme 108, 149
Diagnose, Fortschritte auf dem Gebiet der 196
Digitalis (Fingerhut) 201
Dips 62
Diuretika (harntreibende Mittel): 165, 197, 201
    Kaliumverlust durch Einnahme von 162
Divertikulose und Divertikulitis 213–215
Dolmas, Lamm mit 141–142
Drinks. Siehe Getränke
Dullea, Georgia 12

Eier:
    bei der vegetarischen Scarsdale-Diät 108
    beim Fitness-Programm 60
    Gitano 138–139
    Rühreier 50
    und Hühnerleber auf Bauern-Art 82
    Zubereitung ohne Fette 50, 60
Einkauf 42–43
Eintopf:
    Gemüse, gedämpftes 118–119
    Lamm 97
    Zucchini 138
Eiscreme 58, 108
Eisparfait 58, 108
Eiweiß 16, 17, 24
    bei der klinischen Scarsdale-Diät 25–26
    Nährwerttabellen 175–195
    Protein-Croûtons 120
Erbsen 50
Erdbeeren und Wassermelone in Rosé-wein 129–130
Erdnußbutter 59
Erkältung 149–150
Ernährung:
    ausgewogene Diät 16–17, 23–26
    Krankheit und 169
    Siehe auch Eiweiß; Fette; Kohlenhydrate; Medizinischer Anhang

Ernährungsphilosophie 64–65, 146–153
Essen bei Freunden 147, 159
    Siehe auch Restaurants; Urlaub
Essig 108
    Weinessig-Salatsauce 112
Essiggemüse 51, 61
Estragon:
    Estragonhähnchen 134
    Estragonmarinade für Rindfleisch 103

Family Circle 12
Farquhar, Dr. John 155
Faserstoffe 230–231
    faserstoffreiche Nahrungsmittel 164–165, 168
Feinschmeckerdiät. Siehe Scarsdale-Feinschmeckerdiät
Fenchel:
    Fenchelmarinade für Fisch 105
    in Jus 135
Fernsehknabbereien, Verzicht auf 150
Fette 16, 17, 24, 25, 108
    Ablagerung von Fett 23, 25–26
    bei der klinischen Scarsdale-Diät 25, 26, 46
    beim Fitness-Programm 59, 60
    cholesterinreiche Nahrungsmittel 224–225
    Ketosis und 28–29
    Milchfette 59, 60
    Nährwerttabellen 175–195
Fettleibigkeit 23
    genetische 156, 166, 168
Fettzellen, überschüssige 168
Fisch:
    bei der vegetarischen Scarsdale-Diät 108
    beim Fittness-Programm 60
    Dosenfisch, Abtropfen des Öls bei 50
    Fenchelmarinade für 105
    kalter gedünsteter Fisch Natalia 84–85
    Schaltiere 49, 60, 63
    ›trocken‹ gebratener Fisch in Restaurants 147
    Zarzuela 140
    Siehe auch einzelne Fisch- und Schaltiersorten
Fitness-Programm und Trimm-Dich-Ernährung,
    Erlaubtes 51–61
    Ernährungsphilosophie 64–65
    Nein!-Nein!-Liste 58

233

Phantasiereiche Tips für 61–63
Richtlinien für 57
Verbotenes 58–59
Fleisch:
bei der vegetarischen Scarsdale-Diät 108
beim Fitness-Programm 59
Entfernen von sichtbarem Fett bei 36, 42, 50, 59, 147
Marinade für rotes 104
Prozeßfleischwaren 50, 59
Tips für preiswertes 90–91
Siehe auch einzelne Fleischsorten
Flüssigkeitsverhaltung 165
Siehe auch Diuretika; Getränke
Französische Art, Gerichte auf:
Artischocke Provençale 134
Estragonhähnchen 134
Glasierte Birne 135
Sellerie in Jus 135
Fruchtsäfte 60, 63
Frühstück. Siehe Menüs, tägliche

Gallenblase 228–229
Gallenkolik 228
Gallensteine 228
grundlegende Diätvorschriften 229
Garnelen:
Teufelsgarnelen 79
Tori-Garnelen und Hähnchen 131–132
Gazpacho 139
Gebackene Bohnen 58
Gefährte, Diät mit 151–152
Geflügel, Marinaden für:
Ketchupmarinade 104
Minzmarinade 104
Weißweinmarinade 105
Zitronenmarinade 103
Siehe auch Hähnchen; Truthahn
Gelatinedessert, zuckerfreies 58
Gelee, zuckerfreies 60
Gemüse:
aus der Dose 51
bei der vegetarischen Scarsdale-Diät nichterlaubtes 107
Chow Mein 119–120
frisches 51
Gazpacho 139
gedämpftes 118–119
gekochtes, mit Zitronen-Minzsauce 142
gemischter Salat aus Essiggemüsen 143
Gemüse-Käse-Auflauf 119
Gemüsesalat, amerikanischer 128

mariniertes 133
ohne Saucen und Fette 148
organisch angebautes 49
Ratatouille 114–115
tiefgekühltes 51
zu meidende 50
Siehe auch einzelne Gemüse; Salate
Gemüsesaft 63
Gemüsesuppe:
fettfreie 54
japanische 130
Genetische Fettleibigkeit 156, 166, 168
Getränke:
alkoholische. Siehe alkoholische
beim Fitness-Programm 59
erlaubte 35, 45
Limonade. Siehe Limonaden
Scarsdale Special Highball 52
Wasser 41
Wein. Siehe Wein
Gewichtsabnahme:
Diabetes und 21
eingefallene Haut und 162
Gallenkolik/Gallensteine und 228
Herz- und Gefäßkrankheiten und 21
Joule und 22–23
Kraft und. Siehe Kraft
Ostheoarthritis und 21
rapide 18, 32
Stolz sein auf 149
voraussichtliche 18, 30, 32, 41
während des Fitness-Programms 57
Gewichtsstabilisierung auf Lebenszeit. Siehe Stabilisierung des Gewichts; Zwei-Plus-Zwei-Minus-Programm
Gewichtstabelle, tägliche 33–35, 68–70, 73, 92, 107, 123
Gewohnheiten, Eß-:
gute 59, 146–152
schlechte 59
Gewürze 51, 61, 151
bei natriumarmen Diäten erlaubte 205
Gourmand, Definition des 71
Gourmet, Definition des 71
Grapefruits:
allergische Reaktionen auf 43–44
aus der Dose 48
Saft 48
Sorten 47
Griechische Art, Gerichte auf:
Gemüse mit Zitronen-Minzsauce, gekochtes 142
Lamm mit Dolmas 141–142

Meringen-Birne 142
Spinatsalat mit Schafskäse 141
Tomatensuppe mit Schalotten 140–141
Größe:
  Tabelle über Idealgewicht 22, 33–35
Guérard, Michel 149

Hähnchen:
  beim Fitness-Programm 59
  Entfernen der Haut bei 36, 59
  Estragonhähnchen 134
  gebackene Hähnchenbrüste Herman 82–83
  gebackenes Hähnchen Samm 87
  Hawaiisches Hähnchen 98
  Hühnerleber und Eier auf Bauern-Art 82
  Marinaden für 103–105
Hagsted, Dr. Mark 155
Haut:
  Einfallen der 162
  Hautkrankheiten 167
Hawaiische Art, Gerichte auf:
  Bohnensprossensalat 144
  gemischter Salat aus Essiggemüsen 143
  Hähnchen, Marinade für 98
  Kürbis mit Obst und Nüssen 117
  Lomi-Lachs 144
  Überraschungs-Ananas Aloha 144–145
  Zitronensuppe, klare 143
Herz- und Gefäßkrankheiten:
  Arteriosklerose 223–225
  Hyperämie (Herzinfarkt) 199–206
  Kongestives Herzversagen. Siehe Hyperämie
Herzkrankheiten. Siehe Arteriosklerose; Herz- und Gefäßkrankheiten
Himbeeren:
  Pfirsich mit 83
  Pfirsich mit Himbeersauce 136
Honig 52
Hummer im Sud 65, 85–86
›Hungerschmerzen‹ 159
Hyperämie 199–206
Hyperlipoproteinämie 223
Hypertonie (erhöhter Blutdruck) 158, 221–223

Idealgewicht:
  Denken an das 146–147
  Halten des 152
  Tabelle über 22, 33–35
  Tabelle über Idealgewicht und entsprechende Joulezufuhr (Kalorienzufuhr) zur Stabilisierung des Gewichts 173–174
Imbisse. Siehe Zwischenmahlzeiten
In Essig eingelegt:
  Essig-Aubergine und Käsestäbchen
  gemischter Salat aus Essiggemüsen
Internationale Diät. Siehe Scarsdale-Diät, internationale
Italienische Art, Gerichte auf:
  Aubergine Italiano 83–84
  Essig-Aubergine und Käsestäbchen 135–136
  Kalbfleisch neapolitanisch 137–138
  Parmesan-Aubergine 117–118
  Pfirsich mit Himbeersauce 136
  Pilze, gebackene gefüllte 137
  Zucchinieintopf 138

Japanische Art, Gerichte auf:
  Bohnensprossen-Paprika-Salat 132
  Gemüsesuppe 130
  Mandarinen Oki 131
  Obstsülze 132–133
  Thunfisch Shimi 130
  Tori-Garnelen und Hähnchen 131–132
Joghurt, Magermilch- 62, 107
Joghurt-Salatsauce 113
Joule:
  Gewichtsverlust und 22–23
  Nährwerttabellen 175–195
  pro Tag bei der klinischen Scarsdale-Diät 18, 175
  Tabelle über Idealgewicht und entsprechende Joulezufuhr (Kalorienzufuhr) zur Stabilisierung des Gewichts 173–174
  Tabelle über Jouleverbrauch (Kalorienverbrauch) bei verschiedenen Tätigkeiten und Sportarten 171–173
  Überprüfung von ›joulearmen‹ und ›diätetischen‹ Nahrungsmitteln 147
  Unausgewogenheit bei der Joulezufuhr 20–21

Käse:
  bei der vegetarischen Scarsdale-Diät 107
  beim Fitness-Programm 60
  Blumenkohl gratiniert 116–117
  Broccoli gratiniert 116–117
  Gemüse-Käse-Auflauf 119
  geriebener, über Speisen gestreut 51, 62

Hüttenkäse, niedriger Fettgehalt 62
Käseaufschnitt 49
Käsestäbchen, Essig-Aubergine und 135–136
Magerkäse 63
Parmesan-Aubergine 117–118
Sellerie gratiniert 80
Spargel gratiniert 116–117
Spinat-Käse-Pastete Olga 98–99
Spinatsalat mit Schafskäse 141
Kaffee, 35, 47, 61
 erlaubte Sorten 45
Kaffeepause 147
Kalbfleisch neapolitanisch 137–138
Kalium, 162, 201, 202
 kaliumreiche Nahrungsmittel 206
Kalorien. Siehe Joule
Karotten:
 als Zwischenmahlzeit 35, 58
 mit Thunfisch vermengen 154–155
Kartoffeln, 50, 58
 bei der vegetarischen Scarsdale-Diät 107
Kauen, sorgfältiges 64, 146
Kekse 58, 108
Ketchup: 51, 61
 Ketchupmarinade 104
Ketosis 27–29, 41
Kichererbsen 107
Kidneybohnen 58, 107
Kleberbrot 48, 107
Klimakterium (Menopause) 160
Kohl und Pilze in Wein 129
Kohlenhydrate: 16, 17, 24
 bei der klinischen Scarsdale-Diät 24
 ›komplexe‹ 24
 Monosaccharide 24
 Nährwerttabellen 175–195
 Polysaccharide 24
Kräuter 51, 61, 151
 bei natriumarmen Diäten erlaubte 205
Kraft 164–165
 Verlust 53–54, 160, 168–169
Kraftbrühe 54
Krankheit:
 Medizinischer Anhang 198–231
 Übergewicht und 21
Krebs 169
Kressesuppe 114
Kuchen 58, 108
Kühlschrank-Tip 148
Kürbis:
 Hawaiischer mit Obst und Nüssen 117
 mit Apfel-Nuß-Füllung 115

Lachs:
 aus der Dose, Abtropfen des Öls von 50
 Lachssalat Gourmet 80–81
 Lomi-Lachs 144
Lactose-Überempfindlichkeit 155–156
Lammfleisch:
 auf provençalische Art 51
 beim Fitness-Programm 51
 Lammeintopf 97
 Lammhaxen, geschmorte 97–98
 Marinaden für 103–104
 mit Dolmas 141–142
Leber:
 Hühnerleber und Eier auf Bauern-Art 82
 Zwiebeln und 107
Limabohnen 58
Limonaden: 58, 107
 Diätlimonaden 35, 45, 59, 61
Linsen 50, 107
Lustlosigkeit 160

Magengeschwür 225–227
Mais 50
Makkaroni 58
Mandarinen Oki 131
Margarine 36, 59, 108
Marinaden und Mariniertes:
 für Lammfleisch und Geflügel: 103–104
  Hawaiische Marinade für gegrilltes Hähnchen 98
  Ketchupmarinade 104
  Minzmarinade 104
  Zitronenmarinade 103
 für Rindfleisch:
  Barbecue-Steak 128–129
  Estragonmarinade 103
  für Kluftsteak 100
  Weinmarinade 103
 Gemüse, mariniertes 133
 Truthahnteile, marinierte 99
 Verschiedenes: 104–105
  Fenchelmarinade für Fisch 105
  Marinade für rotes Fleisch 104
  Weißweinmarinade für Geflügel 105
Marmelade 53, 58, 108
 Zuckerfreie 60
Mayonnaise 59, 106
 ›joulearme‹ Mayonnaise 48
 als Ersatz 48
Medien, Berichte über die Scarsdale-

Diät in den 11–12
Medizin, Fortschritte auf dem Gebiet der 196–197
Medizinischer Anhang 152, 198–231
Meeresfrüchte. Siehe Fisch; Schaltiere
Meerrettich 61
Melasse 52
Menüs, tägliche:
   für die klinische Scarsdale-Diät: 36–39
      Alternativ-Mittagessen 39
      für die zweite Woche 40
   für die internationale Scarsdale-Diät: 124–128
      Alternativ-Mittagessen 123–124
      für die zweite Woche 124
   für die vegetarische Scarsdale-Diät: 109–112
      erlaubte Alternativ-Mahlzeiten 108–109
   für die Scarsdale-Feinschmeckerdiät: 73–77
      Alternativ-Mittagessen 73
      für die zweite Woche 74
   für die Scarsdale-Spardiät: 92–96
      Alternativ-Mittagessen 73
      für die zweite Woche 92
Meringen-Birne 142
Mettwurst 50, 58
Milch: 52, 58, 61
   Magermilch oder fettarme Milch 58
   bei der Diät nicht erlaubt 155–156
Mineralstoffe 16, 24–25
Mineralwasser 35, 45, 59
Minze:
   Minzmarinade 104
   Zitronen-Minzsauce, gekochtes Gemüse mit 142
Mittagessen. Siehe Menüs, tägliche

Nährwerttabellen 175–196
National Cancer Institute (Institut für nationale Krebsforschung) 169
Natrium: 157, 197, 200–201
   bei natriumarmen Diäten erlaubte Nahrungsmittel, Würzzutaten, Gewürze und Kräuter 203–205
Navy's Center for Prisoner of War Studies (Marinezentrum für Untersuchungen von Kriegsgefangenen) 21
New York Magazine 11
New York Times, The 11
Nüsse: 45, 60
   Hawaiischer Kürbis mit Obst und 117

Kürbis mit Apfel-Nuß-Füllung 115

Obst:
   aus der Dose 48
   bei der internationalen Scarsdale-Diät 124
   bei der Scarsdale-Feinschmeckerdiät 73, 74
   beim Fitness-Programm
   frisches 48
   Früchte Suprême 86–87
   Hawaiischer Kürbis mit Nüssen und 117
   Obstsalat 48
   Obstsülze 132–133
   Siehe auch einzelne Obstsorten
Obstipation (Verstopfung) 164–165, 230–231
Öle 59, 108
Oliven 48, 51
Ostheoarthrithis (Knochen- und Gelenkentzündung), Übergewicht und 21

Parmesan-Aubergine 117–118
Pekannüsse 40
Penney, Alexandra II
Pfirsich:
   mit Himbeeren 83
   mit Himbeersauce 136
Phantasiereiche Zubereitung der Speisen 61–63, 148, 151
Pharmazie, Fortschritte auf dem Gebiet der 197
Philosophie für Essen und Ernährung 64–65, 146–153
Photo als Ansporn 149
Pickle Relish 61
Pilze:
   gebackene gefüllte 137
   und Kohl in Wein 129
Pimento 62
   Pimiento-Steak 101–102
Protein. Siehe Eiweiß
Proteinreiches Brot. Siehe Brot
Pyrosis (Sodbrennen) 227–228

Ratatouille 114–115
Rauchen 162–163
Reis: 58
   bei vegetarischer Scarsdale-Diät 108
Reizbarkeit 160
Restaurants: 20, 147
   Bestellen von ›trocken‹ gebratenem Fisch in 147

237

Fitness-Programm und 61
  mit klinischer Scarsdale-Diät 11–12
  Siehe auch Essen bei Freunden
Reste 63, 163
Rezepte:
  für die internationale Scarsdale-Diät 128–145
  für die vegetarische Scarsdale-Diät 109–121
  für die Scarsdale-Feinschmeckerdiät 77–88
  für die Scarsdale-Spardiät 96–105
  Ihre eigenen 52
  Siehe auch einzelne Rezepte
Rindfleisch:
  beim Fitness-Programm 59
  Marinaden für:
    Estragonmarinade 103
    Weinmarinade 103
Rindfleisch, im Ofen geschmort 102
Schmorbraten 102
Steak:
  Arten 42
  Entfernen von Fett bei 42
  erlaubte Mengen 49
  Kluftsteak, gebraten oder gegrillt 100
  Kosten 54
  Mariniertes Barbecue-Steak 128–129
  Pimiento-Steak 101–102

Säfte. Siehe Fruchtsäfte; Gemüsesäfte
Säuglinge, überschüssige Fettzellen bei schwergewichtigen 168
Sahne 52, 58
Salami 50, 58
Salat:
  Amerikanischer Gemüsesalat 128
  Bohnensprossensalat 144
  Bohnensprossen-Paprika-Salat 132
  Chefsalat 96
  gemischter Salat aus Essiggemüsen 143
  grüner Salat 60, 61
  Küchenchefs Spinatsalat Gourmet 78–79
  Lachssalat Gourmet 80–81
  nach China-Art 88
  Spinatsalat mit Schafskäse 141
  Thunfischsalat Gourmet 80–81
Salatsauce 35, 59
  Joghurt-Salatsauce 113
  ›joulearme‹ 112–113
  ›joulearmer‹ Mayonnaiseersatz 53
  Vinaigrette 79–80

Zitronen-Paprika-Salatsauce 113
  Zwiebel-Salatsauce 113
Salz 157, 197, 201–202, 203–205
Sauce(n):
  Cocktailsauce 49, 51, 61
  Himbeersauce, Pfirsich mit 136
  Senfsauce Henri 85
  Zitronen-Minzsauce, gekochtes Gemüse mit 142
Saure Sahne, ›falsche‹ 62
Scarsdale-Diät, internationale 120–145, 163
  Austausch mit der klinischen Scarsdale-Diät 122–123
  Mittagessen 123–124
  Rezepte 128–145
  tägliche Menüs 124–128
Scarsdale-Diät, klinische:
  Abändern der 41, 43–44, 44–47, 166–167
  Alternativ-Mittagessen 39
  Antworten auf Ihre Fragen:
    bei Beginn der Diät 41–55
    während der Diät 154–170
  Auswirkungen auf den Stoffwechsel 27–29, 154–155
  Beginn der Verhaltensänderung 19–20
  Berichte über Diäterfolge 13–14
  die täglichen Menüs 36–39
  Eiweiß-Fett-Kohlenhydrate, Zusammensetzung von 25–26
  Entstehung der 10–11, 157
  grundlegende Eigenschaften der 16–20
  Grundregeln der 35–36, 72, 91, 122–123
  keine Schwierigkeiten und Mühen beim Verständnis und bei der Zubereitung 19
  Lebensmittelkosten bei der 54
    Siehe auch Scarsdale-Spardiät
  Mogeln bei der 46, 159
  praktisch zum Auswärtsessen 20
  rapide Gewichtsabnahme 18
  schmackhafte, abwechslungsreiche Auswahl sättigender Nahrungsmittel 18
  sichere ausgewogene Nährstoffzufuhr 16–17, 20–26
  Sicherheit der 42
  Stillstand bei der Gewichtsabnahme 162
  Tips für gesunde Ernährung auf lange Sicht 146–153
  Variationen der 30–31, 71–145
  Verbreitung der Diät durch die Medien 11–12

Warum nur 14 Tage 46
zweite Woche der 40
Scarsdale-Diät, vegetarische 106–121
　Alternativ-Mahlzeiten, erlaubte 108
　　Alternativ-Mittagessen 108–109
　Grundregeln der 106–107
　Rezepte 109–121
　tägliche Menüs 109–112
　verbotene Gemüse bei der 107–108
Scarsdale-Feinschmeckerdiät 71–89, 163
　Austausch mit der klinischen 73–74
　Grundregeln der 72
　Rezepte 77–88
　tägliche Menüs 73–77
Scarsdale Fitness-Programm. Siehe
　Fitness-Programm und Trimm-Dich-
　Ernährung
Scarsdale Medical Center 10
Scarsdale-Proteinbrot, selbstgebackenes
　55
Scarsdale Schlankheits-Programm auf
　Lebenszeit. Siehe Zwei-Plus-Zwei-
　Minus-Programm
Scarsdale-Spardiät 90–105
　Grundregeln der 91
　Rezepte 96–105
　tägliche Menüs 92–96
　　Alternativ-Mittagessen 73–74
　　für die zweite Woche 92
　Tips für preiswertes Fleisch 90–91
Scarsdale Special Highball 52
Schalotten, Tomatensuppe mit 140–141
Schaltiere. Siehe Fisch, Schaltiere
Schinken:
　beim Fitness-Programm 59
　ohne Knochen 150
Schinkenfett 59
Schlaf 166
Schokolade 58
Schroeder, Dr. H. A. 200
Schuppenflechte 167
Schwangerschaft und Schwangere:
　Gewichtsverlust nach 161, 170
　Ketosis und 28–29
　Stoffwechselveränderung nach der
　　Entbindung 161
Schweinefleisch beim Fitness-Programm
　59
　Siehe auch Schinken; Schinkenfett;
　　Wurst
Schwindel und Benommenheit 160
Sellerie:
　als Zwischenmahlzeit 35, 58

　gratiniert 80
　in Jus 135
　mit Thunfisch vermengen 154–155
Senf:
　Estragonsenf
　Senfsauce Henri 85
Sennaaufbereitung 165
Sex 169
Sojabohnen 107, 108
Sorbet 58, 108
Spaghetti 58, 108
Spanische Art, Gerichte auf:
　Eier Gitano 138–139
　Gazpacho 139
　Zarzuela 140
Spardiät. Siehe Scarsdale-Spardiät
Spargel gratiniert 116–117
Spinat:
　Küchenchefs Spinatsalat Gourmet
　　78–79
　Spinatsalat mit Schafskäse 141
　Spinat-Käse-Pastete Olga 98–99
　Spinat-Köstlichkeit à la Lynne 85
　Zubereitung von 48
Spurenelemente 24–25
Stabilisierung des Gewichts 13–14
　Tabelle über Idealgewicht und ent-
　　sprechende Joulezufuhr (Kalorien-
　　zufuhr) zur 173–174
　Siehe auch Fitness-Programm; Zwei-
　　Plus-Zwei-Minus-Programm
Stanford Heart Disease Prevention
　Program (Vorsorgeprogramm für Herz-
　erkrankungen) 155
Steak. Siehe Rindfleisch, Steak
Stoffwechsel, Fett- 27–29
Stoffwechsel unter Einwirkung der
　klinischen Scarsdale-Diät 27–29
Süßigkeiten 58, 108
Süßkartoffeln 58, 107
Süßstoffe und Süßungsmittel 52
　Siehe auch Zuckeraustauschstoffe
Sulfonamide 215–218
Sunday Woman 12
Suppen:
　beim Fitness-Programm 60
　Borschtsch Suzanne 78
　Gazpacho 139
　Gemüsesuppe:
　　fettlose 54
　　japanische 130
　Kraftbrühe 54
　Kressesuppe 114

239

Tomatensuppe mit Schalotten 140–141
Zitronensuppe, klare 143

Tägliche Gewichtstabelle 33–35, 68–70, 73, 92, 107, 123
Tätigkeit:
Infarktpatienten und 202
Tabelle über Jouleverbrauch (Kalorienverbrauch) bei verschiedenen Tätigkeiten und Sportarten 171–173
Siehe auch Bewegung, körperliche
Tee: 35, 45, 51, 61
erlaubte Sorten 47
Teenager, übergewichtige 156
Teigwaren 58, 108
Thunfisch:
aus der Dose, Abtropfen des Öls von 50
Thunfischsalat Gourmet 80–81
Thunfisch Shimi 130
Vermengen von Karotten und Sellerie mit 154–155
Time (Magazin) 149
Tips:
für Ernährung auf Lebenszeit 146–153
für preiswertes Fleisch 90–91
Tomate(n):
gefüllte 115–116
Suprême, gegrillte 81
Tomatensuppe mit Schalotten 140–141
Zubereitung von 42
Tori-Garnelen und Hähnchen 131–132
Toronto Globe and Mail 44
Triglyceride 223–225
Trimm-Dich-Ernährung. Siehe Fitness-Programm
Truthahn:
beim Fitness-Programm 59
Entfernen der Haut von 36, 59
Marinaden für 103–105
Marinierte Truthahnteile 99

Überernährung 49, 54, 106, 122, 148
Überraschungs-Ananas Aloha 144–145
Unterernährung 20
Urlaub: 20, 33
Gewichtszunahme während des 67
Vorsicht beim Essen während des 148
Useful Drugs 196
U. S. Marine Corps 155
U. S. Navy (U. S. Marine) 21

Vegetarische Diät. Siehe Scarsdale-Diät, vegetarische

Verdauungsstörung 227–228
Verhaltensänderung 19, 20, 43–44, 57, 156
Vier-Pfund-Stopsignal 32–33, 67
Vinaigrette 79–80
Vitamine 16, 24–25
Vollkornbrot 48, 107
Vorbeugende Medizin 157–158
Vorliebe für Leckereien 158

Walnüsse 45
Wasser 41
Wassermelonen und Erdbeeren in Rosé-wein 129–130
Wein:
Marinade für Rindfleisch 103
Pilze und Kohl in 129
trockener 147
Kochen mit trockenem 147
Weinessig-Salatsauce 112
Westchester Magazine 11
Wiegen, tägliches 32–33, 67, 70
Wochenende, Essen am 160–161
Worcestershiresauce 151
Wunderkuren 15
Wurst 58

Zerealien 108
Zitrone 35, 36, 45, 51, 106
Zitronenmarinade 103
Zitronen-Minzsauce, gekochtes Gemüse mit 142
Zitronen-Paprika-Salatsauce 113
Zitronensuppe, klare 143
Zubereitung der Speisen 61–63, 148, 151
Zucchini: Eintopf 138
türkische 88
Zucker 52, 58, 61, 147, 164
Zuckeraustauschstoffe 47, 48, 58, 61, 147
Zunge, Risse und Flecken auf der 164
Zusammensetzung von Nahrungsmitteln. Siehe Nährwerttabellen
Zwei-Plus-Zwei-Minus-Programm 32–33, 66–70
Typische Anamnesen 67–70
Vier-Pfund-Stopsignal 67
Zweitportionen, Vermeiden von 146
Zwiebeln:
Leber und 101
Salatsauce 113
Suppe 54
Zwischenmahlzeiten 35, 44, 45, 58, 146, 150

240

Das Buch

Zahllose Menschen haben Dr. Herman Tarnower telefonisch und schriftlich um Auskunft über seine berühmte ärztliche Scarsdale-Diät gebeten, dank derer Unzählige innerhalb von vierzehn Tagen, ohne Hunger und Pillen, mit aufsehenerregenden Ergebnissen bis zu 10 kg abgenommen haben.

Über die Scarsdale-Diät sind in Amerika zahlreiche Presseberichte erschienen, allerdings nur bruchstückhafter Art, da Dr. Tarnowers Gesamtdiätplan nie in voller Länge abgedruckt worden ist. Als Antwort auf die öffentliche Nachfrage nach dem kompletten Diätprogramm hat Dr. Tarnower daher nun dieses Buch geschrieben, in dem er das Programm ausführlich und umfassend erklärt. Es beantwortet die Fragen derer, die die Scarsdale-Diät machen möchten – und auch derer, die sie bereits ausprobiert haben und mehr darüber erfahren wollen, warum sie so phantastisch funktioniert, und wie sie die Diät zu einem schmerzlosen Programm auf Lebenszeit umformen können.
Außer der bis ins Detail gehenden Erklärung der Diät und dem bislang unveröffentlichten Stabilisierungsprogramm bietet Dr. Tarnower fünf verschiedene Pläne an, die sich wie die ärztliche Scarsdale-Diät befolgen lassen. Sie enthalten fünf verschiedene Menüs und über neunzig schmackhafte Rezepte, die abwechslungsreiches und wahrhaftes Eßvergnügen garantieren.
Die Diät, von diesem berühmten Kardiologen ursprünglich für seine übergewichtigen Patienten nach dem Motto »Gewicht reduzieren, um zu überleben« konzipiert, hat sich über viele Jahre hinweg nicht nur als äußerst wirksam und erfolgreich erwiesen, sondern auch als sicher! In keiner Weise ist diese medizinisch vernünftige Diät als modische Wunderkur anzusehen.

Die Autoren

Dr. med. Herman Tarnower ist Gründer und Seniormitglied des Scarsdale Medical Center, New York; ehrenamtlicher Präsident und Vorsitzender des Board of Westchester Heart Association; außerdem Professor für klinische Medizin am New Yorker Medical College; praktizierender Kardiologe am Krankenhaus von White Plains und beratender Kardiologe am St. Agnes-Krankenhaus, White Plains, New York.

Samm Sinclair Baker, von The New York Times als »Amerikas führender Autor für Selbsthilfe« bezeichnet, hat 26 Bücher geschrieben, darunter einige bemerkenswerte Bestseller.

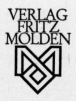